MODERN HOSPITAL EVALUATION CHINA CAN NOT BE ABSENT

现代医院评价
中国不能缺席

陈晓红　王吉善◎主编

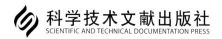

科学技术文献出版社
SCIENTIFIC AND TECHNICAL DOCUMENTATION PRESS

·北京·

图书在版编目（CIP）数据

现代医院评价中国不能缺席 / 陈晓红，王吉善主编. —北京：科学技术文献出版社，2017.11
ISBN 978-7-5189-2816-3

Ⅰ.①现… Ⅱ.①陈… ②王 Ⅲ.①医院—管理—评价—研究—中国
Ⅳ.① R197.32

中国版本图书馆 CIP 数据核字（2017）第 135350 号

现代医院评价中国不能缺席

策划编辑：田文正	责任编辑：巨娟梅	责任校对：文 浩	责任出版：张志平

出 版 者　科学技术文献出版社
地　　址　北京市复兴路15号　邮编 100038
编 务 部　(010) 58882938，58882087（传真）
发 行 部　(010) 58882868，58882874（传真）
邮 购 部　(010) 58882873
官方网址　www.stdp.com.cn
发 行 者　科学技术文献出版社发行　全国各地新华书店经销
印 刷 者　北京久佳印刷有限责任公司
版　　次　2017 年 11 月第 1 版　2017 年 11 月第 1 次印刷
开　　本　787×1092　1/16
字　　数　313千
印　　张　18.5　彩插18面
书　　号　ISBN 978-7-5189-2816-3
定　　价　108.00元

《现代医院评价中国不能缺席》

编委会

编写支持单位

国家卫生计生委医政医管局

国家卫生计生委医院管理研究所

解放军报文化部

北京医院协会

北京大学医学部

北京大学人民医院

北京大学第一医院

北京大学第三医院

北京大学口腔医院

北京协和医院

北京中日友好医院

北京小汤山医院

北京积水潭医院

中国医学科学院血液病医院

首都医科大学附属北京友谊医院

首都医科大学附属北京同仁医院

首都医科大学附属北京天坛医院

上海市医疗质量控制管理事务中心

上海交通大学附属第一人民医院

复旦大学附属华山医院

天津泰达国际心血管医院

天津市第一中心医院

天津市医院协会评审评价办公室

山东大学齐鲁医院

山东大学第二医院

山东省立医院

山东省东阿县人民医院

江西省人民医院

南昌大学第一附属医院

华中科技大学同济医学院附属协和医院

华中科技大学同济医学院附属同济医院

湖北医药学院附属随州医院

武汉大学口腔医院

武汉市肺科医院

浙江省医疗质量控制与评价办公室

浙江省人民医院

浙江大学医学院附属第一医院

浙江大学医学院附属第二医院

浙江大学国际医院

中南大学湘雅医院

中南大学湘雅二医院

东南大学附属中大医院

西安交通大学医学院第一附属医院

西安交通大学医学院第二附属医院

西安交通大学口腔医院

广东省人民医院

中山大学附属第一医院

中山大学附属第六医院

中山大学附属孙逸仙医院

昆明医科大学第二附属医院

黑龙江省医疗服务管理评价中心

哈尔滨医科大学附属第四医院

新疆生产建设兵团医院

河北省医院评审评价委员会办公室

安徽省立医院

四川大学华西医院

重庆医科大学附属第一医院

福建医科大学附属第一医院

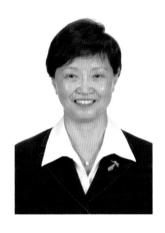

陈晓红，女，1970 年 12 月入伍，历任战士，外科医师、妇产科医师、中国人民解放军总医院第一附属医院（304 医院）医务部助理员、副主任、主任、副院长、院长、主任医师。2003 年 12 月任解放军总医院副院长，硕士生导师，教授，少将军衔。2011 年退休。

现任卫生部医院评审评价项目办公室副主任，国家卫生计生委医院管理研究所医院管理咨询中心主任，国家卫生计生委医疗机构监理标准专业委员会委员、国家卫生计生委能力建设与继续教育中心职业化院长培训医院评审评价分会主任委员、北京医院协会医院评价专业委员会主任委员、中国医疗保健国际交流促进会护理分会主任委员、中国医院协会顾问、中国医院协会妇幼保健分会名誉主任委员、护理管理专业委员会名誉主任委员、门急诊专业委员会名誉主任委员。

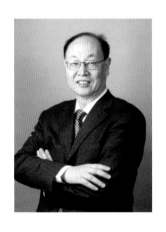

王吉善，男，研究生学历，研究员、二级教授；硕士研究生导师；国家卫生计生委医院管理研究所医院管理咨询中心副主任。

曾任：北京大学人民医院副院长、中国医院协会副秘书长兼评价评估部主任。兼职：《临床误诊误治》杂志编辑委员会副主任委员；中华医院管理杂志编委、中国卫生质量管理杂志编委；曾参与编写：《医院管理学（质量管理分册）》等著作 20 余部；发表医学论文与管理论文 80 余篇。一级二级三级综合医院与专科医院评审标准主要起草人之一。

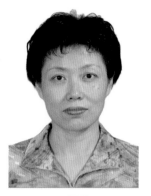

丁国华

黑龙江省医疗服务管理评价中心

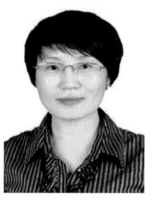

王 菲

西安交通大学口腔医院

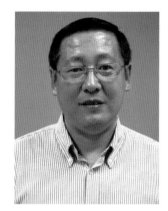

王 渌

北京医院协会

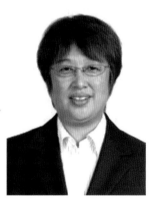

王 燕

天津市第一中心医院

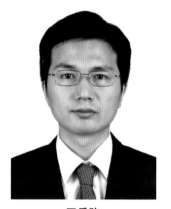

王乐陈

国家卫生计生委医政医管局

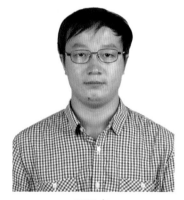

王圣友

国家卫生计生委医院管理研究所

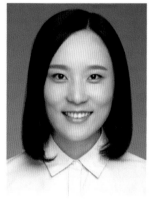

王彤璐

北京小汤山医院

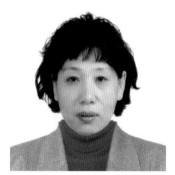

王彩云

首都医科大学附属北京天坛医院

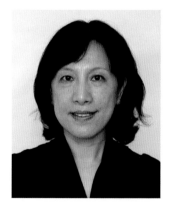

王惠英

复旦大学附属华山医院

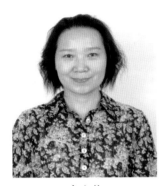

车文芳
西安交通大学第一附属医院

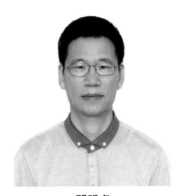

邓明卓
首都医科大学附属北京友谊医院

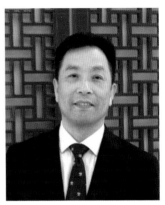

叶全富
国家卫生计生委医院管理研究所

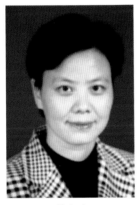

成守珍
中山大学附属第一医院

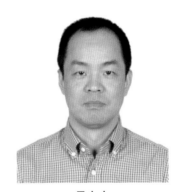

吕良忠
浙江大学国际医院

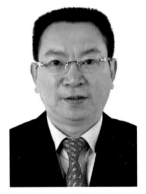

吕富荣
重庆医科大学附属第一医院

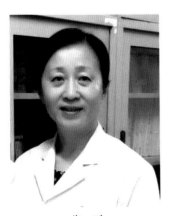

朱　珠
北京协和医院

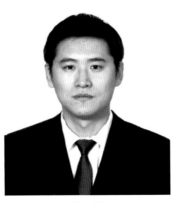

刘　勇
国家卫生计生委医政医管局

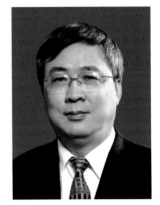

刘国华
上海交通大学附属第一人民医院

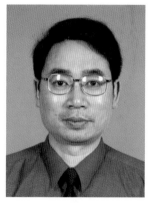

刘秋生
中山大学附属第一医院

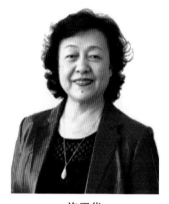

许玉华
山东大学第二医院

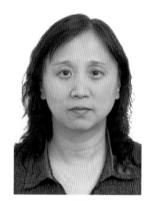

孙培红
北京大学第一医院

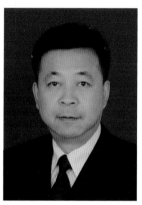

孙维佳
中南大学湘雅医院

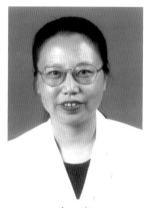

李　岩
北京大学医学部医院管理处

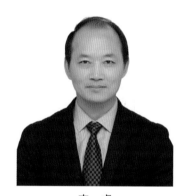

李　睿
中国医学科学院血液病医院

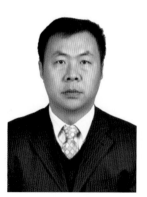

李卫光
山东省立医院

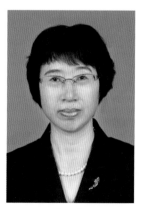

李六亿
北京大学第一医院

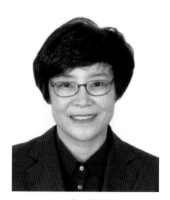

李西英
西安交通大学第二附属医院

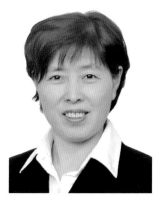

李秀云
华中科技大学同济医学院附属
同济医院

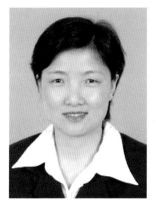

李国宏
东南大学附属中大医院

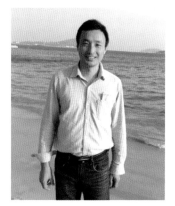

李绍刚
武汉大学口腔医院

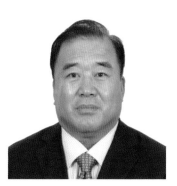

李路平
国家卫生计生委医政医管局

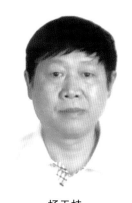

杨天桂
四川大学华西医院

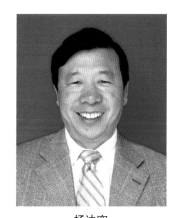

杨达宽
昆明医科大学第二附属医院

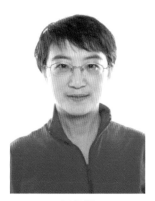

杨毅恒
北京大学第三医院

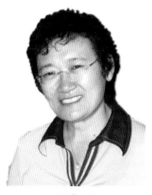

吴燕子
新疆生产建设兵团医院

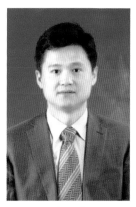

邱　峰
重庆医科大学附属第一医院

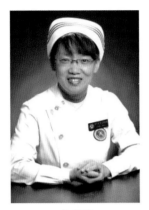

应菊素
北京大学人民医院

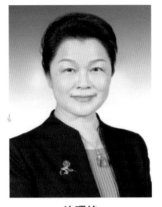

沈曙铭
北京大学口腔医院

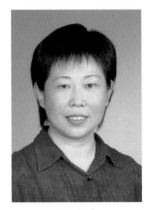

宋瑰琦
安徽省立医院

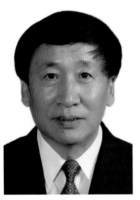

张 健
首都医科大学附属北京友谊医院

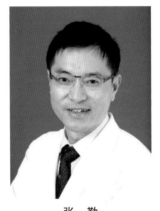

张 勤
浙江省人民医院

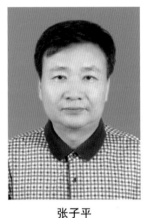

张子平
福建医科大学附属第一医院

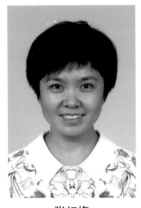

张红梅
北京协和医院

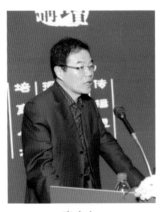

张宗久
国家卫生计生委医政医管局

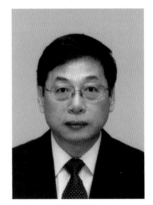

张洪杰
天津市医院协会评审评价办公室

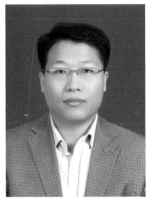

张洪振
东阿县人民医院

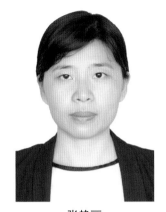

张艳丽
国家卫生计生委医院管理研究所

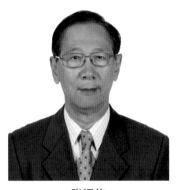

张振伟
国家卫生计生委医院管理研究所

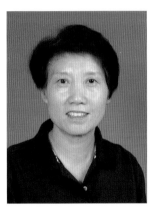

张雪彩
河北省医院评审评价领导小组
暨委员会办公室

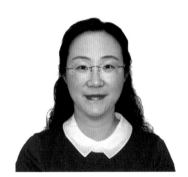

陆 群
浙江大学医学院附属第二医院

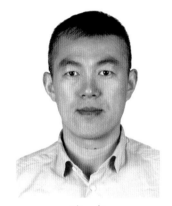

陈 虎
国家卫生计生委医政医管局

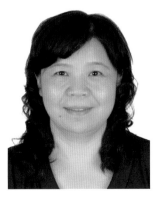

陈 虹
中山大学附属第一医院

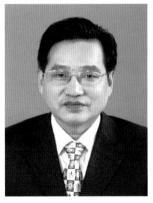

陈先祥
武汉市肺科医院

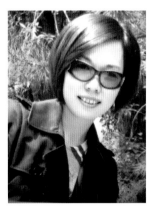

陈俊香
中南大学湘雅二医院

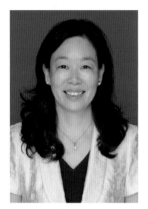

陈艳平
中南大学湘雅二医院

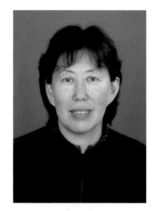

武迎宏
北京大学人民医院

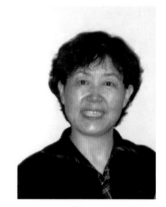

周 文
山东大学齐鲁医院

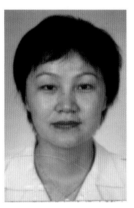

郑 佳
首都医科大学附属北京同仁医院

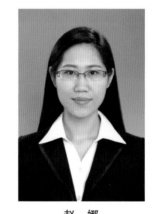

赵 娜
国家卫生计生委医院管理研究所

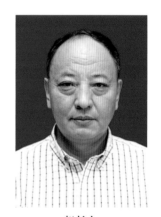

赵长久
哈尔滨医科大学附属第四医院

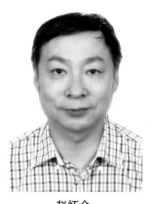

赵怀全
北京积水潭医院

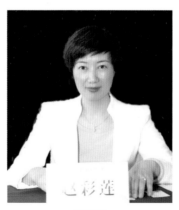

赵彩莲
浙江大学医学院附属第一医院

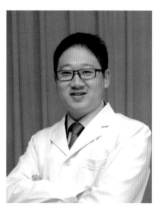

胡清泉
南昌大学第一附属医院

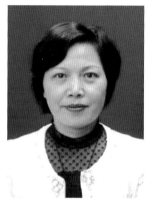

胡斌春

浙江省医疗质量控制与
评价办公室

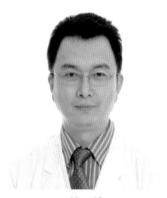

姚　麟

中山大学附属第六医院

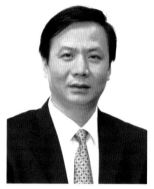

袁向东

广东省人民医院

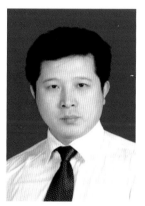

莫　龙

中南大学湘雅医院

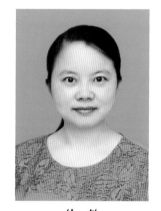

徐　敏

湖北医药学院附属随州医院

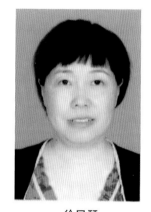

徐凤琴

中山大学孙逸仙纪念医院

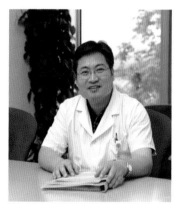

彭明强

中日友好医院

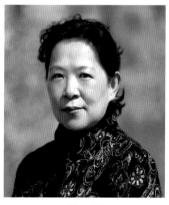

董　军

泰达国际心血管病医院

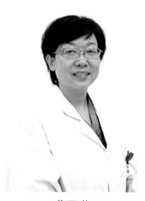

董亚琳

西安交通大学第一附属医院

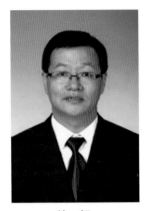

韩 辉
山东大学齐鲁医院

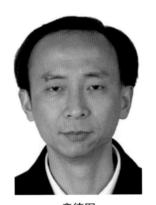

童德军
中南大学湘雅二医院

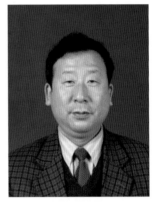

谭申生
上海市医疗质量控制管理
事务中心

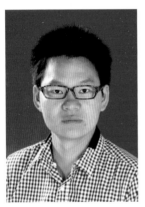

熊占路
华中科技大学同济医学院
附属协和医院

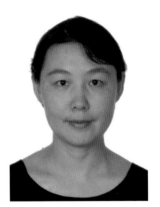

霍亚南
江西省人民医院

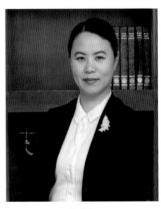

戴晓娜
浙江大学医学院附属第二医院

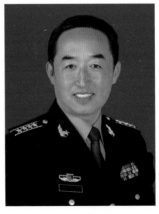

乔林生（文字指导）
解放军报文化部

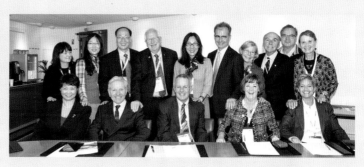

中国医院评价
发展历程

英国爱丁堡

2013 年 10 月 13 日与 ISQua 中国会前专家合影

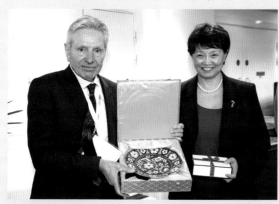

2013 年 10 月 13 日医院评审评价项目办公室副主任
与 ISQua CEO Peter 交换礼物合影

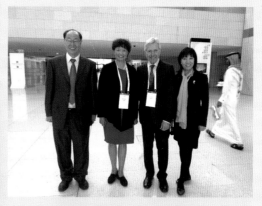

2015 年在卡塔尔与 ISQua 前秘书长合影

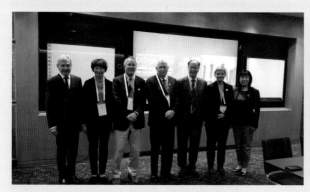

2015 年与 ISQua 领导合影

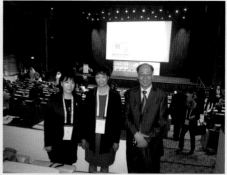

2015 年在卡塔尔参加 ISQua 第 32 届年会

中国医院评价 发展历程

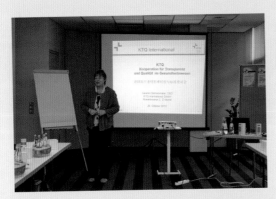

听 KTQ

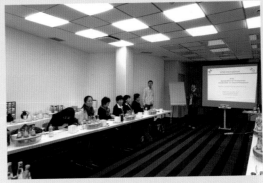

与 KTQ 交流

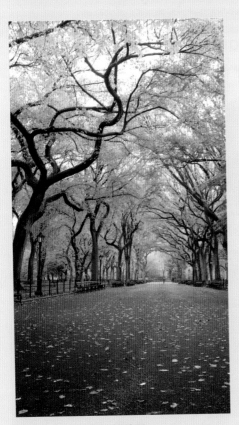

秋天的德国

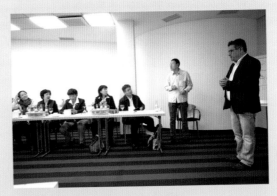

与 KTQ 专家交流

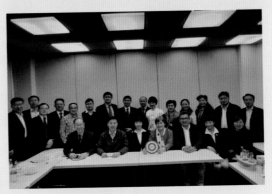

与德国评价组织成员一起合影留念

中国医院评价
发展历程

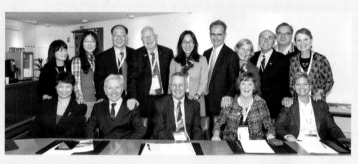

英国爱丁堡

2013 年 10 月 13 日与 ISQua 中国会前专家合影

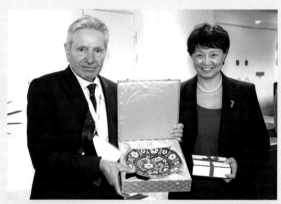

2013 年 10 月 13 日医院评审评价项目办公室副主任
与 ISQua CEO Peter 交换礼物合影

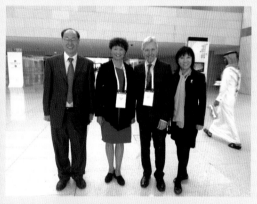

2015 年在卡塔尔与 ISQua 前秘书长合影

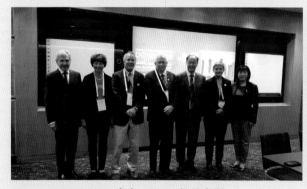

2015 年与 ISQua 领导合影

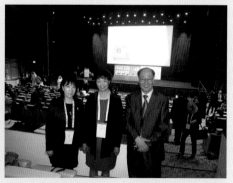

2015 年在卡塔尔参加 ISQua 第 32 届年会

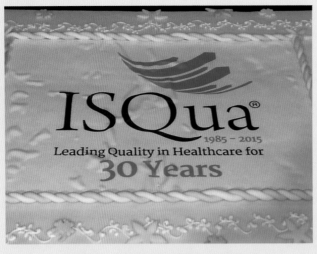

ISQua2015 年在卡塔尔渡过 30 岁生日

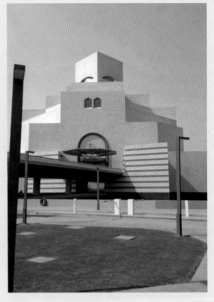

卡特尔多哈

中国
医院
评价
发展历程

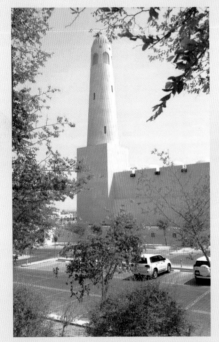

卡特尔多哈

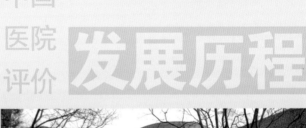

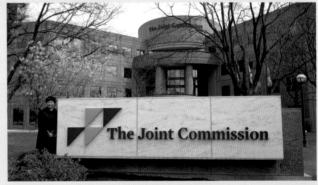

美国联合评审委员会

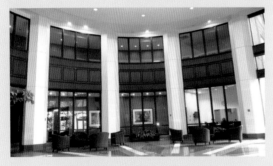

美国联合评审委员会接待大厅

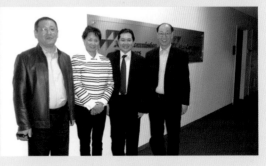

美国 JCI 总部参观学习

中国医院评价
发展历程

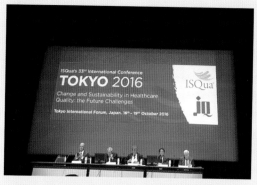

日本 ISQua 主会场（主席台落座）

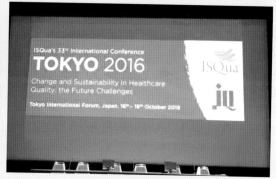

日本 ISQua 主会场

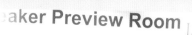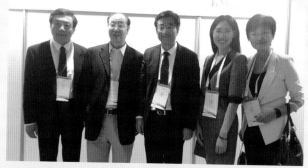

日本 ISQua 合影

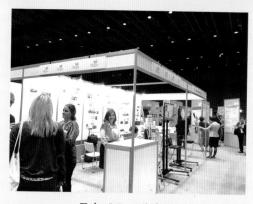

日本 ISQua 分会场

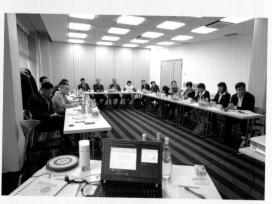

在德国 KTQ 学习交流

中国医院评价 发展历程

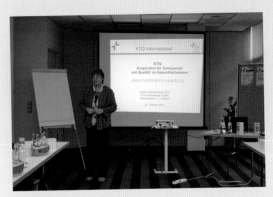

听 KTQ

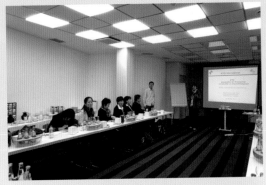

与 KTQ 交流

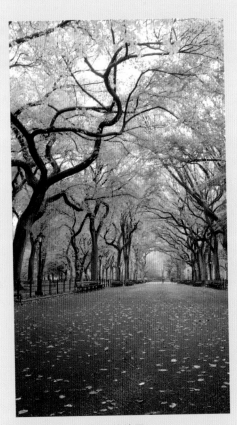

秋天的德国

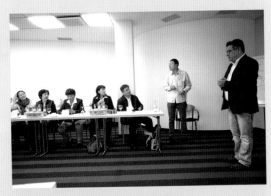

与 KTQ 专家交流

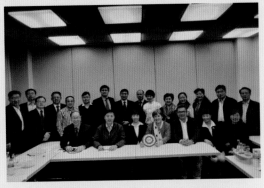

与德国评价组织成员一起合影留念

序一
医院评价的"前世"与"今生"

前段时间，一本针对医院评价的厚厚的书稿摆在我的案前，首先吸引我的是这本书的书名——《现代医院评价，中国不能缺席》，它让我眼前一亮。作为从事医政管理多年的我，特别理解这个标题的深刻含义，因为我们的医院评审评价工作一开始是先进的，后来却落后了，直至今日在国际上还没有充分的话语权。所以我迫不及待地连夜看书稿，几十万字的内容，我沉浸其中，读罢抬头，窗外已是一片晨曦。我深深地吸了一口气，不得不说，这本书把我国医院评价史的"前世"与"今生"叙述得淋漓尽致。

作为一个领导者，要有管理的基本逻辑。首先，要把握社会、经济和组织发展的大方向。习近平主席发表2017新年贺词中提出"天上不会掉馅饼，努力奋斗才能梦想成真。……大家撸起袖子加油干，我们就一定能够走好我们这一代人的长征路。"其次，要有管理某个机构的宏观思路和大局观，将国家政策与机构发展相辅相成，把政策精神落实到发展规划中。最后，还要对主要的管理标准、方法论与经典案例有所掌握。本书很好地契合了以上内容。

书中通过回顾我国医院评价历程，将医院评价的使命、责任与实务完美地融合在一起，是我看过的书中较为系统且完整的一本，只要浏览这一本，就对我国医院评价的"前世"与"今生"谙熟于心。

书中还特别邀请了国内著名的医院评审评价专家将实践中的问题集结汇聚，结合真实的案例和实用的方法贯穿在标准之中，无论您是医院评价的门外汉，还是已对其有深刻认识的行家，阅读此书都将使您受益匪浅。

这本书适合医院及其相关组织的领导者、行政管理人员、品质管理人员和一线员工阅读，也可作为医院评价培训部门开展管理知识培训的教材，还可作为对医院评价有兴趣的读者了解这方面知识的通识读本。

张宗久

2017 年 4 月

序二
医院评审评价，中国不能缺席

新年前夕，习近平主席发表 2017 新年贺词，提出"天上不会掉馅饼，努力奋斗才能梦想成真。……大家撸起袖子加油干，我们就一定能够走好我们这一代人的长征路。"2016 年新年前夕，习近平主席发表 2016 新年贺词曾说，"国际社会期待听到中国声音、看到中国方案，中国不能缺席。"同样，医院评审评价之路是国际化、社会化、现代化之路，中国医院评审评价模式，即中国方案也是各国期待听到的声音，医院评审评价中国不能缺席。

本书从 1989 年中国医院评审评价之路开启，讲述了我国医院评审评价经历过的曲折复杂、起起伏伏的跌宕历程。本书还告诉读者医院评审评价到底是一项怎样的工作，它会给医院带来益处，还是给医院带来苦难？管理者们是应该遵循管理规律还是适应丛林法则？

本书通过梳理我国的评价之路，通过思考以下内容，如第一部分中国为什么会缺席？第二部分中国医院谈"评"色变为哪般？第三部分医院评价探索的"苦"与"乐"；第四部分漫漫长征路上的中国医院评价。读者能从字里行间洞悉中国现代医院评审评价之路的风云变幻，享受一场极具探索原创管理思想的实践盛宴，这些无不闪耀着医院评审评价管理者、实践者几代人的创新智慧！

书中用幽默风趣的语言将内容的原创、精练、实用贯穿其中，将给读者带来别开生面的认识和魅力非凡的感觉，你手捧的不再是一本纸质书籍，更多的是一面镜子，一个放大镜，带着好奇心透过道听途说而自以为了解它们的表象，不是片面的、荒谬的、竭泽而渔式的应对，而是用深邃的目光观察它，一次次地进行意识的筛选甄别、理念飞跃……跃然纸上的不再是故事，而是中国医院评审评价的未来。

我们要用管理者不断探索的成果，不断完善、丰富、改进我国医院评审评价体系，探索出适合我国国情的，各医院愿意接受的，确实能帮助医院持续改进的、常态化的医院评审、评价的标准、方式、方法，切实促进我国医院的安全、质量、服务的发展和提升，使医院管理越来越规范、医疗质量越来越好，医疗纠纷不断减少，医疗纠纷的性质不再激烈，使医院变得很安静，患者很满意。如 2015 年评价的一所医院，经过持续改进，医院医疗纠纷赔付金额从 2014 年的上百万，降低到 2016 年的十几万。

医院评审评价是医院管理的抓手，是政府狠抓医疗安全、质量、服务的指挥棒。国家制定医院评价标准，院长们依据标准管理医院，一改我国医院管理因人而异，随意管理的状态，要求各医院依据标准管理医院，定期评价医院，引导医院管理者更加重视安全、质量、服务，推动我国医院从碎片化管理转变为依据标准系统性管理医院，从粗放式管理逐步转变为精细化管理，从经验管理逐步走向科学管理。

希望医院管理者在阅读此书后，跟随医改的进程，树立起建设我国医院评审评价体系的信心，积极参与到医院评审评价工作中来，为其贡献各自的聪明才智，共同创造具有中国特色的医院评审评价模式。

我国在国际医院评审评价的讲坛上决不能缺席。改革开放几十年来，当代中国同世界的关系发生了历史性的变化。中国发展离不开世界，世界繁荣也离不开中国。随着医改的不断深入，我国也积极参与到医疗国际化竞争中，将我国建设的医院评审评价模式及经验推向国际，愿与世界各国人民分享中国探索取得的成效，为国际化舞台呈现中国元素，中国特色不可或缺。愿将中国医院管理推广到一带一路的国家，向世人表明中国不仅可以输出技术，还可输出管理。

编写组

2017 年 4 月

前言

　　医院评审、评价对我国各级各类医疗机构，对在医院工作的每一位员工来说并不陌生，他们或多或少主办过、参与过或者听老员工们讲述过这项工作。但是，医院及其员工对这项工作褒贬不一，反响不同。有的喜欢，有的反感，有的主动请专家去医院上门指导，有的则将专家拒之千里之外。这到底是怎样的事呢？这一项工作是会给医院带来益处，还是给医院带来害处？《现代医院评价，中国不能缺席》这本书将给读者带来别开生面的认识和耳目一新的感觉，你手捧的不再是一本纸质书籍，更多的是一面镜子，一个放大镜。带着好奇心透过事物的表象，用深邃的目光观察现代医院的评价，一次次进行意识的筛选甄别……跃然纸上的不再是故事，而是有关中国医院建设发展的未来。

目录

第一章

ISQua 的历史沿革

一、爱丁堡的冲击

2013年10月11日，医院评审评价项目办公室的专家从北京经伦敦飞往英国爱丁堡，参加 ISQua 第30届国际论坛会议。爱丁堡为什么会如此吸引医界同仁？ ISQua 是一个什么样的组织？他们的论坛将会是怎样的规模？与会者会有什么收获？一路上专家们思绪万千，期待答案。

爱丁堡位于苏格兰东海岸入海口外，雄踞于延绵的火山灰和岩石峭壁上。与大部分欧洲城市相比，爱丁堡拥有优越的地理位置，是苏格兰南部低地的中心。爱丁堡城堡称得上是英国古老的城堡之一。早在6世纪，这里就建起一座军事要塞，并且作为苏格兰王室城堡，成为苏格兰民族的行政中心，也是其首都，充满了苏格兰独特而又不可复制的魅力，是苏格兰民族历史的核心。住在爱丁堡的苏格兰民族本身就是一个性格开朗的民族，微笑总是挂在每个人脸上，让人倍感亲切。作为首府，爱丁堡这个城市看上去很低调，它并不张扬，也不嘈杂，但却有一种厚重的力量能够感染所有来到这里的人们。游客无一不被城市大道边古朴雄壮的楼宇、身着苏格兰裙吹奏风笛的街头艺人所吸引；建筑家们被具有历史感的苏格兰建筑风格及6世纪建造的一座座城堡所吸引；求学的学子们则被具有历史积淀的爱丁堡大学等著名高校所吸引……怀揣不同目的的来者都有自己的关注点。我国医院管理研究的专家们则被 ISQua 第30届国际论坛浓厚的学术氛围所深深吸引着，他们匆匆吃过早餐就疾步来到会场——Endinburgh International Conference Centre，ISQua 的所在地。此届国际会议2013年10月13—16日在这里召开。报到的人很多，但秩序井然，安静得听不到一丝的嘈杂声，到处都有 ISQua 的标牌，使这个陌生的单词在短短的十几分钟内朗朗上口。办完注册手续即随人流步入主会场，这个会场大气、庄严，会标简洁而明快，一层会场后部的两旁有二层会场，看似"八"字，当大会结束，这两个二层会场就华丽转身，旋转向后形成两个分会场。年过半百的专家们有着强烈的好奇心，跑到旋转完毕的会场去参观，惊奇地发现千人会场主席台上就摆放了一个小桌子，仅能坐下三个人。偌大的大会主席台摆放如此简单，这不得不让我们感到承办者的简朴和务实。大会开始了，会场鸦雀无声，来自70多个国家1000多名代表中，有政府官员、学者、专家，更多的是医院管理者，每个与会者都衣着得体正式，看起来庄重大方，但又呈现着不同的风度和素养。身处此景，感觉医院管理作为一门学问登上这样的大雅之堂，是那样的高深莫测，那样的庄严神圣，那样的无与伦比。

大会的主题是：Quality And Safety In Population Health And Healthcare。6人做大会报告，会后承办方还为与会代表提供独特的交流机会，分多学科论坛，分享医院管理各专业的经验及做法。共分九大专题：

（1）政府、领导、卫生改革与政策专题；

（2）患者安全与医疗质量专题；

（3）改善全民健康专题；

（4）患者及家庭经历，约束及协同合作专题；

（5）医院认证及第三方评价系统专题；

（6）医院员工的质量与安全教育专题；

（7）发展中国家及转型期国家的质量与安全；

（8）医疗信息技术；

（9）医疗服务绩效评价评估。

来自100多个有关专业的专家、学者进行了250场交流，贴出500多个海报，热烈的演讲场面令人激动，流连忘返。来自70个国家的1000余名与会代表，分别在多个交流会场交流与讨论，每次报告后都有人现场提出问题，讨论热烈；在海报区，与会者仔细阅读论文，不时地与作者进行交流与讨论，一派浓厚的学术氛围，似乎忘却了置身于魅力无穷的爱丁堡古城。然而，让我国专家们受到极大冲击，感到震撼、纠结的则是另外一件事情：据不完全统计，我国大陆有着大小医院26 000多所，上百万医院管理者，此前却没有一位中国大陆的医院管理者、学者在这样重要的一个国际性的医院管理的学术大会上发言呢！这样一个全世界的医院管理者的盛会为什么已经开到第30届了我们才来参会呢？为什么这样一个在国际医院管理界有着极大影响力的大会中国大陆会缺席呢？是中国大陆的医院管理者不知道这个大会吗？没有论文吗？没有经费出席吗？……无数的"为什么"在专家们的脑海中盘旋，思绪万千，不得其解。凝重的思绪好像爱丁堡厚重的历史一样，需要层层拨开才能探索到问题的真谛。沉闷的思绪，眼前不断映入 ISQua 会标，ISQua 是怎样一个组织，为什么他们搭建的学术交流平台会有这么多全世界著名的医院管理者前来传经送宝。在这次会议上，我国代表结识了国际医院管理的学者，感受到了医院管理的真谛，学习到了医院管理的有效方法，体会到了什么是真正以患者为中心的医院管理科学，收获颇丰，不虚此行。

在网上漫游着、寻找着、浏览着，想要看看这个 ISQua 到底是怎样一个组织。国际医疗品质协会（International Society for Quality in Health Care，ISQua）成立于 1984 年，其前身是世界卫生组织（WHO）的一个工作组，主要负责质量保障。ISQua 是一个独立的非营利性组织，主要工作是为医学专业人士、研究者、医疗政策制定者、医疗消费者等人群提供服务，通过教育和知识共享，通过外部评价、支持卫生系统和连接全球网络来激励和推动全球医疗保健的质量和安全性，目的是使所有患者都能享受高质量的医疗服务，并持续改进医疗的质量与安全。目前经过设在全球六大洲的委员会认证，在全球已有超过 70 个国家的成员单位。同时，ISQua 还发展伙伴关系，它的主要合作伙伴之一是世界卫生组织（世卫组织），他们协助技术和政策建议，以及与世卫组织的伙伴关系进行知识共享；他们负责组织设置医疗安全和质量评定标准，是世界上唯一的对认证机构进行认证的授权组织。2015—2018 年，ISQua 组织战略工作重点为外界评价、国际学术大会、教育和知识的共享，提倡以人为中心的医疗关怀，培养创新能力，吸收更多低收入和中等收入国家和地区的成员，其成员也作为在更广泛领域的牵头人，协助新成员和联盟进行认证活动的开展并达到目标，明确未来的战略方向，收集会员意见。

在了解主要信息之后，ISQua 成长历史的时间轴逐渐清晰：1985 年，第一届会议在意大利乌迪内举行，会议名称是 International Society for Quality Assurance in Health Care（国际卫生质量保障协会）；1986 年，会议在法国巴黎举行；1987 年，会议在丹麦哥本哈根举行，由美国医疗机构评审联合委员会主办，由 IHF（国际医院联盟，International Hospital Federation）\JCAHO\HRET（卫生研究与教育信托基金，Health Research Education Trust）\WHO 联合赞助；1988 年，会议在西班牙马德里举行，会议的主题是：患者面临的风险；1989 年，创办国际医疗品质杂志，召开了题为医疗保健的质控大会；1990 年，会议在瑞典斯德哥尔摩举行；1992 年，国际品质会议第一次在拉丁美洲的墨西哥开幕，议题是新趋势、新方案；1993 年，正式更名为国际医疗品质协会（ISQua），会议议题是护理质量对社会发展的影响；1994 年，杂志更名为《国际医疗品质杂志》；1995 年，会议在澳大利亚墨尔本举行；1996 年，会议在以色列耶路撒冷举行。1997 年，会议在美国芝加哥举行；1998 年，《国际医疗品质杂志》由牛津出版社负责印刷；2000 年，会议在爱尔兰都柏林举行；2001 年，会议第一次在北美阿根廷的布宜诺斯艾利斯举行；2002 年，ISQua 的评审标准委员会在澳大利亚成立，同年国际医疗品质年会在澳大利亚举行；2003 年，Dr.Prof 担任第九届主席；2004 年，会议在法国巴黎举行；2006 年，会议在英国伦敦举行；2007 年，与世界卫生合作组织机构建立合作伙伴关系；2008 年，ISQua 秘书处由澳大利亚搬到了爱尔兰的都柏林，同年在都柏林召开大会；2009 年，会议在爱尔兰都柏林举行；2010 年，会议在法国巴黎举行；2011 年，会议在中国香港举行；2012 年，会议在瑞士日内瓦举行；2013 年，会议在英国苏格兰举行，会议的主题是：大众健康、医疗质量与安全；2014 年，会议在巴西里约热内卢举行，大会的议题是：伴随卫生与社会延续照护的质量与安全；2015 年，会议在卡塔尔首都多哈举行，大会主题是：在卫生体系中搭建质量与安全；2016 年，会议将在日本东京举行，大会的主题是：未来的挑战：卫生保健质量的改革与持续性；2017 年，会议将在伦敦举行。2018 年，会议将在马来西亚举行。ISQua 已经召开 30 多届的国际会议，大会主题万变不离其宗，紧紧围绕质量与安全，鲜明的主题体现了 ISQua 的工作宗旨，在全世界奉行并推行医疗质量与安全。

ISQua1985—1988 年由 Prof Peter Reizenstein 任第一届主席。1989—1990 年来自美国的 Dr.William（Bill）Jesse 任第二届主席。1991—1992 年来自澳大利亚的 Dr.Jonh（Jack）B.Best AO 任第三届主席。1993—1994 年来自墨西哥的 Dr.Enrique Ruelas 任第四届主席，是第一位来自拉丁美洲的主席，1993 年 8 月，该组织被重新命名为 ISQua。1995—1996 年来自英国的 Dr.Charlse Shaw 任第五届主席。1997—1998 年来自澳大利亚的 Dr.Chris Brook 任第六届主席。1999—2000 年由 Emina Heidemann 任第七届主席，是 ISQua 成立以来第一位女主席。2001—2002 年来自美国的 Dr. David Ballard 任第八届主席。2003—2004 年来自爱尔兰的 Prof Austin Leahy 任第九届主席。2005—2006 年来自美国的 Dr.John Helfrick 任第十届主席。2007—2008 年来自澳大利亚的 Prof Bruce Barraclough 任第十一届主席。2009—2010 年来自加拿大的 MR Philip Hassen 任第十二届主席。2011—2012 年来自英国的 Dr Tracey Cooper 任第十三届主席，是第二位女主席。2013—2014 年

来自美国的 Dr David Bates 任第十四届主席。2015—2016 年 Prof Cliff Hughes 任第十五届主席。每届主席召开两次世界大会，通过年度国际会议，汇集来自许多不同的国家认证和医院管理者参会。ISQua 认证的国际会议为期 4 天，平均参会人数 1200～1500，吸引了来自 70 多个国家的代表。它包括 6 次全体会议，上午和下午的 8 次分会议，有超过 250 人的演讲、展示和 300 个海报。真是太多太多的历史、信息及论文！中国大陆来迟了，但是中国大陆不可以缺席。

自 ISQua 爱丁堡第 30 届会议后，医院评审评价项目办公室开始关注 ISQua。ISQua 第 31 届会议在巴西召开，主题仍是：Quality And Safety Along The Health And Social Care Continuum，其具体内容是：

（1）卫生管理与政策研究；

（2）患者安全保障；

（3）以患者为中心；

（4）医院评价体系；

（5）医患教育与研究；

（6）与转型和发展中国家的交流；

（7）循证医学在医疗信息技术与评估中的研究；

（8）老年人的社会医疗保障；

（9）社会综合保障。

据说巴西年会上我国有 3 名护士参加。

ISQua 第 32 届会议于 2015 年在卡塔尔多哈召开，这次会议医院评审评价项目办公室又委派 3 名专家参会。本次会议主题是：Building Quality And Safety Into The Healthcare System。其内容围绕 8 个题目展开交流：

（1）Improving Care Accounting for Cultural Issues（改善保健与文化问题）；

（2）Health Information Technology（信息技术）；

（3）Patient Centred Care（以患者为中心）；

（4）Patient Safety（患者安全）；

（5）Education and Research In Quality and Safety（质量安全与教育研究）；

（6）Accreditation，Regulation and External Evaluation（认证，规则与外部评价）；

（7）Quality and Safety in Developing Countries（发展中国家的质量与安全）；

（8）Improving Population Health and Efficiency（改进人口健康与效益）。

从题目上看，ISQua 连续三年分别聚焦三个不同的题目，但 Quality 和 Safety 这两个词从来没有"缺少"过，三年会议的主题都紧紧围绕 Quality 和 Safety，会议无论是第几届，无论在哪个城市召开，也无论有什么主题侧重，安全与质量是永恒的话题。ISQua 紧紧围绕质量与安全进行研讨及交流，使专家们感受到医院管理的重要工作是为患者提供安全的、有质量的服务，而不是别的什么。

二、中国大陆为什么缺席

中国大陆为什么缺席第 1～29 届 ISQua 国际会议？近 30 年的时间在医院质量安全服务认证的这个国际舞台上杳无踪迹？参加第 30 届会议的专家们一边听取着各国、各种有关医院管理的精彩报告，一边不断地思考着中国迟到 30 年的问题。4 天的会议结束了，答案也逐渐清晰。我国医院的管理状况与参会的 70 多个国家是不同的。别的国家医院的管理不是靠每一位院长的悟性，而是靠医院管理的标准；医院能不能按标准去管理，对照标准管理的如何？不是靠各医院自吹自擂，是需要有第三方定期公正、公平的评价——有医院评价组织或公司对医院落实管理标准的情况进行评价，指出未达标准的地方，要求医院持续改进。也就是说这 70 多个国家都是有医院管理标准的，并且有评价组织对医院进行定期评价。在 ISQua 国际会议上他们就医院怎么能做到安全，怎么能确保质量进行交流分享，重要的是如何通过评价发现医院的问题，而医院又是如何运用 PDCA（质量环，计划 Plan，实施 Do，检查 Check，行动 Action）的理念去改进的。报告中讲到如何从粗放的管理转变为精细化的管理，如何从患者的视角检讨医院的服务，如何由更实用的查对制度确保患者的安全，如何从国家医院管理的层面进行医院质量安全服务的认证，如何从行政的管理转变为第三方的客观认证的管理，如何探讨全世界统一的医院评价标准等，探讨的问题之多是我们的专家很少耳闻的，讨论的医院管理问题让专家们耳目一新。可以这样说，报告者会直截了当地暴露自己国家、医院管理中发现的问题，并会告诉与会同道们，面对问题他们是如何改进的，还会交流他们是如何管理到每一位患者、每一支药品、每一个临床路径。他们还交流自己国家如何从没有医院认证如今走上医院认证之路的，收获了什么成效等。

终于看到了，也悟出了我国大陆医院管理与这 70 多个国家的不同，甚至是有差距。

我国自从 1998 年停止医院评审以后，医院管理没有标准供医院管理者学习，也没有确立标准供医院遵循以此管理医院。政府层面想管理好医院，知道医院管理存在许多不规范的地方，也知道监管很难，医院医疗纠纷比以前有所增加，有关医院及兄弟医院面对难题颇有怨言，但却无从下手加以改进。面对存在的问题，政府每年要下发很多通知、很多文件、各种规范，希望医院按照这些文件及规定加强管控，但医院是否按照通知做，是否落实文件中的要求是很难掌控的。政府每年都会发动这样的活动和那样的运动，以促进文件、规定的落实，也开展各种各样的检查。医院管理者每年应付这些活动及检查就精疲力竭，文件要求什么就先做什么，要求紧的先做，要来查的先做，来什么人检查就说什么话，应付走一拨是一拨。这些检查、活动，乍看起来热热闹闹，对医院管理工作也有一定的促进，锻炼了管理者的应对能力，但没有从根本上解决问题，反而使我国大陆医院的管理形式大于内容，流于"走过场"，缺乏持之以恒的、持续改进的动力及成效，使医院管理普遍没有走上系统化、规范化之路。如同千里马，没有经过驯化，是野马奔腾，可以奔腾得很快、很高，但没有规矩；经过驯化的千里马是跑在轨道上，路是对的，越跑越顺畅，跑得越远的马成为领头马，其他的马顺着这个道也会越跑越远。奔腾的野马，有时跑得快，有时跳跃得高，但不在正道上，难以成为榜样，也不可能带领马群奋斗前行。

再则，随着我国改革开放这些年来取得的成就，医院的硬件设施大大改善，很多医院都新建了病房楼、门诊、急诊、医技楼、教学楼、科研楼，投入大量经费购买设备，如同国际上的军备竞赛，好像哪所医疗设备最先进哪所医院就最好；同时各医院信息化也紧追发达国家的医院，从外观上看我国大陆的医院都建设成了现代化的医院。医院的汇报一定会讲到挣了多少钱，添了多少床，新增门诊量多少，院长们看着这些持续增长的数据由衷的高兴，脸上露出欣慰的表情，因为这是医院生存所需，是员工奖金的来源，是医院发展的基础。在国家以经济为中心的同时，医院也以"经济为中心"。以"患者为中心"成了"以经济为中心"，很多做法的目的是要多挣钱。为了医院的生存，如为了少支付人力资源的费用，医院会少聘护士，临床护士达不到国家要求的标准，很多患者由一位护士照护，晚上无论病区多少患者都是 1 名护士上班；由于以科室核算，简单的收减支，使医生为了科室的收入要多开检查、多开药、多加床；有的医院为了省钱，不配备必要设施保障医务人员手卫生等，目标偏差了，行为也就很自然地跑偏了。医院管理的经验论文及报告很多是交流如何多挣钱，有了钱建病房、买设备，盲目扩张成为

20 世纪末 21 世纪初医院建设突出的特点。医院没有从提高效益、医院层级、医院分工上研究医院的质量与安全问题。比如床位不够该怎么解决，只认准了盖房子。殊不知，医院精细化管理会带来更多的效益。如当医院降低一半平均住院日时就会增加50%的病床，以 600 张床位的医院为例，假设平均住院日是 10 天，只能收治 6000 多例患者，如平均住院日缩短到 5 天，不用增加床位，全年就可以增收 6000 多例患者，即可收治 12 000 多例患者。所以增加患者的收容不一定拼命多盖病房，提高工作效率是方法之一。另外，医院叫苦连天，床位不够，周转不开，这种情况也与我国医院层级、分工不明确有关系。社区医院、二级医院、护理院都没有与治疗医院有效地衔接，医院发展无序，分级诊治不到位，医院诊疗后无法转到康复为主的护理院、康复医院、二级医院，患者都滞留在大医院，如这样下去，盖多少病房也不够。往往，当别的医院都在增加床位的时候，觉得自己医院也不能落后，最好的追赶方式就是增加床位。

在这样一个环境下，要说服哪家医院不要增加床位是很难的，好比在没有计算机以前的时代，让医院管理者写出如何用信息化管理医院的论文一样不可思议。也就是说医院管理者的论文一定是医院管理实践的产物，这个产物与 ISQua 的会议主题质量与安全是不相同的。经济基础决定上层建筑，我们的医院管理者还在为员工的生存、温饱而努力的时候，怎么有闲暇顾及患者的质量与安全，不顾及患者的安全与质量又怎么可以写出有关方面的文章呢？如果将医院挣多少钱，如何加大门诊量，如何加床超额完成工作指标这样的文章投给大会，怎么会被人家录用呢？中国大陆医院的绝大部分院长都在关注如何挣大钱，国际上公立医院的院长却在关注如何为患者花好钱；国际上的医疗都是分级诊疗，中国大陆的医院却是把患者都吸引到大医院就诊；国际上医院管理者分享最多的是如何确保患者的安全、质量和服务，而中国大陆的医院管理者则交流用什么方法如何对付医疗纠纷……其原因究竟为何？终于找到了答案：医院管理的关注点不同，内涵不同，目的、目标、方式、方法、关注也会大相径庭。从患者身上挣钱，就很难写出以患者为中心，如何科学为患者服务的论文；仍以行政检查为主的管理，难以写出第三方评价认证的做法及经验，所以难以走上国际的讲坛。

三、卡塔尔的顿悟

卡塔尔是承接第 32 届 ISQua 大会的国家。在去之前，我们只知道这个国家足球踢得好，获得 2022 年世界杯举办权，有钱，富有，其余一无所知。在飞机上才有闲暇看看图册介绍，了解到卡塔尔是亚洲西南部的一个阿拉伯国家，位于波斯湾西南岸的卡塔尔半岛上，与阿联酋和沙特阿拉伯接壤，海岸线长 550 公里，属热带沙漠气候。卡塔尔拥有相当丰富的石油和天然气资源，且天然气的总储量为世界第三名，而国内生产总值的人均排名则为世界第一名。这样富有的国家，在医院管理界似乎很少听到他们的声音。这个神秘的国度，从国家层面非常重视 ISQua 国际会议，王室成员出席开幕式并致辞。在卡塔尔会议上的演讲发言和交流中，Accreditation 和 Evaluation 这两个词出现的频率很高，医院管理专家在会议的交流中对这两个词都感到十分陌生。如应用数据做出改进的外部评价系统：西班牙学者做的是他们能否为医疗卫生质量建立一套唯一的认证系统？加拿大学者讲述的是加拿大的认证体系；马来西亚介绍了公立和私立医院的认证、标准、评分方法体系及其对于医院医疗质量的改进作用；美国学者介绍了与其他认证机构共同合作等。澳大利亚、卡塔尔、克罗地亚、日本等国家也都介绍了自己国家的医院评价、认证机构。特别是听取了卡塔尔专家介绍的卡塔尔国家认证方法后，让我们顿时对这个国家医院评价的开展、医院认证体系的构建刮目相看。该国将促进医疗质量许可和认证的程序作为国家确保医疗质量的重要措施，纳入国家健康战略，不得不说是具有世界眼光的前瞻之举。他们的发言人说，是公认的领导人在推动卓越的医疗质量和患者安全。看来不仅仅是足球，他们的医院管理也胜过了一些大国。

认证机构是什么？与医院的评价是什么关系？评审、评价专家自己评完医院就可以认证吗？专家们带着问题来到北京市海淀区马甸东路 9 号的中国国家认证认可监督管理委员会，拜访了有关工作人员并了解到，他们的工作职能是研究起草并贯彻执行国家认证认可、安全质量许可、卫生注册和合格评定方面的法律、法规及规章，制定、发布并组织实施认证认可和合格评定的监督管理制度、规定等，共计 9 项。看来这是国家认证的权威机构，也就是说经过他们的认证是具有法律效力的，不是任何一个部门或一个组织就可以做医院认证的，国外的认证机构要来中国大陆做医院认证是需要经过这个机构允许的，但他们从未做过医院认证，到目前为止也不做医院认证，没有批准任何一家国外的认证机构在中国大陆做医院认证工作。通过拜访，我们终于摸清了医院认证的脉络，首先要有医院评审、评价的标准，要有评价机构，评价机构按照标准评价医院。医院评价机构是由国家管理的，也是要经过中国国家认证认可监督管理委员一整套的认证程序认证的。那为什么我国没有开展医院评价及认证工作呢？中国国家认证认可监督管理委员表示，非常想开展这一工作，要等待与国家卫生和计划生育委员会的沟通。这个沟通是距离问题吗？从国家认证认可监督管理委员到国家卫生和计划生育委员会的路，车程也不过半个小时，新中国成立68周年了，这段路显得如此漫长。何时可以沟通好不得而知，这也是我国缺席ISQua会议的原因之一。因为我国自新中国成立以来68周年了就未做过医院质量认证，所以在国际医院认证的讲坛上缺席就不难理解了。

四、我国医院评价零的突破

时间从2012年飞奔至2015年，在这四年间，医院评审评价项目办公室的专家们在国家卫生计生委医政医管局领导及综合评价处的指导下，持之以恒地研究着医院如何评价、如何认证，并进行了有益的尝试。中国有6篇论文被录用，赢得了ISQua会议壁报交流的机会；陈晓红专家成为ISQua大会论文评审专家，这也是我国第一位获此殊荣的专家。中日友好医院院长王辰院士代表中华人民共和国大陆第一个登上ISQua举办的国际医疗安全与质量会议讲坛，发表了15分钟的我国医院评审的历史、现状及未来的演讲，实现了零的突破。

由于4年来开展了医院评审评价工作，积攒了经验，有了体会，具备了与国际评价机构同台讲演的水平及能力。2015年11月25日在南京召开医院管理与品质促进研讨会，1000多名代表出席了会议，会上国际医疗质量委员会ISQua首席执行官Peter Carter、ISQua第十三任主席、威尔士公共健康体系行政执行官Tracey Cooper、澳大利亚医疗服务标准委员会执行理事Lena Low出席会议并分别进行了演讲，称赞这是一个非常好的、引人入胜的会议。ISQua的代表很骄傲中国也成为其中的一员。时不我待，多么希望我国的医院管理者都具有民族气概，能为自己国家的医院评价及认证工作做出努力和贡献。完全照搬国外的做法会水土不服，就好比做器官移植的患者，别人身上具有很正常功能的器官，移植到另外一个人身上就会有排异反应，需要适应及服药避免排异。医院评价工作也是同理呀！我们可以学习外国的先进经验，创建自己国家的评价体系。

美国医疗机构联合评审委员会国际部（JCI）总裁Paula Wilson的报告中讲到，在美国，政府不直接管医疗质量，是通过4～5家评价机构来进行医院的质量控制，政府只是提出要求。要求美国的每一所医院都必须定期进行评价，不评价的医院不可以接受有医疗保险的患者。至于医院选择哪一家评价机构，政府不过问，医院可以任选一家经过国家评价及认证过的医院评价机构。Paula Wilson 的一席话如同一石激起千层浪，令人豁然开朗。噢，政府是这样管理医院的质量的，政府的职能是可以这样转变的。在 20 世纪，1989 年我国开始医院评审工作。当时在全世界范围内是第 7 个开展医院评审的国家和地区，由于种种原因，1998 年停止了医院评审工作。目前全世界约有 30 个国家正式实施医院评审，我国大陆地区已落后香港、台湾地区及其他国家，应该奋起直追，深入探索转变政府职能，为政府更有效地管理医院质量寻求新途径。

五、政府放权，能像别国一样华丽转身吗

李克强总理在 2015 年 5 月 12 日出席全国推进简政放权、放管结合、职能转变工作电视电话会议时说，新时期的深化行政体制改革、转变政府职能要简政放权、放管结合、优化服务同时推进，加快建设法治政府、创新政府、廉洁政府、服务型政府，逐步实现政府治理能力现代化。总理讲的这些话听起来十分新颖，很有道理，但医院管理如何简政放权、放管结合、优化服务同时推进，好像并没有引起有关领导和部门重视。医院从来都是各级政府直接管理，有的政府对医院招聘一名护士都要管，连医院患者穿什么样子的衣服也要亲自管，政府管得这么细也没把医院管好，怎么敢放权呀？医院关乎老百姓的健康大事，政府不管还真不放心。看到国外特别是发达国家政府不直接管医疗质量，那是谁在管医院的医疗质量呢？能管好医疗质量吗？国际上已有成熟的经验，值得研究、值得学习。

以美国为例，直接管理医疗质量的不是政府，是美国的多个评价组织。美国医疗机构评审联合委员会就是其中之一。作为世界上最早开展医院评审评价工作的美国，有不同的医院评审评价体系，如最佳医院评价体系（American's Best Hospital）、百强医院评价体系（Top 100 Hospitals evaluation system）、国际医疗质量指标体系（International Quality Indicator Project，IQIP）、美国医疗机构评审联合委员会（Joint Commission，JC）等。其中 JC 和 IQIP 是美国国内影响力最大、应用范围最广的医院评审评价体系。

JC 的前身是 1913 年美国外科医师协会（American College of Surgeon，ACS）成立的"医院标准化委员会"，1914 年该委员会联合美国医院协会（American Hospital Association，AHA）正式开始美国国内本土的医院评审之旅。从此，JC 作为实施美国医院评审评价工作的评审员出现了，ACS 起初雇用了许多全职评审员，在美国国内各医

院进行评审。这些评审员全部来自医院的医生，基本都是 ACS 的会员。这群有着临床工作经验的医生承担起最初的医院评审评价工作，直到 1951 年美国医院评审联合委员会（Joint Commission on Accreditation of Hospital）成立。1998 年 JC 成立了一个部门，即美国医疗机构评审国际联合委员会（Joint Commission International，JCI）。该部门专门负责对美国以外的其他国家或地区提供医疗机构评审、评价、咨询等服务。目前全球 50 多个国家或地区的 700 家医疗机构完成了 JCI 的评审或认证工作。截至 2015 年 8 月，中国大陆有 47 家医疗机构通过了 JCI 认证。由于 JCI 源于 JC，因此 JCI 的评审评价理念、思路、方法和流程都与 JC 同源，当然在对医院现场评价的评审员工作方式和内容也大体一致。而一些在美国国内 JC 现场调查的内容，如非预警的调查方式、对特殊程序的追踪、对医院应急管理的调查、对生命安全代码的评估等环节在 JCI 中省略掉了，而且 JC 的评价标准要多于 JCI。可以说 JCI 是精简版的 JC，而不是全部的美国本土的医院评审的内容。

在日本，日本医院评价宗旨是"从学术的、中立的立场对医疗机构的功能进行评价"。日本的医院评价重点在于评价医院的基本功能，注重原始数据的分析和自评结果。评价结束后，需要当事医院对评价中发现的问题进行分析并提出解决的对策。在评价之初，日本的医院评价不是强制性的。但在 2001 年，日本修订了《医学事业法》，强制要求所有的医疗机构都必须提供 JCQHC 的审查合格证，或者拥有国际标准审定组织（International Organization for Standardization，ISO）发给的证书。因此，日本的医院评价是强制性的。

1985 年 8 月，由日本医师会和厚生省共同建立了"医院机能评价研究会"，于 1987 年 4 月制定了"医院机能评价手册"，同年 7 月成立了"医院机能评价研讨委员会"，10 月对全国 6433 所医院进行了评价。1993—1994 年，研究会多方听取患者和医疗保险方代表的意见，确定日本建立作为事业单位的第三方评审组织，明确了设立财团法人的方向。日本医疗机能评价机构（JCQHC）1995 年成立，是由厚生省、日本医师协会、日本医院协会和健康保健联合会共同组建的。成立后两年，于 1997 年开始由日本医疗机构质量委员会 Japan Council for Quality Health Care，JCQHC 负责对日本的医疗机构开展正式评价，独立的第三方评价机构对日本医疗机构的功能进行学术的、中立的评价。评价的目的是促进被评价医疗机构了解包括经营状况在内的医院客观状况，发现自身问题并及时纠正解决。

在澳大利亚，1988 年成立了澳大利亚卫生服务质量标准委员会（Australian Council of Healthcare Standards，ACHS），是澳大利亚应用广泛的对医院服务效果评价的体系之一。该委员会是经国家批准的评审机构，ACHS 被授权采用"评价和质量改进项目"（Evaluation and Quality Improvement Program，EQIP）和"卫生服务安全和质量国家标准"（National Safety and Quality Health Service Standards，NSQHS）对医疗机构实施评价。

在英国，英国医疗质量委员会是英国的医院评价体机构。英国实行的是全民医疗保障制度，也就是国家医疗卫生服务体系（National Health Service，NHS）。英国 95% 的公立医院组成了 NHS 系统的核心。虽然 NHS 体现了公平性、公益性和普及性，并被誉为世界上公平的医疗服务体系之一，但是 NHS 的服务质量和服务效率却饱受诟病。为此，2009 年英国医疗质量委员会（Care Quality Commission，CQC）成立，通过医疗机构评估项目——年度医疗服务检查（Annual Health Check，AHC）实现对英国公立和私立医疗机构的质量监管。英国健康质量服务机构（HQS）是在英国境内设立的最长时间的医疗机构认证评价组织。英国健康质量服务机构注重改善质量的 4 个关键区域：过程、人员、结果和环境。英国健康质量服务机构同时受英国认证服务机构（UKAS）和国际医疗健康质量委员会（ISQua）的认可。英国保柏集团（Bupa Group）于 1947 年成立，总部位于英国伦敦，是一家经营健康保健的跨国公司。保柏"医院管理以及医疗服务质量"认证，将"管理质量服务"评估体系按照服务质量共分为三个层级："保柏质量认可""保柏质量通过"和"保柏质量认证"。从 2002 年起，NHS 要求所有公立医院都要参加评审，评审周期为 4 年一次。

在德国，德国医疗透明管理制度与标准委员会（Cooperation for Transparency and Quality in Healthcare，KTQ）是德国目前最权威的医院评审机构。1997 年 H.D. Scheinert 博士和 F. W. Kolkmann 教授（KTQ 现任名誉主席）在德国联邦卫生部资助下启动了第一个医疗机构评价项目。2001 年 KTQ 有限责任公司以"德国医院评审透明及合作组织"的名义，正式实施医院评价。第一份 KTQ 证书于 2002 年 6 月颁发，目前已经有超过 600 余家医疗机构通过评价，超过 200 家已经通过两次评价。2004 年，在德国卫生部的支持下，德国联邦健康保险公司、德国医学协会、德国医院协会、德国护理协会和德国医师协会正式联合成立德国医疗透明管理制度与标准委员会（KTQ）。2005 年起，KTQ 认证又向康复医院、专科医院推广。凡通过 KTQ 认证的医院，都是在医疗质量、经济效益的管理达到较高标准的医院，保险公司会对其免除许多医疗费支付的审查、审核程序。KTQ 推崇的医疗制度和标准核心是"以病人为中心和公开透明"。同时，KTQ 制度对医疗机构质量结果在 PDCA 循环的基础上进行改进。

在法国，于 1996 年出台法令，要求所有卫生服务机构必须经过认证，才能继续提供医疗服务。1997 年法国成立国家卫生服务认证与评价管理局（ANAES），负责所有医院认证程序，评价所有公立和私立医院，每五年为所有的医疗机构强制进行一次评价，其性质是由政府部门主导，第三方组织评价。国家实行强制性评价制度，目的是确保医疗机构可以为患者提供安全、高质量的医疗服务。评价结果可以公示，公众可以从其网站上下载结果，以展现评价的公开性。

在荷兰，1998 年荷兰医院评审协会（NIAZ）成立并正式对医院进行评价工作。荷兰医院评价协会对医院评价的目的是致力于医疗质量的提高，质量的控制使医院医疗质量通过有效评价达到金字塔的最高级——全面质量管理。NIAZ 尽力避免政府干预，不依赖于政府，而是通过对医院进行评价直接对医疗质量、社会公众、患者、消费者组织和保险公司负责。荷兰医院评价工作是自愿申请，但是社会舆论会促使所有的医院参与评价。

在加拿大，有一套完整的卫生行业服务信用评估体系和医疗费用效率评估体系，由第三方非营利组织、研究机构完成。如安大略省医院评估体系，是由联邦政府层面的加拿大卫生信息研究所，安大略省医院协会，多伦多大学共同组成的团队实施。

在泰国，医院评价工作始于 1997 年。起初由泰国公共卫生部所属的卫生系统研究所（Health System Research Institute，HSRI）实施，之后在此基础上成立了医院质量改进与认证研究所（Hospital Quality Improvement and Accreditation Institute，HA）。HA 接受泰国公共卫生部的监督。参与医院评价的专家由 HA 雇佣，成员为泰国医疗质量领域内的专家。泰国的医院评价周期性是根据医院的规模略有不同而定的，大医院为 3 年一次，规模较小的医院为 2 年一次。其评价结果只有合格或不合格之分。虽然泰国政府也没有采取行政命令强制所有医院参加评价，但泰国的各类社会医疗保险计划委员会对通过了评价认证的医院提供一定数额患者的医保补偿，或者对通过评价认证的医院直接给予一定的经济奖励。这些经济手段保证了泰国医院参加医院评价的积极性，也保证了泰国医院的安全和质量。

在印度，医院评价工作起步于 1997 年前后，由国家医院及医疗保健机构认证委员会（National Accreditation Board for Hospitals and Healthcare Providers，NABH）负责实施。

NABH 在评审过程中拥有完全自主权。印度医院的评价结果也仅设有通过和不通过两种。在评审中通过的医院，会获得 NABH 颁发的认证证书，该证书有效期为 3 年。在印度，通过评价的医院能获得社会各界的信任。因此，评价结果可以让医院及其员工受益，故印度的医院大都能积极参与医院评价。

中国台湾地区财团法人医院评鉴暨医疗质量策进会（医策会）于 1999 年成立，随后该协会接受台湾地区卫生部门委托开展医院评鉴工作。该组织是政府委托的第三方医疗机构评鉴组织，由台湾地区卫生部门、医师公会联合会、台湾地区医院协会和台湾地区私立医疗院所协会共同组建。台湾地区医院评鉴强调通过患者整体护理过程以及医院的宗旨实施评鉴，以医疗质量和医疗服务效果为评鉴目标。

各国、各地区、各个医院评审、评价组织名称不同，但评价医院的宗旨都万变不离其宗，主要评价的是医院管理中相通的问题、共性的问题，即安全、质量、服务等。任何国家、任何评价组织没有瞄准医院可开展的技术项目高低进行评价，也不会就医院是否有什么设备进行评价，评价的目的越来越明确，即通过方方面面的评价，使医院更加安全、更加人性化，患者的感受越来越好，医院与患者之间的矛盾也会越来越少。在这些国家政府不管具体工作，只管宏观调控，政府职能转变，重在医疗质量定标准、提要求、出规范，至于医院听与不听、做与不做，交由第三方评价机构管理，强制医院定期接受评价组织的评价，以确保患者安全及质量。国家对评价机构进行管理，使评价机构必须达到国家要求，或者接受国际评价组织 ISQua 的认定。以上方法的实行，最后的结果是管得住、放得下。由此来看，政府的华丽转身，由具体管理医院的质量到由第三方通过医院评价管理组织来管理医院质量，就会慢慢形成评价管理的常态化，有条不紊促使医院按标准系统地管理医院，使这项工作与医院日常管理紧密结合，引导医院面对评价不是运动式、活动式地应对，医院评价结果没有利益的诱惑，而是成为医院行医的基本要求。

第二章

中国医院谈"评"色变为哪般

一、"三甲"与"三假"

早在 1989 年 11 月，原国家卫生部印发《有关实施医院分级管理的通知》（卫医字〔89〕第 25 号）和《综合医院分级管理标准（试行草案）》，标志着我国内地医院等级评审和分级管理工作正式启动。综合医院按任务和功能，由低到高分为一级、二级、三级，而每级则根据医疗水平及设施条件等，又分甲、乙、丙三个等级。其中医院的最高等级为"三级甲等"。国务院于 1994 年 2 月 26 日颁布第 149 号令《医疗机构管理条例》，同年 9 月 1 日开始实施。时至今日，已达 20 多年，从未废止。该条例第五章监督管理第四十一条表述如下："国家实行医疗机构评审制度，由专家组成的评审委员会按照医疗机构评审办法和评审标准，对医疗机构的执业活动、医疗服务质量等进行综合评价。"

这就从法规上明确了国家卫生行政部门监督管理职能。在《医疗机构管理条例》基础上，原国家卫生部于 1994 年 8 月 29 日颁布第 35 号令《医疗机构管理条例实施细则》，第六章监督管理第七十三条中指出："国家实行医疗机构评审制度，对医疗机构的基本标准、服务质量、技术水平、管理水平等进行综合评价。"第七十五条中指出："医疗机构评审包括周期性评审、不定期重点检查。"

1995 年，国家继续发布《医疗机构评审办法》（卫医发〔1995〕第 30 号），初步规范了医院评审工作实施办法。随着医疗卫生事业的迅速发展，新的问题不断涌现，评审工作本身也存在一定问题，为进一步规范完善评审标准，进一步改进评审方法，1998 年 8 月原国家卫生部印发《卫生部关于医院评审工作的通知》（卫医发〔1998〕第 21 号），要求暂停医院评审工作，至此，历时十年的第一周期医院评审工作宣告结束。

第一周期评审期间也就是 1989—1998 年的十年时间，我国各级卫生相关部门共组织评审了医院 17 708 所（其中三级医院 558 所、二级医院 3100 所、一级医院 14 050 所），占 1998 年底我国全部医院总数的 26.4%。第一周期评审工作开启了我国医院评审工作的先河，这种开创性的工作是值得肯定和赞扬的。第一周期的评审工作也促进了医院硬件条件的改善，就医环境及检查设备均得到改善。医院评审工作毕竟是一新生事物，在全世界范围内我国是第七个开展医院评审工作的国家，难免有这样或那样的缺陷及不足。特别是医院建设的导向及评价的方法存在一些问题，不少医院为迎合评审工作取得好的成绩，动员员工加班加点修改文件，修改病历，粉饰表面……所做的一切工作就是给评审组看一看，评审组前脚走，医院后脚还原如初。由于医院等级高低意味着医疗水平、收费、社会声誉等诸多利好因素，各医院有条件上，没有条件创造条件上，即所谓的"创三甲"活动；有些不够标准的医院弄虚作假，所以民间有创"三假"之说。现在回想起来，面对一个紧跟国际医院管理的新方法，即使有这样或那样的问题，是否可暂时定下来总结为什么会出现这些问题，应该用怎样的方法加以改进，然后再试验、再改进、再总结、再提高，就不会像今天这样落后于国际医院质量管理的大潮。一道行政命令掐死了这颗刚刚破土而出的幼苗，多少医院管理的专家为之遗憾、为之无奈、为之叹息。

二、谈"评"色变

从 1998 年停止医院评审后，一段时间内似乎各医院员工都很高兴，医院领导也有如释重负的感觉。但有一个不可忽视的现实问题摆在大家面前：我国政府对医院的管理缺乏"抓手"，与国际管理医院的方法也渐行渐远。国际用标准管理医院，而我们是下发一个个文件、发动一次次运动、热搞一场场活动来管理医院。各医院不得不频繁接待各种各样的、各级的检查领导，应对各种领导的一次次"深入基层"的检查，可谓应接不暇。今天查这个医院就做这个，明天查那个医院就改那个，东一榔头西一棒子，医院的管理缺乏系统性，也没有统一的标准。医院院长作为掌舵人，不知如何用规范化的标准进行管理，而是不同的院长有不同的管法，前任院长上来这样管，后任院长上来那样管，五花八门，各自一套，没有系统性，缺乏持续性，管理成碎片化，这与国际流行的系统管理、系统评价形成鲜明对照。医院的管理要遵循规律，更应向先进的国家学习。21世纪以来，有关方面的各类领导和医管局领导一直在关注医院评审、评价问题，他们都去过美国联合评审委员会进行过访问交流，一直在寻求适合中国具体情况的医院评审评价方法。因为，事实证明停止了医院评审，政府对医院的管理就缺了抓手。故2005年3月，原国家卫生部以"医院管理年"活动为契机，颁布了《医院管理评价指南（试行）》。2011年9月，原国家卫生部发布《医院评审暂行办法》（卫医管发〔2011〕75号）。以此为标志，新一轮医院评审工作正式启动。

医院评审暂行办法第一章明确评审目标、评审评价制度是促进医院加强内涵建设、保证医疗安全、持续改进服务质量、提高医院管理水平和服务效率、统筹利用全社会医疗卫生资源、充分发挥医疗体系整体功能的重要依据。评审的目标非常明确，政府是想利用等级评审这种机制，通过几个周期，每四年修订完善一次标准，把医院管理逐步引导到规范化管理的轨道上，使各级各类医院都能明确应该做哪些事，怎样做才能做好；院长应该遵循什么管理医院，如何按照国家标准管理医院，而不是随心所欲，想怎么管就怎么管；医院管到什么程度，达到什么标准才是管理到位。另外，政府也想设计我国的医院评价的方式方法，定期评价医院，看医院是否达到国家医院管理的要求，以促进医院的规范化管理。

2011年后新一轮医院评审工作在各省陆续开始了。俗话说"一朝被蛇咬十年怕井绳"，2015年4月29日《医学界杂志》发表文章吹冷风："三甲复审把医护逼成啥样了！""劳民伤财的三甲复审又开始了，真折腾！""六月三甲复审要来了，苦逼的日子也要来了。"不少医护网友爆料所在医院面临三甲复审，语气甚是惴惴不安：@小面T：三甲复审终于要来了。加班也是够呛的。天天检查，天天被扣钱，早上天不亮的就上班，晚上也是天黑才回家。真的好累，科室床位居然要住满了，今天好多手术。一位医生所在的医院已经提交了评审申请，这医生说评审团一天不来评审，一天都不敢放松，他在忐忑地等待着另一只靴子的落地。一名医生来到这家医院的骨科工作不到五年时间，医院是一家综合性教学医院，"三甲"的牌子已经挂了20年，当初他选择这家医院不能不说一部分原因是冲着"三甲"这块金灿灿的牌子，原本以为"三甲"对于医院来说就像"教授""院士"一样是一种终身荣誉，没想到自己刚工作几年，就卷入了一场医院"金牌保卫战"。一名医生表示，"不求有功但求无过。所有科室、所有细节都责任到人，出了问题往死里罚！不容有失！"

全世界都行之有效的医院评审、评价，就像人体要延续生命的活力必须每天吃饭进水一样正常的事情，怎么到了中国大陆就变味了？变成了一种可怕的负担？65年前美国医院的评审、评价是外科学会发起的，目的是为确保手术质量需对此进行评价。人家欣然接受甚至乐而为之的东西，为什么我国部分医生、护士会如此反感？是谁在制造紧张气氛？是什么扭曲了这一行之有效的方法？

其实新一周期的医院评审与上一周期的医院评审、评价从理念到方法都是完全不一样的，但很多院长仍以上一周期评审的经验来对待这次评审、评价工作，还没来得及听听这一次评审、评价的新理念、新方法，就开始所谓的动员、准备，并以谁被查出问题、哪个科被查出问题就以扣罚奖金等惩罚手段来惩罚，从而使大家还没亲身体验新一周期的评审、评价，就感到异常的紧张，就开始反感、抵触、发牢骚。别说从未经历过评审的员工，就是医院的那些老员工，也不得不有一种空前的压力，因为这毕竟关系到前途、利益。看来大力宣传新的评审、评价的理念，寻求新的评审、评价的方法至关重要！

要让医院的员工从评审、评价工作中受益而不是受害。使他们感到所做一切是为了医院和自己的长远发展而不是只为了给评审员看。评审员走了就"刀枪入库"，自己所做的一切束之高阁，没有意义，劳民伤财。

为解决以前出现的这些问题，新一周期医院评审采用了追踪方法，包括个案追踪和系统追踪，评审专家从个案追踪入手，一旦在某环节发现了问题，就会转入系统追踪，看看查到的问题是个别人的问题，还是医院管理系统或组织的问题。更多的是关注医院管理系统中的问题，也就是说检查时是从一名医生、一名护士、一名工人身上发现的问题，但要顺藤摸瓜，找到这一问题到底是医院管理系统中的问题、流程中的问题，还是组织中的问题。例如，发现小医生做大手术的问题，一定要找到这所医院手术授权是怎样形成的，谁授的权，依据什么授权，授权后如何落实，哪里监管等问题，均会追踪到底，而不只是去惩罚这位没有被授权的医生。又如急诊科医生、护士不会使用除颤仪，急诊医生不会气管插管等，要查看医务部、护理部、训练处是怎样组织业务培训的，医院是如何要求的，从医院管理的系统中查找问题，而不是单单批评医生护士。总之，医生、护士及所有的员工做好自己的本职工作，知晓自己日常工作的职责及自己岗位常用的制度及规定就好。这不是很简单且最基本的一件事吗？医院评审为什么会给他们那么大的压力呢？根本的原因在于行政管理部门没有对院长实施有效的培训，院长的理念还停留在二三十年前的感觉上，还在用陈旧的理念管理医院，用陈旧的方法迎接评审，稀里糊涂地给员工们增添了很多不必要的负担，致使医院员工一提评审、评价就害怕，就反感。

我国医院管理多年没有标准。医院管理不规范，随意性很大，很多工作随意到了威胁医院、患者及员工的安全。习惯成自然，很多员工习惯了无法可依、无规可循、顺其自然式的怠慢管理，对医院规范化管理很不习惯，发牢骚者不少见。必须旗帜鲜明地告诉所有从业人员，过去的做法是错误的，医院管理必须规范，必须与国际接轨，以确保患者安全，有了患者的安全，才有医务人员自己的安全。

近五年来，在国家卫生计生委医政医管局的领导下，来自全国500多名医院管理专家们一起，制定了10部医院评审标准及8部医院评审实施细则。2012年，原卫生部医管司经研究决定"成立卫生部医院评审评价项目办公室，项目办设在卫生部医院管理研究所"，开始医院评审、评价的研究及医院评价的实践，重点研究及实践以下项目：

一是研究实践2011年国家下发的医院标准。经过300多所医院的实践研究，证实2011年国家下发的医院评审标准是具有可操作性的，是可以落地的，医院运用这些标准管理医院是可以使医院管理越来越规范，医疗纠纷可以明显减少。

二是研究如何进行周期内评价。国家卫生计生委医政医管局决定在委属委管医院进行周期内评价的探索，结果证实，医院周期内的评价对医院规范化管理有着明显的推动作用，促使医院持续改进。

三是研究如何落实四个维度综合评价。医院评审评价项目办公室的专家们按照国家要求，设计了四个维度的评价，每个维度可纵向比较，也可横向比较，结果的颁布对医院都有大小不同的触动。目前专家们还在研究如何综合四个维度评价结果做出综合评价。

四是研究如何与国际评价医院方法接轨。专家们到美国向JCI学习，到德国向KTQ学习，到中国台湾学习，还到日本、韩国参加JCI培训。2011版的医院评价标准就参考了许多国际及中国台湾的标准。在评价的方法上学习了美国JCI的追踪检查的方法，目前专家们还在不断地学习国际上医院评审、评价的先进理念及方法，力争能与国际医院评审、评价同频共振，以促进我国医院质量、安全、服务的不断提升。

五是研究如何使医院从评价中受益。这一研究的成果在一些医院实践，受到所到医院的欢迎。凡是经历过新一周期医院评审、评价的医院都深有感触，与以往的评审、评价及检查有着颠覆性的改变，能够真正使医院以评促改，以评促建，也能使医疗纠纷明显减少。

六是研究我国专业化评审员队伍的建立。经过三年多的努力，医院评审评价项目办公室培训出我国第一批同质化的评审员，目前派出的评审队伍受到各医院的欢迎，很多医院主动来请专家去医院进行评价，进行"诊断"，进行辅导，每当评审专家要离开医院时,大家都意犹未尽,难舍难分,再也看不到厌烦评审的现象,这种转变着实令人欣慰。

三、医院评审评价福兮祸兮

美国、德国、英国的医院评价都是派受过训练的、同质化的评审员,这些评审员对于所要检查的标准熟记于心,运用追踪方法帮助医院寻找问题,以便促使医院持续改进。美国医院将细胞大小的问题都放到显微镜下看,将这样小的问题都主动加以改进。大陆凡是没树立新的医院管理理念的医院,没有现代医院管理理念的医院,不会主动邀请专家走进医院查找短板,帮助医院"诊断"问题,医院很习惯掩饰医院存在的不足,把西瓜大的问题想方设法藏起来,这种心态难以接受追踪方法的检查。

追踪方法(Tracer Methodology)起源于 20 世纪早期,一开始被称为物质示踪或轨迹序列。1973 年,Kessener & Kalk 将个案追踪引入医疗质量评估和改善。2004 年,JCAHO 重新设计医院评审程序,将追踪方法学列为现场调查流程的组成部分。2006 年,JCI 将追踪法应用于医院评鉴。2011 年起生效的第四版 JCI 标准中追踪方法应用的比例从旧版的 30% 提升到 70%。追踪方法是通过对患者就诊过程的系统观察与了解,直接考察医疗机构的基本设施、管理体系、服务系统,以评价医疗机构现状的一种现场评估技术方法。追踪方法学是近年来国际医院评价中出现的一种体现以患者为中心的评价方法,跟以往的评鉴方法不同,评审委员被调整成一个标准患者的角色,用患者的同理心去评价医院的质量与安全。追踪方法包括个案追踪和系统追踪,评审专家从个案追踪入手,一旦在某环节发现了问题,就会转入系统追踪,看看该问题是某个人的问题还是系统和组织的问题。追踪方法学是一种关于过程管理的方法学,其基本步骤包括 3 个方面:①评审员以面谈以及查阅文件方式了解医院是否开展某项工作,以及如何进行系统性的风险管理;②以个案追踪和(或)系统追踪方式,实地访查就诊者、一线工作人员及医院各部门的执行状况,了解各计划的落实程度;③在访查过程中,评审员以会议形式讨论和交换追踪的情况,以确定需要进一步追踪与核实的部分。

在医院评审评价实施过程中,追踪方法的运用占用了 70% 的时间与工作内容。这就意味着评审员仅将少量时间用来检查书面形式的制度与流程,而把主要精力用于核查医疗服务直接提供者或监护者是如何提供医疗服务的,服务流程和管理体系的运行状况如何,以及更深入地了解医疗服务接受者在医院的就医经历等。这样的设计,有助于评审员实施的追踪流程或工作范围更加深入、广泛，其单位时间的工作成效也是不言而喻的。

评审员与员工及患者的交流、医疗记录，评审员观察构成的动态现场调查过程，全面描述了医院的组织工作状况，以及所提供的服务品质。换句话说，追踪可以使评审员从患者角度"看"到诊治和服务的整个过程。追踪可以聚焦医院是如何提供或执行医疗服务，以此判定医院的工作状况、管理效率水平，以及满足与符合医院评审标准的程度。归纳起来，追踪方法运用的作用主要体现在以下方面：①对评审员，有助于获取真实信息；②对就诊者，有助于促进质量、安全，以及服务流程改进，享受优质服务；③对员工，有助于鼓励团队建设，建立系统思维，促进相互理解；④对机构，有助于强化系统改进，降低就诊者危害，提升就诊者满意度以及医院的美誉度。

采用这样一个办法，就不需要医院管理者掩盖什么，粉饰什么，因为评审员在基层可以看到真实的情况和现象。如院长真想持续改进医院的不足，就会欢迎专家去医院评价，反之就不会欢迎，会拒绝、会反对。

我国医院管理水平已落后国际上的管理水平，胸怀大志的医院管理者为什么在技术上、在学科建设上、在论文发表上、在科研课题上追赶着国际水平，为什么不在医院管理上向国际水平看齐或超越呢？一位瑞典的院长助理曾在接待中国医院的院长们参观他们医院时说道：你们都是来自中国大医院的院长，你们医院的房子、设备都比我们的新，今天你们千里迢迢从中国来到瑞典，我只请你们看看我们瑞典医院的管理与你们国家的不同之处。接着他带领院长们在病房走了一圈，问道：各位看到了我们医院的管理吗？院长们不以为然，没看到什么呀？病房不如我们的大，病床不如我们的，装修的也很一般呀。这位瑞典院长助理接着说，我们的病房管理得很规范，我们的患者都是由受过训练的护士照护，以确保患者的安全。他又请各位院长看了护士站的规范化管理，接着又说：你们国家的病房管理与一些发展中国家一样，患者的照护是请一些没有受过正规训练的人员照护的，这样存在一定安全隐患。他们医院是有人监管的，是不可以雇佣没有受过医学正规训练的人到医院来照护患者的。国际医院评价就是查看医院所做的距离医院管理的标准有什么差距，为什么没做到？存在什么问题？如同美国 JCI 的评价官给医院指出许多未做到 JCI 医院评价标准的地方，院长们特别是一些著名医院的院长们，听惯了各级领导及同行参观者的赞扬，如今在台下听着美国人说医院这个问题，那个问题，心理的承受力可见一般。

有的媒体写到，虽然三甲评审有助于医院总体实力提高，就像学生除了正常学习还要参加各种培训，学习成绩会提高，但学生的创造能力有可能被扼杀。三甲评审也使医护除正常工作外要做很多额外工作，属于超负荷工作或揠苗助长，未必有利于医院和患者。由于政府的推行及媒体的宣传，三甲医院如雨后春笋般增加。由于费时费力，一线医护负担重，反弹大，医院评审曾暂停近十年，近年才有三甲复评和评审的复燃机会。

网上曾传有这样一段话："作为从医近30年的老医生，我强烈建议停止医院等级评审，尤其是三甲评审，让各医院根据自身特点发展自己的特长，让患者根据自己的病情选择合适的医院，用同一标准要求所有医院只能使医院产品化。医院的服务对象是人而不仅仅是病，人的个体化差异决定医生必须个体化处理患者才能得到理想的效果。推行三甲医院评审属于简单化管理，并不利于医疗资源的有效配置，政府只需监管医疗质量和医疗安全就可以，优化和配置应该交给市场，管理过细反而影响公平效率，三甲评审可以休矣！"

也有意见认为：国家将医院分成级，有利于分级诊疗的趋势，有利于国家规范化管理。如今的现实与当初的设想确实没有吻合，除了评审工作本身的问题，当前需要地方政府将医院建设做好区域规划。现各级政府的区域规划较各地房地产开发及居民的搬迁慢了一拍，居民搬过去了才发现没有足够的医院为他们服务，医院的区域规划与政府的整体城乡规划不相吻合。所以老百姓会感觉三级医院一会多了，一会少了；这个地方多了，那个地方少了。政府应该对各级医院进行评价，三级甲等医院等于区域医疗中心，收费相对要高，目的是引导百姓先到社区医院诊疗，社区诊疗费低。现在老百姓有病，无论大病小病都去大医院，还埋怨收费高，这是没有道理的。那么政府也不可以把医院都规划成三级医院，收费高，但疑难、重危患者毕竟是少数，三级医院主要以高技术、高收费维持医院的开支；老百姓患常见病去二级医院、一级医院或社区医院诊治，常见病、多发病的患者多，二级、一级、社区医院虽然收费标准低，但患者多，靠患者数量以维持医院的开支。这样老百姓的常见病、多发病就在社区、一级、二级医院诊治了。如提出大病不出县，把县医院建设成三级医院、区域医疗中心，接收诊治疑难病症及需做大手术的患者。当然，还要建设能满足老百姓常见病、多发病诊治的二级医院、乡村医院、乡村卫生所。在广大农村建设分级诊疗点是方便患者所需。看来政府将医院分级、分等并没有原则的错误，只是怎样能达到当初的设想，使百姓各取所需，看病有序。

评审、评价、评估有什么不同呢？在字义上实际上可以分开来解释。

（1）评审（accreditation）：指评议审查。具体解释为：为确定主题事项达到规定目标的适宜性、充分性和有效性所进行的活动。这正是政府应设定的区域规划，经过建设是否可达政府的要求，是需政府委托第三方进行公平、公正、公开的评审，直至达到政府的区域规划的要求。如三级甲等医院的职能，政府定位为疑难病、复杂病、三级手术、四级手术，复合伤、大面积烧伤的救治等，还能更细、更多。到四年一周期评审时要精细化，如三级甲等医院的DRG评价所诊治的疾病难度系数50%都低于政府的有关规定，就需研究这所三级甲等医院是否有必要存在，还是需要与邻近的三级甲等医院合并存在，这样政府投入会减少很多，将这所医院重新规划为其他等级或其他专科医院。医院的评审是必要的，只是需要科学实施和运作。

（2）评价（appraise\evaluation）：意指运用标准（criteria）对事物的准确性、实效性、经济性以及满意度等方面进行评估的过程。具体解释为：通过评价者（evaluators）对评价对象的各个方面，根据评价标准进行量化和非量化的测量过程，最终得出一个可靠的并且符合逻辑的结论。

（3）评估（evaluate\assess）：指评价估量，对方案进行评估和论证，以决定是否采纳。具体解释为：是专业机构和人员，按照国家法律、法规和资产评估准则，根据特定目的，遵循评估原则，依照相关程序，选择适当的价值类型，运用科学方法，对资产价值进行分析、估算并发表专业意见的行为和过程。

世界上70多个国家都在进行医院的定期评价，对提高医院规范化管理，确保患者安全、质量、服务方面收到很好的成效。我国2011年9月21日颁发的卫医管发【2011】75号医院评审暂行办法，第四章第三节医院评审内容明确写到医院评审包括医院周期性评审和不定期重点评价。

医院周期性评审为综合评审，至少由4部分组成：①医院书面评价；②医疗信息统计评价；③现场评价；④社会评价。

不定期重点评价包括：①具体内容与办法由省级卫生行政部门规定；②评审周期内，卫生行政部门应当组织对医院的管理、专科技术水平等进行不定期重点评价……国家卫生和计划生育委员会早已说明评审与评价的时间及内容。

医院评审评价项目办公室的专家根据《医院评审暂行办法》要求，实践了周期性评审和不定期重点评价，重点研究了评审、评价的方法。经过五年的不懈努力，制定了标准，研究出了新的、与以前完全不一样的评价方法，并为300多所医院进行评审、评价及辅导。经历了新方法的评审、评价及辅导的医院，有了全新的感受，这些医院的院长们又有怎样的体会呢？

北京医院院长曾益新院士感言：此次国家卫生计生委专家的评价给院领导层带来先进科学的医院管理理念、方法和管理工具。帮助医院分析问题的原因，辅导调研问题存在的原因、解决问题的方法，这种带辅导式的医院评价很受医院上下员工的欢迎。愿尽早出台既符合我国国情和文化又结合国际先进科学管理理念的医院评价体系。

中国医学科学院肿瘤医院院长赫捷院士领导的医院，已经历两次国家评审员的评价。赫院士感言到，本次评价工作让我院进一步强化了全面质量和安全管理的工作理念。我们应当把此次评价当作我们工作的新起点，进一步加强对标准的学习和理解，把检查存在的问题和专家反馈建议作为今后工作的重点，对问题和薄弱环节进行分类汇总分析，明确下一步的改进工作措施，落实到具体责任部门和科室，以此作为进一步整改的依据。相信通过本次评审和整改，我院的管理和服务水平一定会再上一个新的台阶。

中日友好医院院长王辰院士在接受国家评审员评价后感言到，本次医院评价工作对于中日友好医院是一个极大的帮助，我们借助评价专家的"慧眼、法眼"，实事求是、积极主动地发现问题，对医院管理的体系进行系统的梳理。我们要以此次医院评价为契机，理清思路，昂扬奋进，努力推进以业务技术管理体系和经济经营管理体系为主要内容的现代医院管理体系建设。

2013年时任浙江大学医学院附属第一医院院长的郑树森院士在国家评审员评价医院以后曾说，本次评价与以前评审完全不一样，非常认真、踏实。专家很有内涵，水平高。反馈的情况实事求是。医院一定要不断改进，真正做到以患者为中心。

浙江大学医学院附属第二医院王建安院长在他们院接受国家定期评价后说，这已经不仅仅是一次评价，而是一次深入现场的管理教学过程，是一场由内而外的改变机遇，是一种由身到心的思想洗礼，是一段由破到立的改进过程。

复旦大学附属华山医院丁强院长在接受国家定期评价后讲了3句话，第一句话：感谢检查专家细、准、狠；第二句话：全面、不折不扣整改问题；第三句话：坚持持续改进，医疗管理持之以恒，以本次评价为抓手，推动公立医院改革。

中国医学科学院整形外科医院时任院长曹谊林教授说，2013年9月2—4日，我院迎来了国家卫生计生委对医院的定期评价工作。在全党目前开展的"群众路线教育实践活动"中，专家组帮助我院在医疗安全、质量和服务方面进行"照镜子、正衣冠、洗洗澡、治治病"，使我院能够借评价工作找出平时不易发现的问题，我们将用PDCA法分析原因认真整改，使医院整体工作更上一层楼！

中南大学湘雅医院孙虹院长说，此次年度评价对湘雅医院是一次全方位的"把脉"，将促进我院综合管理上新的台阶。非常欢迎和感谢专家组提出意见建议，我们将以此为重要参考，认真整改问题。此次检查更加务实、细致和专业化，发现了一些医院做得不到位的地方。医院将以此次检查发现的问题为线索，以国家三级甲等医院的标准为指引，以医院管理的基本工具为工作原则，建立更为细致、更加到位的医疗质量与安全管理体系。

2013年中南大学湘雅二医院周胜华院长讲到，这次医院质量安全情况年度评价与其说是一次检查，还不如说是国家卫生计生委选派了一批全国优秀的医院管理专家，来帮助我们医院发现自身的问题与差距，指导我们解决问题的思路与方法。这次评审评价是我们医院提高管理水平、改善医疗质量、提升服务能力的一次难得的学习机会。我们对此表示发自内心的感谢！

中南大学湘雅三医院陈方平院长说，此次评价给医院质量安全照照镜子，给管理层服务洗洗澡，治治病。我们是年轻的医院，有信心整改检查中发现的问题，欢迎明年再来看。

佛山市第一人民医院2015年通过广东省三级甲等医院复核。王跃建院长说，非常感谢国家评审员对我院的帮助。新三甲复评标准是与国际先进的质量管理标准接轨，代表了目前医院管理的最高水平，等级医院复审给了我们一个系统梳理医疗质量、医院管理质量的抓手和主线，真正做到了各项工作以"患者和安全为中心"，打破了行政壁垒，锻炼了管理团队，凝聚了人心，达到了把质量标准的落实融汇到临床工作的点点滴滴之中，实现了患者安全理念与我院百年医院文化相融合的目的。只有永恒追求质量持续改进，才能赋予百年医院生生不息的活力。

石家庄市妇产医院接受了医院全面的质量辅导，曹琴英院长说到，辅导专家在现场审核过程采用追踪检查法，查找问题一针见血，解答疑惑认真细致，使大家受益匪浅。医院管理工具理论与实战培训为我院带来了丰盛的管理知识大餐，使全院职工对于"科学管理"有了深刻的认识，我院正由以往的经验管理走向科学管理。

海南医学院附属医院李丽院长说，当你决定进行等级医院评审时，你就会感到有股强劲的力量推着你前行，这股力量来自于以问题为导向的持续改进，在解决问题的过程中，科学地使用管理工具，会起到事半功倍的效果。可以说，早评审，早受益。

海南省三亚市人民医院田国刚院长说，三甲医院是我们的梦想。成为三甲医院让我们感受到采摘果实的喜悦，但最有成就感的是消灭了一个个 D（即不合格条款），晋级无数个 C、B 到 A 的过程，正是这个辅导和再学习的过程，让我们这个团队学会了如何使用 PDCA 这把金钥匙去开启现代医院精细化管理之门。

医院评审评价福兮祸兮？经历的不同，认识的不同，所处位置和站立角度不同，肯定会各自有着不同的见解，发出不同的声音。但是以上医院领导的感悟给我们这样的启示：如果大家的目标一致，共同努力，无论路有多么艰难，多么曲折，一定会达到预期的目的，一定会为中国大陆医院品质的提升寻找到适合我国国情又与国际趋势相吻合的方式、方法。

四、意想不到的转变

历史在前行，年历翻过了 2015 年。截至 2015 年 12 月 31 日，国家医院评审评价专家评审、评价过的 300 多所医院，都已在新的管理理念、管理模式的照耀下，健康而有序地运行、发展。历史翻过了旧的篇章，新的一页必定是充满希望和阳光。医院评审、评价的理念、方法颠覆性的改变，给医院评审、评价注入了新的活力，犹如一股春风吹遍 31 个省、市、自治区，那些曾经持观望、怀疑甚至反对态度的人，也闻到了新的评审、评价给医院管理带来的新气息。

云南省在医院评审总结报告中写道：从 1999—2011 年整整 13 年云南省未再开展医院评审工作。各级医院医疗质量安全隐患多，管理粗放，临床学科建设滞后。在 2012 年卫生部发布的医改监测数据中，云南省的二甲医院排名全国倒数第一，可见当时云南省的医院发展极为滞后。2012 年 1 月启动新一轮医院评审至 2016 年 12 月，共评审了 43 所三级医院，占 49 所三级综合、专科医院的 88%；共评审 139 所二级综合医院，占 264 所二级综合医院的 53%。由于云南省卫生计生委用最有力的措施和最可行的方略全速推进医院评审工作，激发全省医院的工作积极性，医院纷纷行动起来，夯实基础拼搏向上，使全省医院在短短 4 年期间就发生了快速的提升与发展，取得了百姓得实惠、政府获赞誉、医院有成就、职工较满意的全方位、满满正能量的实际效果。在医院质量安全和规范管理方面发生了从量变到质变的飞跃。云南省医院管理者深有感触地说："4 年前我省的医院就好比'游击队'，而今天则逐步呈现了正规军风貌。"在这期间全省各医院都展现出上下凝心聚力谋发展的态势，转变了过去随意管理医院的状况，开始学习、运用国家标准管理医院，建章立制，从用 PDCA 循环务实改进临床服务，到强化不良事件报告并及时处置医疗风险；从千方百计扩张床位及添加设备，到持续改进医疗质量安全；从主观印象评价，到客观数据评价，引入和推广应用疾病诊断相关分组（DRG）技术进行医院数据评审，加强医院评审的日常监管，成为全国首个以省为单位应用 DRG 进行医院评审和日常监管的省份，为全国提供了经验和借鉴。在新一周期评审期间，各医院之间频繁交流、相互学习，形成了云南医院凝心聚力谋发展的最好时期。最终得到百姓的认可。第三方社会满意度调查结果显示，评审过的医院患者满意度均在95% 左右。与此同时，培训了云南省高素质的医院评审专家团队，精选了60位核心专家，500 多位评审专家，建立了全省医院评审专家库，用高素质的专家团队实现对医院的务实评审和帮助指导。为了巩固医院评审成果、帮助医院持续整改，落实以评促建、以评促改的评审方针，省卫生计生委组织专家开展了医院评审追踪检查。追踪检查促使各医院持续整改，巩固了医院评审成果，有利于形成评审和管理的新常态。

重庆市卫生计生委在关于开展医院评审评价的工作总结中写道：为进一步深化医药卫生体制改革，加强对医院的监督管理，促进医院内涵建设，实现"患者安全"目标，重庆市卫生计生委一直坚持开展医院评审评价工作，并按照《医院评审暂行办法》（卫医管发〔2011〕75 号）规定，于 2012 年全面启动等级医院复评工作。最后是政府得实惠，以评审评价为抓手，重庆市实现"三下降"，相较 2015 年，全市医疗机构受理医疗投诉下降 6.3%，医疗纠纷下降 24.9%，严重扰乱医疗秩序事件下降 33.4%，群众对政府满意度与认可度明显提升。

江苏省卫生计生委在 2012—2016 年医院评价评审工作总结材料中写道：通过医院评审，我省医院从规模到内涵、从硬件到软件、从技术水平到服务质量都有了显著提升，管理水平不断提高，综合实力明显增强，医院整体水平上了一个新的台阶。全省医院医疗服务明显改善，群众对医院服务综合满意度保持在较高水平，2016 年对全省 139 家医疗机构出院患者第三方满意度调查结果显示，平均综合满意度达 93.73%，较 2015 年上升了 0.59 个百分点。目前，全省共有三级医院 117 家，41 家专科医院，10 家妇幼保健院，所有县（市）级综合医院均经过评审、评价。在评审、评价的过程中培训出一支评审员队伍，这支队伍也是各医院日常的管理人员，使得评审工作与日常医院管理有了良好的契合点。

山东省卫生计生委在医院标准化建设情况汇报中写道：根据国家卫生计生委的统一部署，结合全省深化医药卫生体制改革的需要，我省自 2011 年底启动新一轮医院标准化建设工作以来，共完成 79 所三级综合医院评审、评价，25 所三级专科医院及 169 家二级综合医院的标准化建设工作。先后印发了《山东省医院评审办法（试行）》《山东省医疗机构设置规划（2013—2015 年）》《山东省医院评审结论确定办法（试行）》以及《山东省卫生厅关于进一步加强全省医院标准化建设扎实推进医院评审工作的通知》等一系列文件，并重新修订完成了《山东省医院评审办法》，不断完善评审制度和规范。为防止走过场，突出标准化建设的内涵与重点，累计邀请省内外核心评审专家授课超过 50 课时，培训人次超过 4000 余人。收获四个显著成效，一是对于医院评审的认识已经有了质的飞跃，持续改进理念已经入脑入心。二是打造了一支懂业务、会管理、善协调的骨干队伍，全省遴选了 164 名医院评审专家，其中有 50 名核心专家。全省医院管理干部及职工精神风貌焕然一新，医院凝聚力和向心力得到明显加强，医疗质量与安全管理得到明显提升。三是医疗质量进一步提升。医院评审工作开展前，部分医院的核心医疗制度如术前讨论制度、手术审批制度、手术安全核对制度、输血分级申请制度、知情告知制度的知晓率低、执行落实打折扣；关键流程的应急预案如防火应急预案、停电应急预案等演练流于形式。经过新一轮医院评审评价过程中的标准化建设的洗礼，各级各类医疗机构着眼于完善质量安全组织管理和考核评价两个体系建设，实施院级 - 职能处室 - 科室三级负责制，狠抓医护质量、合理用药、院感管理、医患沟通四个关键环节，夯实干部队伍建设、人员素质培训、医疗器械维护、信息化推进、基础建设五个支撑。形成了"一轮建设，两个体系，三级负责，四个环节，五个支撑"层层推进，协同带动的良好局面。四是监管体系进一步完善。省卫生计生委高度重视医院日常管理与运行监管。建立了以病案首页为重点的医院日常运行监测机制，每季度公布医院运营核心指标、单病种质量费用指标、病种覆盖数量情况，将重点疾病和手术的死亡率、药占比、住院日、住院费用等结果纳入医院评审赋分模型，力争客观公正反映医院质量、安全、管理、服务、绩效情况。通过信息化支撑，山东省初步建立了不同级别、类别医疗机构统一管理的绩效评估体系，便于卫生行政部门及时分析掌控医院运行质量数据，及时通报，督促整改，实现宏观数据支撑下的"精确指导"。

海南省在医院等级评审工作报告中写道：海南省卫生计生委成立了医院管理中心，由该中心负责全省医院等级评审具体事务。颁发了《海南省医疗机构评审办法》《关于海南省 2015 年三级医院等级评审工作安排的通知》（琼卫医函 [2015]73 号），已经完成 16 家二级综合医院的评审，开始了全省三级医院的评审。实践证明，我省实施的医疗机构第三方科学化、规范化、专业化医院等级评审新模式在运行中已取得了显著成效，有力地促进了医院管理工作，正在扎扎实实地、循序渐进地朝着构建医院管理与医疗质量持续改进长效机制的目标迈进，为推动海南省医疗事业的发展做出努力，为实施"健康海南"工程提供助力，为适应国际旅游岛建设，将海南建设成为全省人民的幸福家园、中华民族的四季花园提供医疗健康保障。

青海省在医院评审评价工作总结中写道：2012—2016 年青海省共组织完成三级医院评审 90 所，完成二级医院评审 44 所。取得了很好的工作成效，建立健全了以医院自评自建为基础，以医院基本状态数据常态监测、现场评审、专科认证及评估、单病种评价为主要内容，省卫生计生委、评审医院和省医学会多元评价相结合的医院评审制度。县级医院通过评审，各县级医院的制度建设、质量管理、医疗服务、人员素质、作风纪律、内涵建设、院容院貌等重点工作不断加强，综合能力水平明显提升，充分体现了以评审促改革、以评审促建设、以评审促发展的积极作用。不断研究专科医院在管理与服务上的特点，进一步规范专科医院评审，积极稳妥做好专科医院评审工作，构建科学合理高效的区域医疗服务体系，有力促进了我省专科医院的规范发展。

新疆生产建设兵团卫生计生委在 2012—2016 年医院评审评价工作有关情况的报告中写道：在新一周期评审中，全区已完成 28 所三级医院的评审、评价及 96 所二级医院的评审、评价，通过医院评审评价取得成效显著，特别是地县级医院能力提升明显，不断满足区域内各族患者的就医需求，医院积极落实核心制度，不断持续改进。真正实现凡事有标准、有流程、有检查、有评估、有反馈、有改进，使全区医院管理迈上新台阶。2012—2016 年已评审 8 所三级综合医院、14 所二级综合医院，1 所精神病医院。取得的成效：一是以评促建、以评促改、评建并举、重在内涵深入人心。随着医院评审工作的不断深入，参评医院职工更加深刻地认识到医院评审工作是加强医院标准化的难得机遇，贯彻医院评审标准的过程就是建立质量体系，实现质量持续改进的过程。医院的职工主动参与管理的积极性显著提升，临床医生真正感受到行为规范、纠纷下降，带来实实在在的好处，广大职工对医院评审的认识已经有了质的飞跃。二是管理服务水平持续改进。各医院标准化建设、规范化管理水平得到提高，以患者为中心的系统服务意识得到提升，医疗服务流程进一步优化。医院院长真正发挥了医疗质量第一责任人的作用，管理人员掌握了管理及改进工具的使用方法，打造了一支懂业务、会管理、善协调的骨干队伍。医务人员精神面貌焕然一新，主人翁精神、爱岗敬业的职业责任感明显提高，医院的凝聚力、向心力和整体管理水平得到提升。三是医院服务绩效全面提升。通过现场评审及各医院上报的医院自评报告、医院申请书显示医院服务绩效得到提升。门诊人次平均费用和出院患者平均费用增幅比下降，药费比例下降、耗材费用下降、医药费用控制效果明显，医疗机构收入结构更加合理，平均住院日均有下降，床位使用率、患者投诉、医院感染控制、护理人力资源配置等指标呈现良性变化趋势。四是医院运行监管体系进一步完善。建立了以病案首页为重点的医院日常运行监测机制，公布医院运营核心指标、单病种质量控制费用指标、病种覆盖数量情况等。完善医院应急管理内涵建设，制定完善了应急各类预案，开展全员培训，提高应急救治能力。进一步优化患者就医流程，将现有资源的功效最大化，为患者提供方便、高效、优质的医疗卫生服务。建立与完善医院医疗安全与质量管理体系，加强医疗技术分级管理与高风险技术人员授权与再授权的动态管理，加强了重点科室管理，加强了医疗质量关键环节如围手术期管理、急危重患者管理，输血与药物管理，有创操作管理等更加规范、更加安全，受到全区医院的认可。

广西壮族自治区卫生计生委医院评审评价工作汇报材料中写道：我区的医院评审工作自 2012 年启动以来，已完成了 22 家三级综合医院、1 家三级专科医院、2 家二级综合医院的复审工作。四年来，通过医院评审工作，对于加强医院管理，提高医疗质量，改善医疗服务，控制医疗费用等方面发挥了重要作用，医院质量管理进入常态化。此外，我区一直强调评审不是"评优"也不是"评大"，医院评审是一种管理手段，是促进医院发展的重要抓手。要求医院消除"创三甲就是为了获取更优惠的政策，可以购置更加高端的设备，或是为了更高的收费标准"这种观念。目前，各级医院将评审准备工作融入日常工作的各个阶段、各个环节，通过不断的自查、整改来提升医疗质量和医疗服务，并将评审准备过程中积累的经验和做法形成制度，持之以恒地坚持下去，带动医院管理、质量、内涵的整体提升。评审工作已促使医院的各项工作再上一个新台阶，全面推动医院内涵建设，医院管理更加科学、医疗行为更加规范、医疗服务更加满意，全面提高医疗服务质量和管理水平。医院的内涵建设得到强化，"以评促建，以评促改，以评促学"的目的得到诠释。

湖北省卫生计生委在 2016 年医院评审工作情况总结中写道：我省自 2014 年启动新

一轮医院评审工作以来，共完成22家医院的评审工作。通过不断完善医院评审评价制度和评审方法、培训评审专家、开展相关政策研究、指导医院实践等方式推动全省医院评审工作的深入开展；以信息化作支撑、以统计指标评价作为评审的重要依据，评审过程围绕数据报告展开，通过追踪方法学的手段，以患者的角度去审视医疗服务过程，分析寻找医疗服务过程中存在的问题与不足，帮助医院查找持续改进的目标和方向。现场评价过程中，评审员还根据病案首页信息结合统计学评价指标进行分析，通过核查现行和终末病历、现场访谈、查阅资料等方式，对可能涉及患者安全的各个环节逐一排查。评审组通过集体合议、讨论梳理出评审医院存在的系统性问题，形成反馈意见，帮助医院开展针对性的整改工作。2016年，我省将DRG方法运用到医院评审中，科学、客观地对医院进行评价分析，确保评审工作的公平、公正、公开，取得了良好成效，受到医院一致好评，医院持续改进蔚然成风，实现了医院评审评价的目的。

天津市2012—2016年医院评审工作总结中写道：医院评审工作是我市"十二五"期间卫生体制改革的一项重要内容，通过医院分级评定管理，引导医院正确定位，从而优化资源配置、提高运行效率，实现科学发展，使医院评审工作成为医院建设、改革和发展的助推器。为此，我们主要从4个方面入手，大力推进医院评审工作。引导医院一是由抓硬件向抓软件转变。在评审标准上，由单纯注重医院规模、设备设施、技术力量等硬件的评价，转为体现"以患者为中心"，注重内涵建设，对医院的整体管理和医疗质量、安全与绩效进行全面的评价。几年来，我市通过实施医院评审工作，引导各级公立医院结合国家医药卫生体制改革发展要求，进一步明确公立医院公益性的发展定位，更好地执行国家公立医院改革的方针政策，完成政府指令性任务。主动控制公立医院床位、大型设备规模，加强内部管理，优化绩效，全面提升医、教、研水平，用有限的医疗资源为患者提供更多、更好的服务。"十三五"期间，我市原则上不在中心城区新建或扩建三级公立医院，严格大型设备配置使用。二是由单一的现场考核向综合考核转变。在评审方法上，从单纯的现场评审为主，转为书面评价、医疗信息统计评价、现场评价和社会评价的多维度综合评价方法。我们始终将综合考核贯穿到医院评审的全过程中，所有被评审医院不仅在评审前要按照评审要求开展自评、填报各种规范性文件、提供全部运行数据，而且我委还将医疗纠纷调解诉讼情况、公立医院改革数据监测情况、控费指标完成情况、大型医院巡查情况、行风建设与违规违纪案件查处情况等日常工作与医院评审评价工作有机结合起来，突出了评价的综合性、全面性、持续性，避免出现为了评审忙一时，"风过草回头"的情况。三是由主观评定向科学评价转变。在评价工具上，引入了追踪评价法，通过系统和个案追踪法并结合其他评价工具，同时从横向和纵向进行考察，相互交叉，通过更多的现场访谈，更高效地发现系统节点上的问题，从而避免了过去单纯查阅资料、听报告的片面性。在评审启动之初，我们就将管理评价工具使用作为推动医院评审评价工作科学化、规范化的重要途径，一方面认真抓好各级医院管理干部的学习培训，帮助指导医院管理者正确运用鱼骨图等工具解决实际问题；另一方面，积极引入数据分析等方法手段，指导和帮助医院主动查找问题、缺陷，强化不良事件管理和持续改进。四是由单一打分向分级评定转变。在结果表述上，摒弃了过去的"千分制"评分方法，遵循 PDCA 循环的原理，以 D、C、B、A 分级表述评价结果，其中为保持医院的医疗质量与安全，将最基本、最常用、最易做到又必须做到的 48 项条款设置为核心条款，必须全部达到 C 级。这体现了对医院工作的全面评价，有利于发现医院管理和医疗服务中的短板和隐藏的缺陷。几年来，我们紧紧抓住核心条款的评审内容，督促和指导各级医院不断完善医疗质量与医疗安全核心制度，切实抓好核心制度落实，建立考核问责机制，通过医院评审，向各级医院亮明医疗质量与安全管理的"红线"和"底线"。

江西省卫生计生委在医院评审评价工作情况总结中写道：根据国家医院评审工作的部署和要求，我省结合实际，紧紧围绕"以评促建，以评促改，评建并举，注重内涵"的目标，坚持以患者为中心，持续改进医疗质量、安全、服务、管理、绩效为导向，科学、公平、务实地开展江西省第三周期医院评审评价工作，全省医院医疗质量安全管理的理念得到强化，组织框架进一步完善，科学管理方法和应用得到加强，信息化建设和管理水平、医疗服务能力得到提升，患者满意度显著提高，近 4 万个电话调查的总体满意率为 95.87%。调查结果表明，门诊、住院患者和医院职工对三级医院就医环境、医疗服务与管理水平等方面的满意度较高。我省第三周期医院评审工作逐渐扭转了"重形式、轻运行""重效益、轻管理"的现象，但还存在一定问题，会持续改进，越做越好。

还能列举出很多很多，体会是一致的，医院评审评价是医院管理的有效抓手。很多省依据国家的标准，本着"标准只升不降、内容只增不减"的原则，根据本省的具体情况制定了本省的评审标准，开展了评审评价工作，锻炼了队伍，培育了评审员，促进了医院的规范化管理；但也存在一些问题，需要持续改进，追踪国际医院评审评价的步伐，建设我国医院评审评价的体系。这些反馈及实践更加坚定了我国医院管理者走医院评审、评价之路的信心，使医院完全摒弃了陈旧的评审、评价"一锤子买卖"的做法，摒弃了所做一切只是为评审、评价的思想与做法，逐步建立起持续改进的理念，出现六个可喜的转变。

第一个转变：院长管理理念的转变。北京医院院长曾益新院士2014年牵头所做的课题《关于进一步深化我国医药卫生体制改革的建议》中就写到，"要建立科学合理的医院分类评价体系，评价体系就是指挥棒，可以以评促建，引导医院健康发展。"2012—2016年凡经过培训和实践了新一周期医院评审、评价的院长们，使医院的管理理念已从陈旧的回顾成绩转变为寻找自己医院管理中的短板；从政府逼着医院评审、评价，医院反感、讨厌，到了医院主动要求专家去评价，这种从要我评到我要评的转变是院长管理理念的飞跃。如同曾益新院士领衔的北京医院、赫捷院士领衔的中国医学科学院肿瘤医院、王辰院士领衔的中日友好医院、郑树森院士领衔的浙江大学附属第一医院，这些院士不但在学识上领衔，在医院管理的理念上也领衔，值得点赞！

第二个转变：医院关注点的转变。以往的检查、评价、评审，就是为了得高分，为了通过，假的、装的、粉饰的，怎么做都行，只要对付过去，得了高分，通过就万事大吉了，所做的一切就是为了评审而评审，所以医院最关注的就是谁是"钦差大臣"，想方设法通过各种渠道打听评审员姓甚名谁，有的还要千里迢迢去拜访。如今改变了评审、评价的方法，废除了单一的评审、评价的方法；改变了只听汇报、看文件的检查方式；实施了信息统计评价与现场评价追踪相结合的方法；运用了四个维度即自我评价、信息统计评价、现场评价、社会评价相结合的评价方法。同时建立了评审员合议制度、监督制度，在评价方法的设计上，避免了一个评审员负责几个条款一个人有发言权的状况，将6名评审员分为三组，每组2名，各有各的责任条款，还有3个组的共同条款，使条款交叉，专业交叉，强调协作，最大化地减小评审员个人裁量权，体现团队共识，体现多角度、多维度的检查。各组评价涉及全院工作的方方面面，要求和训练评审员从立体的、多角度的、多方面的、多维度的评价，而不是单一的、孤立的评价。评审员分工不分家，也避免了评审员判定的片面性。因为每一个结论要多角度、多方位的检查及验证，如D条款和A条款必须全体评审员合议，以标准为准绳，以事实为依据来达成共识，而不能凭感觉来评价，对于评价结果评审员要独立担责，对评审员评价的结果需跟踪问责，所以在评价结果上需评审员人人签字，以促进人人对评审、评价结果负责的责任感。同时培训同质化评审员，形成团队共识，使一个评审组不因水平高低、能力强弱、感情亲疏影响公平、公正评审，依靠团队的共识、团队的水平完成评审、评价工作。另外，还制定了《评审员职责》《评审员行为规范》、评审员"十不准"、评审员回避制度、评审员淘汰制度、评审员纪律规定等，规范评审员的行为。这些综合改进，向医院发出评审、评价工作的导向，使医院感受到作假无用、找人无用，从关注评价员谁来，走后门打高分，转变到关注自己医院的不足，关注持续改进。因为只有这样才有用，才能为医院的发展打下良好的基础。不关注医院的不足，不关注持续改进，谁都难以通过医院的评审、评价。这种现场评价方法的导向使医院的关注点发生着明显的转变。

第三个转变：各类员工态度的转变。有一些医院领导评审、评价的态度非常积极，邀请专家来医院评价，但科室的员工并不积极，对此反感、讨厌或不以为然，希望不要到自己的科室来检查，科室医生也都纷纷"有事"不在科里，护士留下尽可能少的人员值班。经过半天的时间，评审专家们的言行深深感染着所到过的部门、科室，各科室感受到新医院评审方法的员工都口口相传着，专家们怎么指导的，怎么看问题的，怎么讲解的……这次的评审专家和以往一点都不一样，他们和蔼可亲，为人谦逊，指导耐心，指出的问题让人很好接受，一点都用不着害怕，专家解答问题非常耐心，感觉非常好。很多科室主任找到院领导，主动要求评审专家到自己科里辅导，从科主任及员工躲着评审员，到主动邀请评审员来科室指导，上上下下充满着和谐融洽的氛围，科主任们及员工的转变令院领导们高兴，大家能欣然接受评审员提出的不足。这种转变也令评审专家们很有成就感。那还是 2013 年，国家卫生计生委医政医管局委托医院评审评价项目办公室开展全国部分三级甲等医院 2012 年质量安全情况的年度评价。其中有国家卫生计生委直属的 2 所医院：北京医院、中日友好医院；中国医学科学院所属 6 所医院：北京协和医院、中国医学科学院阜外心血管病医院、中国医学科学院肿瘤医院、中国医学科学院整形外科医院、中国医学科学院皮肤病医院、中国医学科学院血液病医院；北京大学所属 6 所医院：北京大学第一医院、北京大学人民医院、北京大学第三医院、北京大学口腔医院、北京大学第六医院、北京大学肿瘤医院；首都医科大学及北京市属 9 所医院：首都医科大学宣武医院、首都医科大学附属北京天坛医院、首都医科大学附属北京同仁医院、首都医科大学附属北京朝阳医院、首都医科大学附属北京安贞医院、首都医科大学附属北京友谊医院、首都医科大学附属北京儿童医院、首都医科大学附属北京妇产医院、北京积水潭医院；复旦大学所属 6 所医院：复旦大学附属中山医院、复旦大学附属华山医院、复旦大学附属儿科医院、复旦大学附属妇产科医院、复旦大学附属眼耳鼻喉科医院、复旦大学附属肿瘤医院；上海交通大学及上海市属6所医院：上海交通大学附属瑞金医院、上海交通大学附属仁济医院、上海交通大学附属新华医院、上海市第一人民医院、上海市第六人民医院、上海市第九人民医院；浙江大学所属3所医院：浙江大学医学院附属第一医院、浙江大学医学院附属第二医院、浙江大学医学院附属邵逸夫医院；中南大学所属3所医院：中南大学湘雅医院、中南大学湘雅二医院、中南大学湘雅三医院；华中科技大学所属3所医院：华中科技大学同济医学院附属协和医院、华中科技大学同济医学院附属同济医院、华中科技大学同济医学院附属梨园医院；中山大学及广东省所属7所医院：中山大学附属第一医院、中山大学附属孙逸仙纪念医院、中山大学附属第三医院、中山大学附属肿瘤防治中心、中山大学附属眼科中心、中山大学附属口腔医院、广东省人民医院；四川大学所属4所医院：四川大学华西医院、四川大学华西第二医院、四川大学华西口腔医院、四川大学华西第四医院；西安交通大学所属3所医院：西安交通大学医学院第一附属医院、西安交通大学医学院第二附属医院、西安交通大学医学院附属口腔医院；山东大学所属2所医院：山东大学齐鲁医院、山东大学第二医院；吉林大学所属4所医院：吉林大学第一医院、吉林大学第二医院、吉林大学中日联谊医院、吉林大学口腔医院；重庆医科大学附属第一医院。这65所医院都是全国第一方阵的医院。此次评价任务除了给65所医院做三级甲等医院2012年质量安全情况年度评价外，还有一项重要的工作就是在这65所医院实践国家2011年下发的所有标准，看看是否适合我国大陆的医院，实践国家卫生计生委所设想的4个维度的评价怎样做更科学，实践追踪方法如何实施，并在实践中培训一批评审员作为国家评审员库中的专家，在评价过程中找到标杆医院，供业内医院参观学习。带着这些任务，医院评审评价项目办公室的专家们开始了紧张的筹备工作。因大家对追踪方法都很陌生，甚至不知怎样以追踪方法进行追踪，所以各位评审员掌握这种追踪检查方法就成了培训的重点。时间很紧迫，加之没有资金支持，困难重重。医院评审评价项目办公室的专家们想了不少办法，使培训班如期举行。意想不到的是评审员学习的积极性异常高涨，在短短的时间里熟悉了有关程序，下到各医院用追踪方法查出很多问题，体现出评审员的水平及价值。他们身手不凡眼力好，能看出很多医院管理中的问题，令各医院折服，称赞的语言层出不穷。当然也有个别评审员认识不够，不自觉地流露出傲慢的情绪，说话的口吻、肢体动作让一些受评医院感到难以接受。特别是著名的大医院认为评审员过于吹毛求疵，过于严格，他们很不习惯，也不能接受以问题为导向的医院评价。例如，评审员询问医院的一名电梯工:"如有一患者突然倒在电梯里你该怎么办?"因医院没有对电梯工进行培训,所以电梯工回答不上来。评审员指出医院应进行各类人员的胸外按压培训,这条意见引起著名大医院的不满,认为这种检查太刻薄、太严格。

问题反映到国家卫生计生委医政医管局考虑到评审、评价这一棵小幼苗,经不起太大的风吹雨打,因此在完成65所中的44所医院的评审之后,就通知停止这次的医院评价。面对如此大的打击,医院评审评价项目办公室的专家没有气馁、没有灰心、没有放弃,依据PDCA,查找原因,分析并发现引发受评医院不满的矛盾,主要还是对评审员这样一个新生事物培训不到位,宣传以问题为导向的新理念的工作不细致,好比犯了"左倾"错误,步子有点快、进度有点快。针对个别医院的意见,专家们坐下来认真分析总结经验教训,着手制定《评审员行为规范》《评审员"十不准"》《评审员礼仪》《评审员回避制度》《评审员再评价制度》等有关制度及规定。增加了评审员规范化培训的内容,即礼仪培训,规定评审员忌语——"十忌",即不讲指责的话;不讲埋怨的话;不讲责怪的话;不讲使人难堪的话;不讲给别人压力的话;不讲别人难以接受的话;不讲"作假""你不要说了"这几个字;不讲人财物硬性问题;不讲结论性的话;不讲"我们医院"这四个字。培训评审员在受查医院的员工在回答完评审员提出的问题时要说声"谢谢",员工根据评审员的要求拿来需要的文件或东西时,评审员也要说声"谢谢"。与医院员工交流意见时要讲究表达的艺术,使别人听到所做不足时能感受到评审员的善意与诚恳帮助,使对方容易接受。拿放东西时要轻拿轻放,也就是说肢体语言也能表达出一种谦逊的态度。通过反复培训,终于收到了成效,陪审员受到医院的欢迎。我们从这种作风转变体会到,严格标准不等于严厉,严肃检查不等于厉害,越能看出问题的评审员越要有谦逊的态度,从而受到医院的尊敬,使评审者与被评审者融洽共事,达到预期的目的。

第四个转变:员工积极性的转变。以往迎接评审、评价及各种检查,只有院长、书记及职能部门忙,科室处于被动接受状态,往往会出现少收患者,能躲就躲,休假补休等情况,总之没有什么积极性。新的医院评审、评价工作提倡运用PDCA的方法分析问题,解决问题,当专家们辅导完PDCA的做法,员工们明白了怎么回事,便积极主动参与其中。以往涉及多部门的问题、踢皮球的现象常见,各部门都认为自己解决不了,所以都不主动承担解决问题的责任,医院存在的问题大家都发牢骚,致使问题长时间难以解决。现在好了,专家辅导过的医院,只要碰到跨部门难以解决的问题。就开始成立质量持续改进小组（CQI），有关员工积极参与自我管理，不只是院长、书记少数人着急了，员工迸发出前所未有的解决问题的工作热情，使院长及书记省心、放心。医院成立多部门、多科室参加的持续改进小组，运用管理工具改进第一台手术不能按时开台、非计划手术较多、常规术后肺部感染率较高、病案首页填报不准确、药品管理不规范、院内感染不规范等问题；运用管理工具改进医院危险品管理问题、不良事件上报问题、常见传染病预检分诊问题、医务人员手卫生问题、多重耐药菌管理问题、急诊绿色通道管理不畅通的问题。他们还运用管理工具解决了降低患者跌倒的发生问题、给药错误发生的问题、抢救车药品配置不规范问题、病区备用药品管理混乱问题等。院长们说以前很难解决的问题，老生常谈的问题，运用管理工具及方法都解决了，清晰地感受到医院整体管理上了一个台阶，有的员工还撰写并发表了不少高水平的管理论文。这种转变深受院长、书记及职能部门的欢迎，也受到科主任们的欢迎。科主任们深有感受地说，终于找到了抓好医疗质量的管理工具，以前想做不知怎样做，现在不但学明白，还会运用了。可喜的变化使医院管理者与被管理者不再对立，而是形成合力，为解决同一个问题在同一个平台、同一个小组共同研究问题，共同解决问题，在解决问题的过程中化解了矛盾，增进了友谊，推动了各项工作的开展。

第五个转变：利益关系的转变。改革开放以来，各医院的硬件都发生了天翻地覆的变化，房子建好了，设备买好了，各种设施建设不比发达国家的医院差，几乎是一样的，甚至病房比发达国家还新，有的设备比发达国家还好。接下来医院该如何发展，如何管理呢？面对医改的大潮，医院将逐步改变从患者身上直接赢利到与医疗保险机构算账付费。医院需走向全面控制成本，进行成本管理，进行精细化管理，从降低成本来挣钱。这种考量是有一定的难度，是需要医院的管理越来越规范，使成本可控。这种管理是与国际接轨的管理，随着医改的深入，必定要走的一条路。所以规范化管理是医院管理的首要任务，而且需借助外力来完成，旁观者清，当局者迷。比如检查出不规范的问题，就能极大地减少浪费。有的医院病区内一种药就上百支，也没有基数管理，有的部门盐酸一下子领十几瓶，有的科室酒精一次领几大瓶；有的医院抢救车、科室冰箱内可见过期药品等。设备管理也是一问三不知，多少不知，在哪放置不知，机器备用状态不知等。不但管理漏洞大、浪费大，还存在安全隐患。评审专家为医院做出诊断，让大家坐不住了。院长们认为医院的硬件与国际接轨了，管理也要与国际接轨，很多大医院本来就是三甲医院，不管复核还是重评，与医院的收费、定级、评比均无直接因果关系。院长们感到评审、评价是一个医院规范化管理的抓手，当今医院急需的是规范化管理，使内涵建设上升一个台阶，使医院在新时期有更强的竞争力。有这样理念的院长就主动要求、自觉开展医院评价，真心实意地要持续改进医院的不足，这些院长立意高远。国际上也并不是所有的医院院长都是欢迎医院评审、评价的。《美国医院管理》的作者在书中写道：美国医院评审评价的先驱科德曼，他对医疗质量不懈地追求，他提倡用最终医疗结果的方法跟踪每一个患者，研究医疗行为对患者的影响，除此之外，他还公布医疗结果，让公众了解医疗结果，以及医疗行为对医疗结果的影响。1911—1916年，他累计公布了123个错误。在当时的世人看来，科德曼的行为是"荒诞"的，是违反医生职业道德的，是对医生的不尊重，引起著名医院管理"大佬们"的不满，对科德曼严厉的指责和批评如潮水一样涌来。在他去世半个世纪后，科德曼对医疗质量的追求和理念终于被后人所认可。美国联合委员会以他的名字命名"利用医疗结果提升医疗质量"的最高奖项——科德曼奖，在他的墓碑上刻上他那句当时被世人耻笑的话——"可能需要100年才能让我的想法被其他人接受"（It may take a hundred years for my ideas to be accepted)，这是对他最大的褒奖。医院质量管理需要的是勇气，需要的是对时代挑战的精神，更需要系统的文化、组织结构和管理工具。100年前科德曼医生提倡的医疗质量管理的理念和方法，现在看来仍是时代的前沿。当前有些国家政府会出台相关政策鼓励医院接受定期评审、评价，如有的国家要求医院必须定期进行医院评审、评价，否则不可以接收医保患者；有的国家政府强制要求医院进行定期评价，否则不可以继续开诊；有的国家将不进行年度评价的医院名单公布于社会，告诉患者选择医院时要注意。各国有不同形式、不同要求，但目的只有一个，就是要求医院参加定期评审、评价，发现不足，持续改进。其实，我国大陆医院评审、评价已经是万事俱备只欠东风，这东风就是政府的决心与信心，政府应当要求各级医院都必须定期接受第三方评价，以此监管和保证医疗质量。2011年9月21日颁发的卫医管发【2011】75号《医院评审暂行办法》第四章第三节医院评审内容要求：（一）医院评审包括医院周期性评审和不定期重点评价。《医院评审暂行办法》早已对我国医院何时评审何时评价都有明确要求，但还需要继续明确职责，谁负责评审，谁负责评价。这种评价与医院规模大小无关，与床位多少无关，与医院性质无关，与医院等级无关，与医院收费无关，医院评价紧紧围绕安全、质量、服务开展。经过一周期循环一周期的评价后，政府定能看到医院管理越来越规范，患者越来越安全，服务越来越周到，医疗护理质量越来越好，使政府执政为民的理念能在医院得以充分体现。

第六个转变：医院管理方式的转变。目前的医院管理，大多数医院管理者都是靠个人的悟性、经验管理医院，职能部门、科室主任、护士长管理方式传统而简单，没有针对质量持续改进工作的方法方式。对于出现的问题，医院层面的管理就是点名批评、扣罚奖金；职能部门层面还是点名批评、扣罚奖金。科室层面依然是点名批评、扣罚奖金。院里、各职能部门批评到科室，科室批评到个人，院里扣的奖金扣到个人，扣发完个人奖金就算管理了。医院发生的医疗纠纷，责任在医院一方的赔付后，医院要按比例扣到科室奖金，科室依然要扣到医务人员，扣发完了就再也不过问了。这种简单的管理，使管理者与被管理者产生对立情绪，导致消极态度；同样的错误反复发生，给不同的患者带来一次又一次同样的、不必要的痛苦，导致医患矛盾激化。管理者也很苦闷，批评也批评了，奖金也扣发了，怎么还出现这样的问题呢？怎样能从这种经验管理、简单管理模式走出来，以科学的方式管理医院、管理质量，成为亟待解决的问题。另外，目前各医院对于医院现实存在的问题推诿现象明显，经常而又普遍地存在着"踢皮球"现象，"这不归我们部门管""那归某某部门管"，不管患者是否需要，只要认定不是自己部门的事，就千方百计推出去，以推出去为"自豪"，为"有本事"，致使很多工作应该解决而难以解决。很多管理者似乎无奈，就是没有运用PDCA的方法解决问题，运用这种方式打破行政壁垒，推动医院管理的效力，使得工作得以顺利开展。医院管理从经验管理逐步走向科学管理成为医院管理者认真探讨的问题。2013年医院评审评价项目办公室的专家们开始研究、探索、实践，开发了医院全面质量管理培训项目，从以问题为导向开始切入，帮助医院"诊断"问题，手把手教医院管理者如何运用PDCA循环的方法解决医院存在的问题，使医院多年来难以解决的问题得以解决，并发表了管理论文，收到很好的成效。用科学的方法解决问题正在逐步植入医院管理者的脑海。一位院长说，运用PDCA的方法查找问题，解决问题，收到意想不到的变化，使医院医疗纠纷明显下降，医院安静了许多，工作秩序规范了许多。一所医院手术室护士长说，手术难以准时开台的问题，一直困扰着手术室的管理，手术室的护士们上班很早，一切准备就绪，患者也接来了，有的患者在手术床上一等就是两个多小时，怕患者坠床，护士守在手术台旁，好多事做不了，等待手术的患者要更长时间的不吃不喝，接班的医生护士得加班加点，不能按时下班是经常的事。一位主管业务的副院长介绍情况时说，不良工作习惯，浪费了大量的人力、物力，就单算用电也浪费的不得了。迟迟不到的大夫，一般都是科主任或大牌专家，手术室护士敢怒不敢言，职能部门也不愿意得罪科主任，所以这个老大难问题就一直也解决不了。有一段时间院长一上班就去手术室看谁晚来，院长亲自到手术室管理就好了一阵子。院长也不可能天天到手术室查岗，过了一段时间，一切又回归以前的样子了。我国手术室的效率是需积极改进的问题之一。专家们面对调研的现状，不由地联想到在国外的情况，外科医生与手术室的关系是租赁关系，按小时付费，手术室天天在高效运转。怎么在现有的管理状态下帮助医院手术室也能高效运转起来呢？在专家们的辅导下，该院立下运用PDCA循环改进手术室首台手术准时开台的项目，又成立了持续改进小组（CQI小组，Continuous Quality Improvement），以这个小组为一个项目组。这个项目组与以往的工作小组不同，是真正以患者为中心，为解决一个问题搭建一个平台，共同解决涉及多个部门、多个科室的问题。这个CQI小组最不同的标志是小组成员的组成不是单一部门的，而是由多个部门和科室组成的，小组成员不是单一的管理人员，而是既有管理者，又有专业人员；小组成员不是以部门划分，而是既有医疗，又有护理，如需要还会有药事管理部门、感染控制部门、后勤处室、有关科室的科室主任、护士长等有关的人员。以项目制组成持续改进小组，小组按照PDCA循环，制定持续改进的方法，共同解决问题，收到有效、见效、高效的成果。还是上面提到的那位手术室护士长说，这个方法太好了，也没有领导来，我们项目组的各位科主任们都带头准时开台，效率明显提高。又如一所医院，择期手术后肺部感染率较高，为减低感染率，医院成立了持续改进小组，这个小组由医务部牵头，有护理部、药剂科、感控科、手术室、麻醉科及择期手术后肺部感染率较高的科室的主任、护士长组成，一同运用PDCA的管理工具解决问题。又如抗生素使用率高出国家要求，医院组织一项目小组，有医务部、感控科、药剂科、检验科及有关科室的主任一起研究抗生素使用过程中医院各环节存在什么问题，拿出对策，各自实施，各负其责，经过一段时间的摸索、改进，使抗生素使用率明显下降，使患者更加安全。又如一所医院，患者看急诊无分诊护士，看急诊内科还是急诊外科，要患者自己去找。有一急腹症的患者，从内科到外科，外科医生在未诊断清楚时就注射了止痛药，结果患者病情急剧变化，导致不良后果。针对这些问题，医院组织了医务部、护理部、急诊科、药剂科、普外科、检验科、放射科、超声科、收费处、住院处、电梯班等有关人员，一起就此事运用PDCA的方法进行分析，寻找主因，将医院绿色通道不畅通的问题进行了很好的研究，多部门协作，彻底解决了急诊绿色通道不畅通这个主要问题。抢救患者的生命不浪费一分钟，不耽误一秒钟，只有目标一致了，才能心往一处想，劲往一处使，才能积极配合，才能改进以往的工作程序及方法，真正做到以患者为中心。医院的各层管理者都在日常工作中运用 PDCA 进行工作的持续改进，这样的医院任何问题的解决都不是拍脑门，而是有数据为佐证，有数据为支撑，使医院管理越来越科学，越来越规范。经过一段时间的努力，医院管理定会逐步从经验管理走向科学管理。

以上这 6 个转变，完全改变了以往传统的检查、评价、评审的做法，受到医院的欢迎。很多医院都是看到其他医院做得这样好，来寻求医院全面质量管理的辅导，使医院增长了持续改进就能进步的信心，也使医院院长懂得了管理好医院除了改善硬件，还需运用管理工具管理医院。用科学的方法管理医院，医院的管理不是碰到什么问题解决什么问题，也不是到处学习这个医院那个医院的做法，碎片式的管理，更不是对医院采取运动式、活动式的管理，使医院总是处在浮躁的气氛中，所有的工作似乎都没有连贯性。如果医院的管理都能按照国家下发的标准为标准，系统化地管理医院，持之以恒地改进，按部就班开展医院工作，没有那么多的活动和运动，医院正常工作不受那么多干扰，医务人员都可安静地工作。定期评价都是员工日常的工作，而不是节外生枝的活动和运动。医院管理者的主要任务是落实标准及检查标准的落实，是按照标准持之以恒地推进、改进各项工作。诚然，这些正是我们期待和追求的医院管理。

第三章
医院评价探索的"苦"与"乐"

一、制度确定的"筚路蓝缕"

追溯医院评价的历程需要从 27 年前说起。为使患者能够分级诊疗，各地政府设想医院分级管理，按照地区人口数量及医疗需求，制定区域规划，赋予医院一定的功能和相应的规模、技术建设、服务能力及管理质量等综合任务，将其划为一定级别和等次的标准化管理。医院评审则是按照医院分级管理标准，对医院质量进行院外评价。

我国医院评审历史过程曲折而漫长。第一周期，1989—1998 年。1989 年 11 月原卫生部印发《有关实施医院分级管理的通知》（卫医字（89）第 25 号）和《综合医院分级管理标准（试行草案）》，标志着中国大陆医院等级评审和分级管理工作正式启动。1995 年发布了《医疗机构评审办法》（卫医发〔1995〕第 30 号），初步规范了医院评审工作实施行为、评审标准。标准包括：医院基本条件，即医院最低规模与功能、医院管理体制、医院基本规章制度等七个具体指标，以上指标是所有医院必须达到的最低标准和要求，也是医院行业的准入标准。医院分等标准，包括医院的规模、医院的技术水平、医疗设备、医院的管理水平、医院质量 5 个指标。

从评审方法上看，依据《综合医院分级管理标准（试行草案）》中规定，根据任务和功能的不同把医院分为三级，还根据各级医院的技术水平、质量水平和管理水平的高低，并参照必要的设施条件，分别划分为甲、乙、丙三级，医院增设特等。暂采取千分制办法，合格医院按所得总分的分数段来评定等次。其中甲等标准考核须达 900 分以上（含 900 分），乙等须达 750 分至 899 分，丙等在 749 分以下（含 749 分）。三级特等医院除达到三级甲等医院的标准外，还必须达到三级特等医院所必备的条件。从评审程序上看，医院评审一般要经过 5 个阶段，即自查申报、资格评审、考核检查、做出评审结论、审批。如果医院对评审结论有不同意见，可申请复审。

第一周期共评审医院 17 708 所，是当时世界上评审医院数量最多的国家。1998 年 8 月，原卫生部印发《卫生部关于医院评审工作的通知》（卫医发〔1998〕第 21 号），要求暂停医院评审工作，至此，我国历时十年的第一周期医院评审工作宣告结束。

医院评审工作结束后，经原卫生部医政司同意，中华医院管理学会成立了专门的课题组，于 1999 年 3 月起开展了《我国医院评审工作评估》的课题研究，拟对我国第一周期医院评审工作进行客观评估。课题研究的目的是通过大规模的调查研究，提出对我国 1989—1998 年医院分级管理与医院评审工作的总体评价，以及下一步开展医院评审工作的可行性建议，供当时的卫生部领导参考。

课题组经过调研，公布的结论如下：第一周期的医院评审工作取得了明显的成绩，对加强我国医院建设和医院管理起了巨大的促进作用。主要体现在：①调动了当地政府和有关领导部门对医院建设的积极性，从精神和物质上给予有效的支持；②引起了社会对医院建设、管理和行为的普遍关心，从而加强了对医院的监督；③在"文革"后拨乱反正的基础上呈现出全国大体一致的标准化管理和规范化管理的态势，推动医院管理向科学化、现代化迈进了一大步；④促进了医院的基础建设，尤其突出的是对医、护、技人员的基本功进行了再训练，从而使医疗质量和医疗水平有了相当大的提高；⑤使院容、院貌有了明显的改进，行风建设得到加强；⑥增强了医院的凝聚力，领导与职工的目标比较一致，各医院为迎接医院评审所做工作之多、人员调动之广泛、准备时间之长、自查自纠自管的强度之大，是以往任何评比、检查所未有的。实际上评审工作是医院一次认真、细致、系统、全面的强化整顿过程。成绩是肯定的，但是负面的问题也是存在的。因此，卫生部全面暂停第一周期医院评审工作的目的，是为了实事求是地认真总结经验，肯定成绩，切实纠正存在的问题。

如此，应该探究一下问题出在何处？

中华医院管理学会于 1999 年成立《我国医院评审工作评估》课题组，经过多方调研，课题组分析了医院评审工作存在的一些问题，总的来讲，比较普遍存在且反映较强烈的问题是浮夸、弄虚作假、形式主义，还有由于评审时的突击效应失效后医院管理工作出现滑坡的反映也较多。至于争购高档设备，虽然也有一些反映，但多数人认为出现此问题原因复杂，评审可能是因素之一，也不能说是重要因素。课题组还从评审自身找到一些原因，如总体上缺乏经验，统一的标准难以适用各地比较复杂的情况，普遍采用打分制有一定的局限性，具体工作方法都有不同程度的问题。从接受评审的方面看，也受社会大环境中某些不良风潮的影响。

课题组从对这些"不足"的总结中看出，由于当时历史现状的局限性，这些"不足"的内容与新一轮评审理念相差甚远，应该说这不是课题组研究本身的问题，而是思维理念还没有发展到新的高度，很难使个人认识、主观意识超越历史。最后，课题组明确提出，医院评审制度是目前国际上通行的、具有同行评议性质的医院质量评估制度，并已日臻成熟和广泛传播。因此，医院评审制度应长期坚持。

《医疗机构管理条例》中明确提出："国家实行医疗机构评审制度"，医院评审工作是贯彻《医疗机构管理条例》的技术保障，已成为全行业管理的一个有效手段，在国际上经过多年已形成制度的医院评审工作在我国也应长期坚持下去。

作为一名当今的医院管理者，非常钦佩当年开启我国医院评审工作的老一辈医院管理者，正是他们的努力使我国医院评审从无到有发展起来，使得我国在20世纪成为在国际上少有的开启医院评审的国家之一，并评价了上万所医院，取得了不可否定的成绩。当然，也不可否认伴随的问题及不足也是客观存在的，但问题及不足应该分析、追因和解决，进而持续改进，向新的目标进发。历史的回顾，应该放到当时环境中去，才能真实得出看法和结论，若穿过时光隧道，回到二十世纪八九十年代，客观看待当时的局限性，一定会有别样的感受。由此说来，21世纪我国医院评审评价制度是在老一辈医院管理者打下的基础上向前推进的，是在沿着老一辈医院管理者开创的道路上继续前行的，而不是无本之木，无源之水。如今的医院评审评价更是在继承中发展，在发展中继承。

30年前，医院硬件条件的落后是一个公开的、公认的问题。那个年代哪家医院有了B超都新鲜，别说CT、核磁这些"先进武器"了。来医院参观的人络绎不绝，羡慕不已。院长的心愿就是能购买这些大型设备，就好比那个年代自己家买个彩电一样，是一笔不小的开支，是全家人都为之高兴的事。医院追求现代化的设备并不是什么错，错在大型设备检查收费定价过高，成为医院赚钱的机器，激发了院长们购买大型设备的积极性。第一周期评审开展的评审工作，由于评审标准、指标及评价的方法对硬件要求权重较高，致使医院非常重视加强硬件建设，成为当年医院评审阶段的重点。虽然与医院评审的主要内容有所偏颇，但却激发了各级政府重视医院扩建添置大件设备的积极性。在各地政府的支持下，医院随着改革开放经济腾飞的步伐建起了新楼，这些新楼才使得医院像个样子，买起马还得备好鞍，源源不断地进口设备、高级设备涌入医院。应该说医院硬件建设的改善为患者提供了良好的就医条件及环境，但也引发一些问题：有的医院盲目追求硬件，扩张床位，没有严格的住院标准，医保支付界定不科学，没有严格的分级诊疗，小病也可住院；康复的患者没有转回下一级医院的制度及规定，分级诊疗难以落实，使得大医院床位总感紧张，同时也存在效率不高的负面问题。其实这不是政府的本意及期望。我国公立医院比起美国、澳大利亚、欧洲一些国家的医院，效率要低50%。也就是说，我国医院的效率如提高到跟欧美医院的效率一样，我国医院的床位数可以翻一倍。目前的3000张床位就成为6000张床位了。因此，盲目追求床位扩张，追求疾病的种类，自己医院没有就去"买患者"以应对评审，这些是医院评审的环节出现了偏差，是方法带动的内容偏颇，这些偏颇不是哪个人的错，而是由于受历史条件的局限性所致。当时没有任何权威部门提出"以患者为中心"的工作模式，没有找到先进的科学的评价方法，致使将医院评审的关注点放在对硬件的考评上，释放了规模、硬件是评审的重要条件，甚至是主要的评价条件的烟幕，导致各级领导认为建了大楼，多了床位，购置了设备就可以评上高级别的医院了。医院规模、医疗设备都是看得见、摸得着的硬标准，容易评价；通过增加床位、扩建用房和购置大型医疗设备，短时间内都能够产生显著的突击效应，医院迎检准备也容易。存在的问题是显而易见的，即突击效应失效后的医院管理工作即开始出现滑坡，当时还没有探索出硬件与软件相辅相成的评审关系及在评价中应赋予的权重，也还没有引进"持续改进的理念"，所以出现偏颇。庆幸的是我国政府给予了及时的纠正。

我国医院评审评价与国际间的差距主要是缺乏规范化和科学性的内容及方法，如评审标准中，内容设置缺乏实际可操作性，要求过于烦琐，有些条款容易助长形式主义；在管理水平和技术质量标准上，缺少量化指标，评审时往往难以掌握，评分尺度难以统一；评审中有就事论事现象，缺乏科学分析方法；没有追踪方法学，没有以事实为依据的检查方式，没有用科学的方法最大限度地限制评审员的个人裁量权，导致有些评审员偏重关系户，发现问题和不足，打分时"手下留情"，打分公正性受到质疑；也有的评审员对一所医院的印象先入为主，打分时忽略事实，会依据印象放宽标准要求，将分打高，有失公平；给评审员的任务更多的是检查多少个条款，并给予打分，势必使评审员只见树木不见森林，又由于没有追踪方法，评审员更多的是在办公室看文件，所以医院非常重视文件的修订及准备；评审员只检查文件，没有关注这些文件落实了没有，没有寻找已有的规定是否执行了的痕迹。这些都是评审评价工作中亟待解决的问题。

正是由于这些问题，专家们开始学习美国 JCI 模式，JCI 带教老师带领中国的医院管理者，运用追踪方法学查看这些文件及规定是否落实的具体情况，此时，历史车轮已翻过 27 个年头，进入了新的 21 世纪。

追踪方法学是 2004 年美国医疗机构评审联合委员会（JCAHO）全新设计的现场调查方法之一。从 2006 年开始，该方法被广泛应用于美国 JCI 医院评审过程中。2011 年 9 月我国原卫生部发布了《医院评审暂行办法》，陆续出台了 10 部等级医院评审标准，并在评审工作中开始尝试引入追踪方法学（Tracer Methodology，TM）作为评价方法之一。追踪方法学是以"患者"的角度来评价医院。在二十世纪八九十年代还没有追踪方法，所以谈不上在我国的应用。值得国人反思的是为什么我国医院管理者没有创造出类似的检查方法？从来都是患者围着医生、医院这个中心转，"以患者为中心"从根本上颠覆了我们一贯的思维和做法。那时的医院管理者"为人民服务"的观念是抽象的、口号式的、停留在表面的，根本不可能形成一种以患者的感受及根据患者病情所需的脉络去检查工作的方法，自然难以创造出来。

再有，评审后医院监督管理的问题。当年没有建立评审后医院监管的长效机制。那个年代医院普遍没有计算机，医疗文书都是纸质的，所以监管医院有很大难度，数据难以采集、分析。只是将医院评审作为一场晋级运动，而且是动辄全院上下齐心协力、努力拼搏的运动。在达标上等的过程中，医院进行了全面的整治和建设，修正了规章制度、医疗护理常规、各项操作规程以及岗位职责等，由于没有持续改进的理念，医院将评上某一个等级作为工作的全部，评完就万事大吉了，评审专家一走，工作就松懈了，整个医院就像泄了气的皮球，一切复原。对于医院评审标准未能坚持贯彻始终，落实到位，也未能将为评审所改进一切工作坚持下去，只是为了给评审专家"交作业"；加上部分医院管理者的更迭，新来的院长未经过医院的评审，有的根本不知晓国家的医院评审标准，用自己的一套悟性管理医院，使医院在评审中建立起来的标准化、规范化的管理名存实亡。虽然有的地区开展过突击复查，但对医院工作质量的持续改进并没有长效的监管机制。特别是没有专门的评价机构，没有很好的监管手段，没有体会到评审、评价给医院带来什么好处，总是应对，成效难以固化，规范化的做法难以坚持。

还一个问题，需要在改革中进行探讨的就是政府主导的医院评审模式。从我国现有的医疗行政管理体系来看，各级医政管理部门具有对医疗事业规划、组织、规范、指挥、控制等职能，对所辖区域医疗事业的发展、方向、目标都有战略性的思考、总体设计和具体安排，依据规定的体制和约定的机制，通过行政、法律和经济等手段进行管理。《医疗机构管理条例》中明确规定医疗机构的设置由卫生行政部门批准。由此看来，各级卫生行政部门首先是所辖区域的卫生事业发展的总体规划者，统筹规划与协调卫生资源配置，指导区域卫生规划的拟定与具体实施。医院评审工作虽然是由相关专家组成的医疗机构评审委员会具体负责，但是其最高组织者和领导者仍然是卫生行政部门。自办医院、自评医院，这种"管办不分"模式评价值得探讨。如此看来，借助国际经验，医院评审工作应由第三方评价，第三方评价也是国际公认的评价方法。特别值得注意的是，不仅是要第三方评价，承担第三方评价的组织也是要经评价组织评价，以保证第三方评价的公平性和公正性，但这个程序只需政府提要求，而不需政府组织专家认证及评价。

二、扬帆起航

位于波斯湾的卡塔尔，富有而炎热。傍晚，专家们漫步在波斯湾，向远方望去，无边无际的波斯湾如地毯一样平静，专家们的心情却如澎湃的大海，激荡着、喧哗着、奔涌着。我国大陆为什么不汲取国际的先进经验开展第三方评价呢？我国大陆医院管理自从 1998 年停止了医院评审工作后，各级医院管理部门对医院的管理就是靠一次次的活动，一次次的运动来维系管理机制。一位香港同行都不能理解，内地怎么会将医院管理这么重要的问题以通知的形式下发？为什么不纳入医院评价的标准中持续地去做呢？同胞的不解正是内地医院监管的薄弱点，内地医院的管理再也不能不与国际接轨，各行其是、无所作为地进行下去了。

北京展览馆建成于 1954 年，是毛泽东主席亲笔题字、周恩来总理主持剪彩仪式的新中国第一家专业展览馆，坐落于北京市西直门繁华商区。馆内设有展览中心、莫斯科餐厅、北展剧场和北展宾馆。北展宾馆是典型的中国传统建筑风格，古朴的四合院内翠松青竹，绿草繁茂，花香怡人，俨然一处世外桃源，使您身处喧闹的都市也可以领略古典、优雅、温馨、宁静的感受。2009 年，500 多名医院管理专家来来往往于此，国家卫生计生委医政医管局综合评价处组织专家在这里酝酿、讨论、研究、撰写我国大陆新的医院评审标准。历时 2 年多时间在此进行标准的制定，共依据 383 件法律规范等文件，召开各类相关研讨会、审核会、修订会 60 余次。2011 年，国家卫生计生委正式向全国颁发 10 个医院评审标准：《三级综合医院评审标准》《三级妇产医院评审标准》《三级儿童医院评审标准》《三级心血管病医院评审标准》《三级精神病医院评审标准》《三级肿瘤医院评审标准》《三级眼科医院评审标准》《二级综合医院评审标准》《口腔医院评审标准》《传染病医院标准》；同时下发了8个医院评审实施细则：《三级综合医院评审标准实施细则（2011年版）》《三级妇产医院评审标准实施细则（2011年版）》《三级儿童医院评审实施细则（2011年版）》《三级心血管病医院评审实施细则（2011年版）》《三级精神病医院评审实施细则（2011年版）》《三级肿瘤医院评审实施细则（2011年版）》《三级眼科医院评审实施细则（2011年版）》《二级综合医院评审标准实施细则（2012年版）》。我国的医院评审标准以三级综合医院为例，以患者安全、质量、服务为核心，制定了现场评价标准共六章。第一章坚持医院公益性、第二章医院服务、第三章患者安全、第四章医疗质量安全管理与持续改进、第五章护理管理与质量持续改进、第六章医院管理。我国大陆2011年颁布下发的医院评审标准，学习并吸纳了国际上医院评价的标准，特别是世界卫生组织（The World Health Organization，WHO）认可的全球医院质量评审的权威机构——美国联合委员会国际部（Joint Commission International，JCI）的标准，与JCI的内容是相一致的。JCI评审标准是站在患者利益的立场上，对医院和医务人员提出管理标准，其范围包括：患者护理、患者的评估、感染管理及控制、患者及其家属的权利和教育、设施管理与环境安全、护理人员的资格和教育、品质改进、医院决策及领导、信息管理。我们此次制定的标准在条款的数量上比JCI多200多条，这是因为我国大陆刚刚起步，一切均需从基础做起，需要规定的问题多而细。比如，在三级综合医院评审标准实施细则中，分别有四章四节对医院卫生间提出规范管理要求：第二章医院服务第八节中就诊环境管理条款要求有卫生、清洁、无味、防滑的卫生间，包括专供残疾人使用的卫生设施；第三章患者安全第七节中规定，医院环境有防止跌倒安全措施，如走廊扶手、卫生间及地面防滑；第四章医疗质量安全管理与持续改进中，第十节要求感染性疾病独立挂号收费、呼吸道（发热）和肠道疾病患者各自的候诊区和诊室、隔离观察室、检验室、放射检查室、药房（药柜）、专用卫生间、处置室和抢救室等，配备必要的医疗、防护设备和设施；第五章护理管理与质量持续改进中第五节中要求辅助区域包括工作人员更衣室、值班室、办公室、休息室、卫生间等。如前所述，这些笔墨都放在卫生间的要求上不是没有道理的，卫生间的不安全因素确实存在，管理者对卫生间的重视程度确实太低，到目前，很多医院的急诊、门诊，甚至病房的卫生间都是蹲坑，没有任何扶手，患者、老年人、术后患者、残疾人使用特别不方便，有时可能无法使用。医院管理者往往视而不见。从很多医院不良事件的统计中可以看到，卫生间地面湿滑使患者在卫生间跌倒比在其他地方跌倒要多，对卫生间中存在的不安全因素及服务不到位的问题，我国医院管理者还关注的不够，所以写进医院评审标准中，希望医院对照标准持续改进，也使评审员检查医院时对卫生间加以关注。在我国大陆医院卫生间的问题改起来并不容乐观，为此国家卫生计生委办公厅专门于 2013 年 7 月 17 日下发国卫办医发〔2013〕7 号文件《关于加强医疗机构卫生间管理工作的通知》，通知中写道：一、充分认识加强医疗机构卫生间管理的重要性。加强医疗机构卫生间等基础环境管理，是深化"以病人为中心"服务理念、为患者提供人性化关怀的基本要求，是保障医疗质量和患者安全的有效举措，也是体现医疗机构管理水平、树立行业良好形象的重要方面。特别是随着夏季来临，天气炎热，各地逐步进入传染性疾病高发、多发时期，加强医疗机构卫生间等基础环境管理对于控制传染源、切断传播途径、减少院内感染发生具有重要作用。地方各级卫生（卫生计生）行政部门和各级各类医疗机构要从全面提升医疗机构管理和服务水平、维护广大人民群众健康权益的高度，结合全国医疗卫生系统"三好一满意"活动的开展，采取有效措施，切实改善医疗机构卫生间环境，实现卫生间清洁无异味的目标。二、严格执行医疗机构卫生间管理的相关卫生标准。（1）卫生间环境应当清洁卫生、整洁有序。（2）设施设备应当齐全完好、使用正常。（3）手卫生设施应当按需配置、有效便捷。（4）保洁人员配置应当科学合理、满足需要。三、采取多种措施加强医疗机构的基础环境管理。卫生（卫生计生）行政部门要将医疗机构卫生间管理的工作情况纳入对医疗机构的管理考核和评审评价，通过不定期检查或抽查的方式，及时掌握辖区内医疗机构的清洁状况，对卫生间脏乱差的医疗机构限期整改，整改后仍达不到标准的要进行通报批评。医疗机构要开展卫生间管理工作的自查和整改，查找存在的问题，积极听取患者及群众意见，接受群众监督。对卫生间建筑设计不合理、设施设备陈旧老化等硬件问题，应当加大投入力度，及时进行改造或更新。通过张贴倡议标识、标语、图示等多种方式，加强对就诊患者文明如厕的宣传，确保卫生间的清洁状况得到显著改善。国家卫生计生委如此重视卫生间的问题，下发的通知是否落实，医院卫生间的状况是否改善，还存在什么问题，是要定期的医院评价来观察的，只有经过几年的检查评价，才能促进我国医院的卫生间改进到适合患者、老年人、术后患者、残疾人的使用，才能做到清洁、无异味、地面无湿滑，并形成习惯，医院无需外力的促进都可以自觉做到，如同发达国家的卫生间，到那时在我国医院评审标准中即可去除关于这一条的要求。

另一个问题是标准及实施细则下发后亟待有人去实践，看看这些标准及实施细则是否可以落到实处？是否适合我国医院的实际情况？是大多数医院通过努力都可以做到还是仅少数医院可以做到？这个标准高了还是低了？……许多许多的问题摆在医院管理者面前。

早在1994年2月26日国务院就颁布第149号令，《医疗机构管理条例》实施日期为1994年9月1日。《医疗机构管理条例》第五章监督管理第四十一条明确指出，国家实行医疗机构评审制度，由专家组成的评审委员会按照医疗机构评审办法和评审标准，对医疗机构的执业活动、医疗服务质量等进行综合评价。1994年8月29日，原中华人民共和国卫生部下发《医疗机构管理条例实施细则》第35号令；2011年9月原卫生部颁布《医院评审暂行办法》（卫医管发〔2011〕75号），新一轮医院评审工作正式启动。医院评审包括医院周期性评审和不定期重点评价。医院周期性评审为综合评审，由医院书面评价、医疗信息统计评价、现场评价、社会评价四部分组成。不定期重点评价具体内容与办法由省级卫生行政部门规定，评审周期内卫生行政部门应当组织对医院的管理、专科技术水平等进行重点评价……这文件对医院评审、评价的内容及时间给予明确的界定及规定。接下来就是如何做综合评审？如何做不定期重点评价？仍需有人去探索和实践。

医院评审、评价如同一艘大船，在茫茫大海中航行，它的方向驶向哪里？它的目标指向哪里？它的成功又在哪里？路上有多少风雨、经历多少困难？又有多少劫难、多少反复……一切都难以预测。

三、万事开头难

新一周期的医院评审、评价工作开启。一位领导曾说，现阶段医院评审工作要紧密结合医改要求，不断吸取新经验，形成新思路，探索新方法，引导新方向，要穿新鞋，走新路，逐步与国际接轨。国家卫生计生委医政医管局综合评价处领导与接受过美国JCI相关培训的管理者们一起研究如何"穿新鞋，走新路"。大家一致认为新的评价方法是"穿新鞋，走新路"的关键，也是新的医院评审、评价工作能否成功的关键。学习美国JCI，运用追踪的方法进行现场评价，无疑是最佳选择。

　　2012 年 10 月，综合评价处领导带领专家前往浙江大学第二附属医院参加 JCI 现场辅导。这次观摩使大家茅塞顿开。这是以患者为中心，时刻关注医院的安全、质量、服务中的问题，以问题为导向的医院现场评价。JCI 老师手里只拿着一张纸，但在检查完后，都会与院方交流许多与 JCI 的标准不相符的问题、还没有达到 JCI 标准的问题及最后的反馈。JCI 的评审员讲到，他们千里迢迢来到中国，来到这所医院，目的是来帮助医院检查问题，以便帮助医院持续改进，所以对做得好的亮点很少提及，主要讲问题。他们认为许多医院管理中都存在一定的问题，只是中国大陆的医院没有请第三方到医院评价过，所以有什么问题、有多少问题是不清楚的。在没有政府强迫请第三方到医院评价，医院主动请第三方给医院评价，帮助医院查找问题，这考量了一所医院院长胆识，同时也给评审专家们提供了学习的机会。专家们并不关心 JCI 的评审员能为医院指出什么问题，最关心的是 JCI 的评审员如何运用追踪方法进行检查。JCI 评审员虽然分三个不同的组，但每位评价员检查的重点、看问题的角度及方法都趋同一致，他们为检查一件事要追踪很多科室及部门，他们在整个追踪过程中会访谈很多问题，从医院不同岗位员工对问题的回答中发现问题，这些问题之所以是问题，衡量的标杆是 JCI 医院评价标准。训练有素的医院评审员令专家们信服。这次观摩，来学习的专家全然没有记住这所医院有什么问题，只是被 JCI 评审员神奇的检查风格、技巧及从与员工的访谈中捕捉问题的睿智深深吸引住了，他们怎么就是这样的检查方式呢？这是中国，不是美国，不能用美国的做法来要求中国医院？ JCI 评审员以实际行动告诉医院，他们不都是来自美国的评审员，他们看问题、检查问题、分析问题不是依据自己国家的所作所为，而是紧紧依据 JCI 的标准，指出医院哪里有问题，一定是对应标准的，而不是随意的，也不是凭借个人经验的。这让专家们感受到了这种检查方法的难度所在，也知道了难在哪里，难就难在我国大陆没有这样一支同质化的评审员队伍，没有像 JCI 这样训练有素的评审员团队。更不可想象的是，JCI 的评审员都是不同国籍的专家，有美国的、印度的、加拿大的、英国的，前一天到中国，晚上召开共识会，第二天就到医院分头检查，因为他们经受过同质化的培训，心中有统一的标准，所以看到的问题都有统一的依据，总结时无论说什么问题，都是从不同的角度指出与标准不相符的问题。而我们不同，我国大陆的专家，没有受过系统培训，故我国也没有专业的评审员队伍。每年医院会迎来多次检查及评价，这些检查也好，评审、评价也好，都会抽调许多医院管理人员赴各医院开展各种各样的检查、评审、评价，邀请来的这些管理人员多是来自全国、全省、全市著名医院的各层级的管理者，他们有的是院长、副院长，有的是医疗处长、护理部主任，根据检查、评审、评价的内容还有的是药剂科主任、院感科主任或专科主任等。他们根据各级政府的召唤，招之即来，来之可查，并能查到医院的问题，也能提出建议，但查完就走；下次再来检查时又换了其他医院的另外的管理者，都是著名医院的管理者，"著名大医院管理者"是这些检查人员共同的"标签"；不同的是，这些检查人员都没有经过统一的培训，没有统一的标准及同质化的评价方法，每位管理者都以自己医院的现实工作视为检查的"标准"以自己的管理经验来评价受检医院的工作。如来自某某大医院的管理者说，你们医院这样做是不对的，我们医院是怎么做的。医院按照检查及评价人员的意见进行了改进。下一次检查及评价又来了另一个著名医院的管理者，这位管理者面对同样的问题说的是不同的话，你们医院这样做是不对的，我们医院是怎么做的。检查及评价完了，检查及评价者走了，被检查及评价的医院却很郁闷、很茫然，他们在思考，在讨论，到底按照哪位检查人员说得做呢？到底哪个医院做得对呢？医院如何持续改进呢？这些检查人员各抒己见的做法使医院手足无措，真不知该如何是从，所以检查及评价后有的问题改了，有的问题就拖下来不知该如何改了。检查中出现的这些问题及"后遗症"，没有给医院带来可持续改进及发展，反而使医院反感。因此，专业化评审员队伍对于医院评价至关重要。

国家卫生计生委医政医管局审时度势提出培训出我国大陆第一支评审员队伍的要求及任务。我国65年来有着无数次的医院的检查及评价，但却没有一支训练有素、专业化、职业化、同质化的评审员队伍。放眼全球，世界上已有三十多个国家通过训练有素的评审员定期对医院评价，促进医院的持续改进，不断提升医院管理的水平。要想跟上国际趋势，就要与国际接轨。那应如何培训评审员？又如何才能培训出同质化的评审员呢？在一没有前者、二没有现成的教材、三没有教学老师的情况下，国家卫生计生委医政医管局指导医院评审评价项目办公室研究此问题，于2012年底开始组建我国第一支医院评审员队伍。2012年国家原卫生部下发卫生部医管司关于成立卫生部医院评审评价项目办公室的通知，通知中写道：为进一步加强医院评审评价工作，提高医院评审评价工作的科学化、规范化、制度化水平，经研究决定，成立卫生部医院评审评价项目办公室；项目办设在卫生部医院管理研究所，项目办工作职责是在医管司领导下，负责组织起草（审核）各级各类医院评审标准及配套文件；参与医院评审评价的政策与方法研究；参与研究制订医疗服务监测评价指标；宣传医院评审的指导思想和总体要求，参与评审员培训及组建国家级评审员库。

由此，我国开始走上艰难的评审员培训之路。2012年4月，由原卫生部医疗服务监管司主办的第一期全国等级医院评审专家培训班在四川成都顺利举行，来自全国医院管理、医疗、护理骨干专家等共450余人参加了培训。这次培训还是停留在以往的形式上，来参加培训的人员有的根本没有看过"标准"，有的虽然知道有个国家标准，但没有从头到尾读过"标准"、学过"标准"、解读过"标准"，还寄希望于一次大规模的培训就可以到医院去进行检查、评价了。通知到会的评审员约1/5未到，这些医院管理的行家里手认为参加不参加培训自己都是当然的检查者，都能到各地医院进行检查；参加培训的评审员也认为自己已有很多的医院管理经验，凭着这些用不完的经验去查查就可以了，还用得着培训吗？因此想听就听，不想听就不听，有一部分人虽然到了成都，但没有全程听课。这次培训的结果告诉专家们他们又错了，还用以往大规模的培训，并想通过仅一次的大规模的培训就培训出同质化、标准化的评审员，是不可能的，如果这样下去真的是穿新鞋走老路了。那么到底应该怎样培训才能"穿新鞋不走老路"呢？原卫生部医疗服务监管司的领导，原卫生部医院评审评价项目办公室的专家在彷徨中思考着、研究着、学习着。卫生计生委医政医管局及综合评价处领导与专家们一起研究，一同向美国联合评价委员会国际部（JCI）、德国KTQ学习评价理念及评价方法，研究他们的评价理念及评价方法，经过半年的努力，制定出我国评审员培训的课程、方法及培训的4个阶段，即第Ⅰ阶段理论培训；第Ⅱ阶段方法培训；第Ⅲ-1阶段技能培训；第Ⅲ-2阶段现场实训；第Ⅳ阶段拓展培训即E（Extend）阶段。彻底改变了以往的培训理念，改革了以往的培训方法。

2012年11月，第二期国家级评审员培训班在北京开班，仍是原卫生部医疗服务监管司主办，医院评审评价项目办公室承办。大规模培训改变为小班课培训，重点培训评价的理念、评价的方法及对JCI评价的感受。从受过第一期评审理念培训的专家中挑选36名骨干进行再培训，授课老师均为亲身体验过美国JCI或德国KTQ检查方法的专家。他们重点讲授了美国JCI及德国KTQ评价理念、方法、技能，使学员感到非常新颖，很受启发，感到这种评价与以往医院评审的理念、方法完全不同，大家都觉得收获很大，但也感到培训不够到位。是的，培训对于转变理念、增加认同感起到很大作用，但检查的方法及技能只靠上课培训是不够的，还需要边实践、边教学。第Ⅱ阶段方法培训、第Ⅲ-1阶段技能培训、第Ⅲ-2阶段现场实训，在下一步的培训过程中是不可或缺的，否则是难以培训出同质化的评审员。难题又来了，到谁家医院去实践呀？哪家医院院长愿意请这么多学员用追踪方法在自己家医院实践如何发现不足呢？哪个医院愿意呢？项目办找到天津泰达国际心血管病医院，这家医院当时已接受JCI的培训及检查，在医院的大力支持下，在该院领导的亲自带教下，开始了新的培训模式的可贵实践。

2012年12月，第三期国家级评审员培训班在天津泰达国际心血管病医院开班。理论授课后，由泰达国际心血管病医院的老师带领学员到医院科室、班组去实践追踪检查方法，告诉学员什么是问题，怎样发现问题，收到了良好的效果。来自23个省、市、自治区的55名学员参加此次培训班，受益匪浅。

2012年12月，仍由原卫生部医管司主办、项目办承办的第一期第二阶段国家级评审员培训班在北京举办，接力培训参加过第一阶段培训的28名评审员。在这次培训班上，原卫生部医疗服务监管司评价处提出"培训同质化评审员"的要求，边摸索、边实践，边探索、边总结，积极向前推进。那时，还看不到同质化评审员培训的真实效果。何时能显现出评审员的同质化呢？这只在摸索中前行。

2013年2月，第四期国家级评审员培训班暨第三期第Ⅰ、Ⅱ阶段国家级医院评审员培训班在天津开班，培训班由原卫生部医疗服务监管司、医院评审评价项目办公室联合举办，原卫生部有关领导出席并做重要讲话，来自全国21个省、自治区、直辖市的52名学员及来自上海市、天津市、福建省、湖南省的10余名院长参加培训。在这次培训班上有关领导强调，2004年恢复了医院等级评审，恢复了"名誉"，恢复了工作。如何在新的历史条件下将医院评审工作做起来，将医院评审工作作为医院规范化的有力抓手，面临着严峻的挑战。随着国际交流的加强，学习疾病分类、JCI等国际的医院评审经验，我们也在慢慢丰富医院评价（审）的方法，因此才有了接二连三的培训班。必须穿新鞋，走新路，建立新的医院评审制度，得到政府认可，得到行业的认可。他还讲到，要建立专业化的医院评审员制度，经过资质认定的评审员，对医院管理、文化氛围等软科学的评价做出衡量和认定。我们需要同质化的"国际裁判"，要有一支过硬的评审（评价）队伍，把握医院评审（评价）的方向。欢迎高年资、中青年的专业人才加入评审员队伍，可引入美国等国外评审员，引入我国台湾、香港地区的评审员。希望我国的评审员也能加入国际医院评价的队伍，评审员队伍有进有出，评审员也要分级。当时，有关领导告诉参加天津培训的评审员，希望下半年召开全国医院评审评价会议，由国家卫生计生委为评审员颁发证书，什么时候完全走向专业化，现在还不好说，希望大家继续努力。领导的讲话，为我国评审员队伍的建设指明了方向，令人鼓舞。特别是引进国外评审员、输出我国评审员这一条，具有战略眼光，为我们与国际接轨打开了一扇门。

2013年4月，由国家卫生计生委医政医管局主办、医院评审评价项目办公室承办的第五期国家级评审员培训班又在北京顺义举办，来自全国各地的37位学员及20位受邀单位代表参加了本次培训。受训的评审员完全接受多次培训的理念，并积极学习新的医院评价方法，努力背记标准条款，这次培训没有圈定实践的医院，要求各评审员回自己医院自行实践追踪检查方法，感受新的评价方式。

2013年6月中旬，在天津举办第六期国家级评审员培训班，由卫生计生委医政医管局主办，医院评审评价项目办公室承办，共有来自全国各地的37位学员及56位受邀单位代表参加了本次培训。医院评审评价项目办公室的专家通过评审员的培训总结出一个经验，就是新的医院评审员的培训需要有培训基地，没有培训基地"打一枪换一个地方"，使老师讲授的新方法，评审员难以既可在理论上掌握又可在实践中掌握。培训基地的院长要有天津泰达国际心血管病国际医院刘晓程院长这样博大的胸怀，欢迎学员到医院实践新的医院评价方法。没有真心实意地欢迎"挑刺"、欢迎找问题的心态是很难做到的。别无选择，泰达国际心血管病医院接着承担了"培训基地"的使命和任务。通过几次的成功培训摸索出评审员的培训课程及带教方式。在接下来的培训中不断实践、不断修改、不断更新、不断完善，使培训效果越来越好。

2013年6月底，第七期国家级评审员培训班在辽宁省沈阳市举办；2013年7月，第八期国家级评审员培训班在湖北省武汉市举办。两次共培训71名学员，培训班主要是理念、方法的讲授。因没有医院愿意像泰达国际心血管病医院那样让老师到医院带教，所以这两次均未做带教培训，要求学员回各自医院实践。随着培训的深入，大家更加感到带教医院的重要性及迫切性，但去医院带教大多遭到被选择医院拒绝。评审员培训在艰难中挣扎。

第一期到第八期共培训530多名评审员，为国家开启新一周期医院评价储备了大量的人才。授课教员及带教教员将这八期的经验、实践、问题、成绩进行了总结，撰写出《医院现场评价——评审员工作手册》，近15万字，为评审员自学成才提供了第一本我国自己出版的评审专著手册，受到大家欢迎，成为评审员规范化培训的教材，也为接下来的医院评价提供了教科书。就在评审员面临缺乏实习医院的困境时，2013年原卫生部医管司下发卫医管评价便函【2013】31号文件《关于委托开展全国部分三级甲等医院 2012 年度质量安全情况年度评价的函》，此函部分内容："为加强对全国医院评价工作的宏观管理和指导，检验评价指标的科学性和有效性，建立科学的医院评价体系，我司委托你单位开展全国部分三级甲等医院（名单见附件）2012 年质量安全情况年度评价工作。请注意结合三级综合医院及专科医院评审标准与实施细则的内容和要求，综合应用多维度评价方法。请尽快组织开展，评价过程中发现的问题请及时报告我司。评价工作结束后请及时汇总评价结果报我司"。

医院评审评价项目办公室为贯彻上级精神下发通知，内容如下："按照任务要求，此次年度评价旨在帮助医院改进管理，寻找医院在日常工作中存在的不足及可改进的地方，加强医疗安全和医疗质量，不断地提高医院管理水平和服务效率。因此，现将评价过程中注意事项再次重申：本次年度评价为协助医院贯彻'以病人为中心'服务原则，重点在评价医院在日常工作中的管理缺陷，请各医院按照日常诊疗工作安排，不要全院动员特意筹备迎接评价，不要影响各医院的中秋节日放假与国庆节假日休息，不要干扰其正常诊疗活动及病人就医环境，切忌'为评价而评价、为评审而评审'；在检查过程中，评审员也会时刻牢记在'不干扰医院正常诊疗活动及工作秩序下'进行工作"。从这通知中的字里行间可看出此次医院评价的理念、风格都与以往不同。关键是这次评价员队伍、评价的方法与以往不同。

2013 年 7 月 3 日，国家卫生计生委医政医管局在山东济南召开全国部分三级甲等医院质量安全年度评价工作会议。国家卫生计生委有关领导出席会议并做重要讲话，强调指出：新一轮医院评审评价正在起步推进，各有关方面要相互支持，共同努力落实好这项工作。一是支持评审制度建设；二是提高评审评价信息化水平；三是建设专业化、职业化和国际化的评审队伍；四是依法评审评价，工作严肃认真。在济南这次会上，卫生计生委领导再次谈到建设专业化、职业化和国际化的评审队伍问题，这一问题也随之成为医院评审评价项目办公室对医院评审、评价问题的重要研究项目之一，新一周期的医院评审、评价工作朝着这个方向继续前行。

2013 年 7 月 23 日，开启对 65 所医院评价，为评审员的第Ⅲ-1 阶段技能培训、第Ⅲ-2 阶段现场实训提供了难得的机会。这 65 所医院现场评价，为我国新一周期评审、评价工作探索新的方法。运用追踪方法进行现场评价，使我国能够与国际接轨。运用新的方法检查医院，使评审员运用新方法（追踪方法）发现问题时，都感到十分兴奋，认为这种方法对于发现医院存在的问题十分有效；终于有了"法宝"的用武之地。同时，使受检医院感受到新的方法是怎样的一种检查方法，这种方法的检查使弄虚作假没了藏身之地，被检医院只有踏踏实实落实好标准，才能"应对"这种检查。因此，医院也不用再为迎检大动干戈、劳民伤财。这种方法受到评审员的认可，受到愿意接受意见及建议的医院的欢迎。普遍认为运用新方法与以往的检查有着质的改变，真是在用实际行动与国际接轨。然而，令人遗憾的是这样为大多数医院所接受的医院评价，由于种种原因，历时短短 3 个月后被再次叫停。现场评价只做了 34 所医院，仅培训评审员 149 名。培训人数虽不多，但却为我国评审员骨干队伍的建立打下了良好基础。如今这些评审员大多成为国家医院评价、巡查、各省评审、评价医院的中坚力量，成为新的评审评价理念、方法的传播者，成为我国从无到有的第一批医院评审员，也是我国建立的第一支高水准评审员队伍。应该说这次医院评价的开展对我国医院评价事业的推动起到了关键性作用，正因为有了这次评价才锻炼提升了国家级评审员的能力水平和实践经验。自济南会议以后，部分省开启医院评审、评价工作，他们也同样面临培训同质化的评审员的问题。很多省向国家卫生计生委医政医管局、医院评审评价项目办公室提出培训省级评审员的需求。国家卫生计生委医政医管局领导给予大力支持，于是医院评审评价项目办公室开展了多期评审员培训班，均收到良好成效，为这些省的医院评审、评价工作做出了应有的贡献，使医院评审评价项目办公室的研究成果真正服务于有需求的省市，为全国开展医院评审评价的省、市服务。

2013 年 2 月，应山西省卫生厅邀请并受国家卫生计生委医政医管局安排，"项目办"在山西省主办评审员培训班。理论授课后，组织专家赴山西医科大学第一医院、太原钢铁（集团）有限公司总医院、临汾市第四人民医院和吕梁市人民医院进行现场评价及带教。省厅领导说感谢国家卫生计生委医政医管局派来的专家，其实最应感谢山西省卫生厅为国家培训评审员提供了很好的实践机会。国家评审员与省级专家共同摸索追踪方法的应用，各有所需，各有所获。此次培训国家级专家共 27 名，省级专家 12 名，这次带教起到教学相长、学用结合的良好作用。

2013 年 6 月，应山东省卫生厅邀请，医院评审评价项目办公室人员赴山东聊城对 200 余名省级评审员进行培训，该省在接下来的医院检查中安排受训评审员进行现场实践。

2013 年 7 月，应江苏省卫生厅邀请，医院评审评价项目办公室派专家赴江苏扬州参加江苏省医院评审员培训班，此次培训 30 名学员，授课分理论教学、模拟演练和现场实践三个环节，在苏北人民医院实地带教，从评审理念、评审方法、现场检查等各方面对评审员进行传帮带，这次培训收到良好成效。这30名学员已成为江苏省医院评审的骨干，在他们的带动下江苏省评审工作健康、有序地开展起来。

2013年7月，应河北省卫生厅邀请，医院评审评价项目办公室组织专家为河北省培训省级评审员200名。这一次实践告诉专家，一次培训较多评审员难以带教，所以一次评审员培训的数量不宜过多，否则带教困难，影响培训质量。

2013年11月，应湖北省卫生计生委的邀请，医院评审评价项目办公室在湖北武汉举办湖北省医院评审员培训班，40余名国家及湖北省的评审员，31名学员，就医院评审员体系建设和发展进行研讨，评审员和学员们纷纷献言献策，为我国医院评审、评价工作的开展、为我国评审员队伍的建设提出很好的建议，显示出国家评审员与省级评审员相互学习、共同进步的良好局面。理论培训后，挑选了带教老师，分成两支队伍在湖北荆门市第二人民医院、天门市第一人民医院开展现场评价及带教工作，国家级评审员通过现场访视、人员访谈、查阅病历和资料、召开质量追踪会、集中答疑等多种形式，运用个案追踪及系统追踪等方法，对医院坚持公益性、医院服务、患者安全、医疗质量安全管理、护理质量管理与持续改进等多个方面进行了现场评价。带教的过程不但国家级和省级评审员收获很大，学到了以往不会的检查方法，同时湖北荆门市第二人民医院和天门市第一人民医院也收获良多，带教任务顺利完成。这次成功带教再一次证明，评审员培训没有第三阶段的培训是不完整的培训，第三阶段的培训是不可跨越的阶段，必须要扎扎实实地走过才行，才可能培训出同质化的评审员。

2013年11月，由广东省卫生和计划生育委员会、医院评审评价项目办公室共同举办了广东省医院评审员培训班，此次培训班在广东佛山市第一人民医院举办，为期两天，课程的设计在原有的基础上又有所改进，参照了美国JCI理论和实践相结合的教学方法，得到30名广东省学员的高度认可。本次培训班的成功举办为推动广东省医院评审、评价事业的发展，引导广东省医院评审、评价工作与国际接轨，同时对促进广东省评审员人才队伍的建设起到了积极的作用。

2014年3月，受云南省卫生计生委的邀请，医院评审评价项目办公室在昆明举办云南省医院评审员培训班，就医院评审、评价新理念、新方法、评审员技能培训等内容向61名云南省医院评审员进行授课，授课后分成综合管理组、医疗药事组、护理院感组，到昆明市第一人民医院实地带教，学员收获很大。这61名学员成为云南省医院评审、评价的专家，为云南省医院评审、评价工作健康推进起到了积极作用。

　　2014 年 6 月，应陕西省卫生计生委邀请，医院评审评价项目办公室组织专家一行 6 人，对陕西省 60 名省级评审员开展为期两天的理论培训，后在西安医学院附属医院展开实地带教工作，分成 6 个组带教，每位专家带教 10 名。此次培训收到比以往培训更好的成效，因为 6 个组比 3 个组带教内容更集中，老师授课时间、与学员接触的时间相对增加，学员与老师交流得更充分。通过这次实践摸索，评审员培训方式相对固定下来，再实践、再总结、再优化，使培训越来越与国际接轨。

　　2016 年 8 月，应吉林省医疗机构质量监测评价中心邀请，医院评审评价项目办公室 6 位授课老师赴吉林省吉林市，开展吉林省评审员的培训工作，约 430 余人上理论课，留下 60 名骨干到吉林省吉林市北华医学院附属医院进行代教，收到极好的效果。培训班通过理论与实践相结合的方式，面对面、手把手地指导，老师耐心教，学员认真学，互相交流，彼此融洽，收获颇丰。吉林省医疗机构质量监测评价中心领导总结时用"1314"概括此次培训班：就是一支队伍，即建立优质的评价员队伍；3 个转变，即促进医院发展由量变到质变、医院发展目标由大院到强院、医院发展历程由高速到高效；一个平台，即建立并完善评审评价平台；4 个维度即全面开展自我评价、信息统计评价、现场评价、社会评价。"1314"就是一生一世要把医院管理质量抓好，这一总结令人振奋。

　　以往我国医院检查及评价的方法与持续改进的理念不相匹配，所以在检查及评价过程中评审员只是坐在办公室里查看材料，视材料为检查及评价的一切，这种检查及评价导向使医院只注重整理材料，编写材料，有的医院甚至还组成班子撰写汇报材料，医院希望检查及评价人员只看他们编写的材料。同时检查及评价人员也不知如何将大量的文字材料与实际结合起来，所以检查及评价主要就是看材料、查材料，这种方法使医院感到编写材料最重要，医院材料写得好一切皆好。这也给会写但写的并不真实的医院打开一条"成功"之路，使检查及评价的导向偏离了说做一致、注重落实规章制度的正确方向。根据这一检查的弊端，专家们培训评审员重点是到现场查看规章制度的落实情况，要求评审员 70% 的时间要在现场追踪实际工作情况，查看实际工作与规章制度所写是否一致，而不是单纯地查看规章制度。为此在评审员的遴选中，又增加了一条，要身体健康，因为评价的理念、方法改变了，评审员不再只是坐在医院办公室里查文件，而是要有 70% 的时间在科室、班组查找问题，寻找依据，每天要走很多的路，晚上还要小结材料，没有好的身体是难以支撑的。

　　同质化评审员是新一周期医院评审、评价成功的关键。将每一位来自不同医院、不同的阅历、不同秉性、不同水平、不同习惯的评审员打造成同质化的评审员谈何容易？打造同质化评审员确实还有漫长的路要走，要在实践中往前走，而不是坐在办公室里在想象中走。有了同质化的评审员卓有成效地开展工作，还有漫长的路要走。就像前文所提到的那件事，还没来得及将 65 所医院都实践完，还没来得及总结不足，也没来得及持续改进，就被叫停了。以后会不会发生此类情况，也不好说。这条路真的很艰难，问题出在哪了？为什么不静下来思考一下？为什么不运用 PDCA 的方法寻找根本原因，加以持续改进？为什么一遇到点麻烦说停就停呢，这一与国际接轨的医院评价方法做起来真是难、难、难！

四、痛定思痛

65 所医院评价的停止，无疑是对羽翼未丰的评审员队伍的一个巨大的打击。我们有必要在这一节中进行回顾和反思。如果说 2013 年时美国 JC 是 62 岁的老人，那么美国 JCI 也已是 15 岁的少年，而我国这支评审员队伍彼时就如同襁褓中的婴儿，断了奶就会夭折。那么，为什么"半途而废"，不能使其健康成长呢？专家们坐下来仔细分析失败的原因，达成了以下一些共识。

反思其一：缺乏深入的培训就开始评价是此次失败的主要原因之一。2013 年的现场评价是以患者为中心，以问题为导向，以追踪方法为引导，发现了医院以前检查从未发现过的问题，而这些问题都不是似是而非的，都是实打实的，使受评医院的领导压力很大，感受到是有史以来最严格的检查，医院没有心理准备，尤其是听惯了表扬的医院，对查找出的问题不断地解释，不断地掩饰；还由于医院的领导们没有将过去检查的旧理念转变为此次医院评价的新理念，在动员的时候就吆喝检查组来了，查出谁的问题就扣谁的奖金，所以，医院员工纷纷躲避检查的专家，对指出的问题一一反驳，也由于医院没有学习过国家下发的标准，所以当专家对照标准检查出医院未达标的工作时，员工就会认为专家说的这不对那不对，他们医院一直是这样做的等，将不符合标准要求却已习惯的做法视为正确，应对检查的情绪不断地暴露出来。专家们分析，在改革医院评审、评价的方法前没有给医院做充分的培训，特别是对新的理念、新的标准、新的方法、新的模式的培训不够深入，培训的面不够宽，没有在受评医院做广泛的宣传及培训，没有使受评医院的全体员工接受这种新的理念，没有将一把手院长一一培训。由于没有有效的培训，就将一种新的方法推向医院，使医院难以接受，特别是这种以问题为导向的医院评价的改革，是一种全新的检查方法，在整个现场评价的过程中，从粗放的关注转变为精细化的要求，从只看文件到实地查落实，从表面的问题追踪到医院管理系统中的问题，近乎吹毛求疵，医院当然感觉不舒服，所以不愿意接受这种实际上更加严格的检查，"为什么要发现我们医院的问题？""我们医院已经做得很好了，这种检查是鸡蛋里挑骨头"……于是乎，有的医院向上级主管部门反映，这样的检查太严厉了！质问一："有必要让医院所有员工都会做心肺复苏吗？"可没过一年，全社会都在呼吁要更多的人学会心肺复苏，在电视里、在公司里、在一些工作单位、在居民小区里，都在请医生、护士去普及心肺复苏的操作常识；质问二："有必要查医院的危险品管理吗？"没过多久，天津危化品爆炸、福建某医院危化品爆炸相继发生，都显现出医院危化品管理不到位而威胁着医院的安全；质问三："有必要查那么细吗？"在追踪检查中可以查到大宗的药品在病房放置，没有基数管理；"毒麻药品"管理不规范存在极大安全隐患，病房的血糖仪没有室内质控也没有室间质评，血压计没有计量检测，患者手术前不做切口标识，不做三方核查，病历书写错误百出。凡是与患者安全、质量、服务有关的都要检查，很多医院管理者不适应，认为能看病能开刀就好了，用不着管这么细。难道从粗放型管理转变为精细化管理是句空话吗？在大规模医院建设后，医院精细化管理是必需的。在医改的过程中，按病种付费是方向，运用DRG控制付费是必走之路，那么医院控制成本将是管理的重头戏，控制成本就要精细化管理。评价的好处虽然很多，由于宣传不到位，培训不到位，没有与受评医院达成共识，便急忙铺开，使医院产生抵触情绪及反感言论，这是需要汲取的教训之一。

反思其二：热情在未被人理解时不会带来好的成效。由于没有很好的关注受评医院的心理接受度，从组织者来说满腔热情给医院找到不足，希望医院持续改进，迈上新的台阶，但没有被受评医院理解。评审员向医院反馈的问题为什么会使医院管理者和员工产生不满、不愿意接受呢？其中有两个方面的原因，一是受检医院的理念没有更新，不愿意让评审员看到自己医院的不足，所以表现出一种不欢迎不满意的表现。二是由于陈旧的医院管理理念的支配，医院事先跟员工说查出哪科室的问题，查出哪位员工的问题就扣谁的奖金，所以员工极力掩饰自己所有不符合标准的地方，评审员要证实医院确实做得不符合标准，双方就难免会引发争执，产生不愉快。三是医院管理者没有学习新的医院评审、评价方法，这个新方法的核心就是以问题为导向，将发现的问题作为医院持续改进的动力。这些问题，是在一位医生、一位护士或一位职工身上发现的，但是要通过这个线索顺藤摸瓜找到医院管理系统中的问题，以此帮助医院找到问题存在的根本原因。由于没有转变医院评审、评价的陈旧观念，错误地发出查出问题就要惩罚的信号，招致员工对评审、评价由恐惧到反感。因此，在实行新的医院评价方法前应做大量的沟通与培训工作，未雨绸缪，方可适应"气候"，这一教训必须汲取。

反思其三：同质化评审员培训必须加强思想观念和同频共振。这次失败一方面是医院方面的问题，另一方面是来自评审员本身的缺陷，根本原因是对评审员培训不到位。一是评审员还是以"钦差大臣"的身份自居。从骨子里还是感到我是×××××派来检查的，口大气粗，趾高气扬。二是评审员行为举止、礼仪语言都与新的检查方式、方法格格不入。例如，新的方式方法要求评审员谦逊，但理念没有转变的评审员仍会表现出傲慢，在追踪的过程中需要院方很多员工配合，对院方员工的劳动没有任何尊重的表现，而是觉得理所当然，说话态度生硬，语言刻薄，将严格与刻薄画上等号，错误地认为自己是来检查的你就得供着，面部表情就要严肃、说话就要严厉，有的甚至将员工递给的文件及病历看完就甩到桌子上，使受检医院、受查员工的自尊心受到伤害，使评审员与医院产生对立情绪。三是评审员综合素质有待提高。如有的评审员态度傲慢，说的话让人不易接受；如个别评审员跷着二郎腿问员工问题；如有的评审员问完问题，不是认真听员工的解答，而是在接手机等，均表现出对受评医院员工的不尊重。这些问题培训的确没有注意到，引起医院的反感，反映到上面直接导致了65所医院的现场评价停止。这些问题最终也没查实到底是哪位评审员所为，医院不欢迎评审员，评审员不尊重医院，相互看什么都不顺眼。不可否认有些医院反映的问题可能夸大了事实，但不管这些现象表现的轻与重、多与少，肯定是存在的。必须承认对评审员的培训是不到位的，主要因为一是培训的时间太短；二是对评审员培训没有经验；三是没有预测到，也没有及时发现评审员自身的问题。

无论如何，最重要的是评审员查出的问题怎样才能被受检医院各类员工接受，这是评审员的水平所在；如果评审员查出的问题不被医院的员工所接受，产生对立情绪，那评审、评价就失去了意义，距离国际水准越来越远，对新的评审、评价也将是毁灭性的打击。

于是专家们开始研究评审员队伍建设的问题，从评审员的遴选到评审员的行为、礼仪、仪表及言行，制定了多项制度及规定，并加大培训力度。

首先做了评审员遴选条件的规定，要遴选符合以下条件的管理人员加入评审员队伍。

（一）热爱医院评审工作，热心参加医院评审工作。

（二）身体健康，能够承担医院评审工作。

（三）具有高度责任心，能够坚持客观、公正、实事求是的科学态度，认真、诚实、廉洁地履行职责。

（四）熟悉医疗卫生有关法律、法规和相关政策，掌握卫生管理和现代医院管理理论，熟悉医院医疗、护理、药事、感控、行政后勤管理。

（五）担任医院中层以上管理职务6年以上，具有副高以上专业技术职称。

（六）具有自觉学习的能力和习惯，主动认真学习标准及相关书籍，积极实践，正确应用评审方法；能够深刻领会医院评审工作内涵，准确把握医院评审标准。

（七）具有团队精神，善于与他人合作、交流。

（八）按要求参加学习，每年至少能参加20学时的脱产培训，3～5家医院的实地检查工作，积极为国家建立新的评审体系做出贡献。

（九）自觉遵守各项纪律和各种规定。

又根据原卫生部发布的《医院评审专家库管理办法》（卫办医管发〔2011〕159号）和《医疗机构从业人员行为规范》特制定了评审员行为规范，要求评审员自觉而严格遵照执行。

（一）热爱医院评审工作，刻苦学习，熟练掌握医院评审各项标准，努力提高评审能力和水平。

（二）认真履行评审职责，执行各项评审工作程序，严格按照评审标准、规范、程序和时限完成所承担的评审任务。

（三）恪守实事求是、客观公正的原则，坚持以事实为依据，以评审标准实施细则为准则，对结果予以公平、公正、准确判定。

（四）主动落实回避制度。评审员遇以下情况应严格执行评审回避制度，主动向评审组报告。

1.有直接利害关系，直系亲属或有直接经济往来者；2.评审当年以个人身份受邀到医院进行过培训或担任顾问、兼职等。

（五）严格执行评审信息保密制度，在接到评审通知后，不得告知受评医院；不随意散发医院评审培训的有关资料，不泄露受评医院信息。

（六）坚持依法、科学、民主决策，正确行使评审权力，遵守决策程序，充分发挥评审小组团队作用。

还制定了评审员"十不准"规定：

（一）不准收受受评医院赠送的现金、有价证券（卡）、纪念品或礼物，或出现酗酒等影响评审员形象的行为。

（二）不准对受评医院提出检查项目之外的额外要求，或向医院打听与评审工作无关的商业秘密。

（三）不准降低医院评审检查标准和简化检查评定程序，或以个人的好恶来随意解释和评判评审标准。

（四）不准向受评医院就医院是否通过评审发表意见。

（五）不准带随从、助手等其他人员一同参与评审工作或代替评审工作。

（六）不准利用评审员的特殊身份和影响力，为有利益关系的医院通过评审提供便利。

（七）不准在暗访检查中以任何方式向受评医院及其他相关人员泄露自己的真实身份、行程安排和检查情况。

（八）不准随意留取或泄漏受评医院的有关文字资料和影像资料。

（九）不准以辅导、咨询、培训、管理等名义向医院推荐或洽谈与医院评审工作无关的业务事宜。

（十）不准要求、暗示和接受受评医院安排的旅游及其他休闲娱乐活动。

医院评审员在评审过程中有上述情形之一的，卫生行政部门、医院评审组织应当及时纠正；后果严重的，应当取消其参与评审的工作资格；涉嫌违法犯罪的，移交司法机关依法处理。

同时还撰写了评审员礼仪规定。在规定中写到，为体现评审工作的严肃性和对受评院的尊重，在评审过程中，评审员应注意仪表和礼仪。

（一）评审员应着正装，佩戴评审员胸牌。

（二）评审员在与受评医院交流时，应表现应具有的礼貌，每结束一次访谈或得到员工每一次工作配合后，均应说谢谢。

（三）在每日晨会和集中反馈会会议开始前，应将手机调为静音状态。

（四）在检查过程中或访谈过程中，除紧急事务外，一般不接手机。

（五）评审员只可在指定地点谈论有关受评医院事宜，非规定地点一律不得谈论。

在制定规范、规定及制度的同时，培训时增加了相关内容。如评审员要避免不当的沟通及态度，切勿居高自傲；评审员不可以说"你们医院怎么这样做？"；评审员不这样与医院员工对话"你叫什么名字，你给我把××背出来"等。切勿问题不明确，问题不明确就会使对方不知具体所指，会产生既紧张又尴尬的局面；切勿过度指责，对院方不足之处可以寻根究底，但绝不能给人有得理不饶人的感觉；注意肢体动作，对于受评医院访谈人员递过来的材料，轻拿轻放，归还材料后要说"谢谢"；直面对待"虚假"资料时，不要直接点破医院的资料是假的，要仔细查看医院所有的有关资料，以事实依据说明资料存在"虚假"问题；评审员任何时候不可显示个人本事，任何时候都要谦虚谨慎，使对方容易接受评审员指出的问题。培训部门总结出评审员"十忌"：不讲指责的话；不讲埋怨的话；不讲责怪的话；不讲使人难堪的话；不讲给别人压力的话；不讲别人难以接受的话；不讲"作假""你不要说了"这几个字；不讲人财物硬性问题；不讲结论性的话；不讲"我们医院"这几个字。时间长了，评审员自我总结出现场评价"五忌"：忌以自己医院的做法当"标准"；忌以居高临下的姿态出现；忌不符合标准的随意回答；忌指责性讲话；忌轻易下"评价结论"性讲话。

与此同时，对评审员加强了纪律管理。要求评审员自觉遵守评审、评价纪律。

（一）政治纪律。在评审、评价期间不发微信，不接受媒体采访，不透露评审、评价中的问题，在评审、评价工作中遇到问题不发牢骚，有意见正面提出，同时提出自己的建议。

（二）保密纪律。在医院评审、评价期间，评审员只可在指定地点谈论有关医院相关事宜，非规定地点一律不得谈论医院的问题，评价完成后不议论该院的任何情况，对于医院的任何资料及数据不得带走，需自觉上交联络员。

（三）组织纪律。评审员要自觉遵守组织纪律，评审、评价期间不可请假，不会朋友，不可告之当地亲朋好友自己将去某家医院评审；如评审员将去评审的医院是自己曾辅导过，或是该院顾问，或有帮带关系，或与主要领导是亲朋好友，都要主动回避，自觉遵守回避制度；评审员要自觉听从队长指挥；晚上是评审员整理资料及共识的时间，不要外出会客，要注意休息。

制定了评审员职业精神是：勤奋、严谨、敬业、奉献。评审员执业行为是：谦和庄重，包容配合，公正规范，独立担责。

经过建章立制，经过规范化的培训，收到明显的成效。如今的评审员素质好，能力强，责任心强，行为规范，礼仪仪表训练有素，受到接受评价医院员工的尊重和信任。

一所又一所医院欢迎评审员去,不但辅导了医院,也锻炼了队伍。如今已培训评审员上千人,但真正能达到同质化水平的评审员仅仅只有八十多位,评审员培训仍是一个难题,需要支持,需要宽容,需要扶持。

经过实践,专家们得出结论,我国不需要再制定专科评价标准,因为医院的大小、性质与医院自身的内涵建设的要求,安全、质量、服务都是一致的。因此,对医院的评价是可以有统一的标准,仅仅是第七章日常统计学评价的内容有所调整,这一结论得到国家卫生计生委医政医管局的认可,并指示用这个思路去修订 2016 版标准。这是一个巨大的变化,通过评价的实践,专家们得出 3 个共识:一是各类标准制定的适合度是适合目前我国的各级各类医院的现状的。以卫生计生委下达的 65 所医院的评价结果为例,评价的均为委属委管、各省著名的"老三甲"医院,在未经过任何辅导就派评审员去评,均符合 C 级 ≥ 90% 标准要求,没有一所医院超过 10% 的 D,说明卫生计生委 2011 年颁发的三级综合医院的标准是适用的;3 所肿瘤医院也均符合 C 级 ≥ 90% 标准要求,说明卫生计生委 2011 年颁发的肿瘤医院的标准是适用的;检查 5 所口腔医院 3 所医院符合 C 级 ≥ 90% 标准要求,2 所医院实得 D 超过 10%,说明卫生计生委 2011 年颁发的口腔医院标准也是适用的,未达到 C 级 ≥ 90% 标准要求的 2 所医院确需改进;检查妇产医院 3 所,2 所医院符合 C 级 ≥ 90% 标准要求,1 所医院未达标,也说明国家卫生计生委 2011 年颁发的妇产医院标准也是适用的;还检查了 7 类 9 所专科医院,每个专科医院 1 所,其中 8 所医院均符合 C 级 ≥ 90% 标准要求,仅 1 所医院不符合,说明卫生计生委 2011 年颁发的儿童病医院评审标准、心血管病医院评审标准、精神病医院评审标准、眼科医院评审都是适合我国各专科实际情况的。总而言之,65 所中的 34 所三级医院,30 所医院 C 标准均达到 ≥ 90%,仅 4 所医院 C 标准未达到 ≥ 90%,说明 88.23% 的各类医院,在医院管理上均已达到三级甲等医院基本标准,这些"老三甲"大部分可以达到评审标准,个别医院确实存在一定问题因而达不到标准最基本的 C 的要求。达到 B 条款就更不容易了,好比爬坡,需要职能部门有效地监管,并将监管的问题加以分析,以便指导科室改进。B 条款达标是这样的,还是以 65 所医院中所查过的 34 所医院为例,其中 14 所三级综合医院,有 11 所 ≥ 60%,达到三级甲等医院的要求;5 所口腔医院仅 2 所 ≥ 60%;3 所肿瘤医院均未达到 ≥ 60%;3 所妇产医院 2 所 ≥ 60%;9 所其他专科医院仅 3 所 ≥ 60%,34 所医院中 B 条款 ≥ 60%,达到三级甲等医院的要求的医院有 18 所,仅占 52.94%,险些一半医院达不到 B 条款要求,说明一半医院职能部门的监管是不力的，规章制度都有，谁愿意执行就执行，不执行也无监管，故使很多规章制度流于形式，流于文字，落实不力，导致一些不安全的事情发生。A 条款也有一定难度，特别是持续改进见成效，有的医院专家指出来就改，但持续改进要看改进 6 个月的成效并能坚持才应视为持续改进，方可得到 A 条款。A 条款的获得情况：34 所医院中 14 所三级综合医院有 12 所 ≥ 20%，达到三级医院标准；5 所口腔医院 2 所 ≥ 20% 达标；3 所肿瘤医院中有 2 所 ≥ 20%，3 所妇产医院 2 所 ≥ 20%，9 所其他专科医院 5 所 ≥ 20%，说明各医院都有自己的特色，部分医院在某一个方面持续改进做得很突出。

美国《医院评价标准》通过联合委员会国际部每两年修订一次，及时发现问题并修正，体现以患者为中心的服务理念。评审专家将国家卫生计生委颁布的除传染病医院标准外 9 个标准及实施细则在 15 类医院中进行了实践及尝试，深刻地体会到，医院管理注重安全、质量及服务，其精髓都是一致的，无论什么医院，只要标准中注重安全、质量及服务，便可操作执行。我国可以将 10 部医院评审标准精炼成一部通用标准，将不同类型医院的主要病种评价指标单制定一副本，这样为探索各类医院现场评价标准的制定迈出可观的一大步。2015 年，国家卫生计生委医政医管局委托医院评审评价项目办公室修改 2011 版的标准，医院评审评价项目办公室组织相关医院及医院评价相关主管机构的专家，先后组织召开 10 次会议和调研工作，从 2015 年 3—10 月，历经 8 个月组织专家 142 人次研究及讨论，共 76 人参加撰写工作。2016 版医院评价标准对 2011 版的章节没有大的改变，仍是七章，以综合医院标准为蓝本进行修改，由原来的 636 款精简为 452 款。

从 2012 年到 2014 年，医院评审评价项目办公室一直在实践国家下发或已颁布的各项标准，在实践的过程中体会到医院管理前辈们所走过的艰辛的历程，尝试到其中的"苦"与"乐"，付出了许多，也收获了许多。

多么希望环境再宽容一些，对医院评审、评价中出现的问题，不是去攻击它、诋毁它、掐死它，而是运用 PDCA 的方法帮助它、扶持它、强壮它，共同确立我国大陆的医院评审、评价体系，共同探索政府认可、医院欢迎、医务人员兴奋、患者受益的好方法，共同为我国大陆医院科学管理走出一条可持续发展的路。通过四年多的实践及努力，我们已使我国大陆医院评审、评价工作有了较大的、新的起色，希望这条路在医院管理者共同奋斗下越走越宽广。

第四章
漫漫长征路上的中国医院评价

一、JCI 是做什么的

20 世纪中国大陆的医院管理者还很少有人知道 JCI，了解 JCI 的人就更少。随着改革开放，我国医院的硬件条件建设改善得越来越好，与发达国家相差无几，有的甚至比国外的医院都好很多，院长们在出国考察的时候，发现发达国家的医院建筑及设备与自己医院相比没什么特别之处，有的国家的医院建筑还不如国内的医院。确实，从医院的外表来看，我们的医院不比世界上医疗水平最高的美国差呀，但美国医院年年都在接受JC 检查，具体在查什么呢？有什么可查的？我们也可以请美国人来查查我们的医院，看看在硬件条件趋同下软件有什么差距；另外，国门大开，越来越多的外国人来我国工作或长期生活，他们看病是由保险公司支付费用，保险公司让客户选择有国际认证的医院，于是中国大陆有些医院就主动请 JCI 专家到医院评价、认证。

评价认证是什么？我国认证认可事业是怎样发展起来的？我国认证认可制度的建立起步较晚，但起点较高，其发展的过程可划分为 3 个阶段：

第一阶段，我国认证认可工作的试点和起步阶段（1981—1991 年）。1978 年 9 月我国加入国际标准化组织（ISO），通过对国际认证认可制度的研究，认识到认证是对产品质量安全进行评价、监督、管理的有效手段，也是各国实施标准的有力措施。1981年，我国加入国际电子元器件认证组织并成立了中国第一个产品认证机构——中国电子元器件认证委员会，开始认证试点工作。从 20 世纪 80 年代中期至 90 年代初期，我国开始在更广泛的领域推行认证制度，相继建立了对家用电器、电子娱乐设备、医疗器械、汽车、食品、消防产品等众多产品的认证制度，涉及进出口商品检验、技术监督、环保、公安、信息产业和宏观政策调控等众多政府管理部门。在管理体系认证领域，我国标准化行政主管部门参考 1987 版 ISO9000 系列标准，于 1988 年制定发布了 GB/T 10300 质量管理体系系列标准，并授权中国质量协会等机构对企业质量管理体系进行贯标试点。总体看来，在这一时期，中国逐步形成依托原国家技术监督局系统以 CCEE 为标志和依托原国家商检局系统以 CCIB 为标志的两套产品认证系统。

第二阶段，我国认证认可工作全面推行阶段（1991—2001 年）。1991 年 5 月国务院第 83 号令正式颁布了《中华人民共和国产品质量认证管理条例》，标志着我国的质量认证工作由试点进入了全面推行的新阶段。这一阶段，除全面建立和实施针对国内市场进行 CCEE 认证和针对进出口进行 CCIB 认证、全面推广强制性产品认证外，在管理体系认证领域也取得了重要进展。1992 年 10 月，原国家技术监督局按照等同采用的原则发布了 GB/T 19000 质量管理体系系列标准，并在全国范围内进行宣传贯彻。1996年，ISO 14000 环境管理体系系列标准发布后，我国将其等同转化为国标 GB/T 24001 —1996。1997 年，成立了中国环境管理体系认证指导委员会，负责统一指导和管理我国的环境管理体系认证的宣传、实施和推广工作，实施了 5 个环境管理体系标准。1999 年，原国家经贸委参照 OHSAS 18001《职业健康安全管理体系规范》的要求，于 1999 年 10月发布了《职业安全卫生管理体系试行标准》，并在安全生产领域实施职业健康安全管理体系认证活动。随着认证活动的广泛开展，我国的认可制度在这一时期也逐步建立并得到快速发展，医院以检验科为代表的 IS9000 认证就是从这个阶段开始的，凡是做过认证的检验科管理就很规范。

第三阶段，我国统一的认证认可制度的建立和形成阶段（2001 年至今）。以国家认证监督委员会成立为标志，中国认证认可事业发展进入了统一管理和监管的新阶段。在此阶段，建立了集中统一的认可制度，实施了强制性产品认证制度，加强了认证认可相关法律制度的建设，成立了认证认可行业自律组织等。同时，我国认证认可的国际化程度日益提高，认证认可活动领域向纵深发展，认证认可活动的吸收、消化和创新机制增强，认证认可的功能在许多重要领域彰显。在这个阶段国外不少医院认证组织来到中国给医院做评价认证，美国 JCI 认证就是其中之一。

在内外环境的共同作用下，"JCI"引入成为水到渠成、自然而然的事情。那么，什么是"JCI"？需要我们了解一下它。美国联合委员国际部（Joint Commission International，JCI）创建于 1998 年，是美国医疗机构认证联合委员会（Joint Commission on Accreditation of Healthcare Organizations，JCAHO）的国际部，也是世界卫生组织（World Health Organization，WHO）认可的全球评估医院质量的权威评审机构。JCI 是 JCAHO 用于对美国本土以外的医疗机构进行认证的附属机构。JCI 由医疗、护理、行政管理和公共政策等方面的国际专家组成，他们分别来自西欧、中东、拉丁美洲、中美洲、亚太地区、北美、中欧、东欧以及非洲。目前 JCI 组织已经给世界 40 多个国家的公立、私立医疗卫生机构和政府部门进行了指导和评审，13 个国家（包括中国）的近百个医疗机构通过了国际 JCI 认证。JCI 标准是全世界公认的医疗服务标准，代表了医院服务和医院管理的最高水平。经过 JCI 评价的医院，院长们在介绍自己医院的时候都又增添了一份自信的自豪感。JCI 认证是一个严谨的体系，JCI 标准的理念是最大限度地实现可达到的标准，以患者为中心，建立相应的政策、制度和流程，以鼓励持续不断的质量改进并符合当地的文化口味。JCI 标准涵盖的衡量要素主要针对医疗、护理过程中最重要的环节。例如，患者获得医疗护理服务的途径和连续性，在此过程中患者的安全、患者健康状况的评估、医院感染的控制与预防、患者及其家属的权利以及健康教育等。同时，JCI 标准也重视公共设施及安全管理、员工资格与培训、质量改进、医院领导层的协调合作以及信息管理等。JCI 评价要求医院的管理是依照标准进行管理，医院的制度要建立在标准之上，医生、护士和管理者要有授权，所有员工要有岗位考核与绩效评价，要求医院的管理达到相应的水平，尤其看重医院质量的评价依据，现场评价重点是对于医院的制度建设、医疗流程、质量的持续改进，医疗、护理和后勤等安全、质量及服务的评价。整个标准及现场评价给医院带来全新的感受，无论是看问题的角度，还是评价工作的切入点，都紧紧围绕患者、员工的安全，医疗、护理质量，为患者提供的服务。现场评价是站在患者的角度体验医院的服务，而不是站在医院的角度评价医院的服务。JCI 评价医院的目的是：为患者提供满足其健康需求的服务，协调各服务流程，以提高患者的治疗效果，最大限度地利用医疗资源。其评价的核心是：降低风险，保证安全，持续改进医疗质量。到目前为止，我国共有 85 所医院通过了 JCI 认证，它们是：广州祈福医院、北京和睦家医院、浙江大学附属邵逸夫医院、上海和睦家医院、天津泰达国际心血管病医院、复旦大学附属华山医院、北京燕化医院、北京市健宫医院、南京华世佳宝妇产医院、河南省洛阳正骨医院、上海儿童医学中心、西宁青海红十字医院、深圳和美妇儿医院、天津宁河医院、成都安琪儿妇产医院、郑州人民医院、乌海市妇幼保健院、广州市妇女儿童医疗中心、南京医科大学附属友谊整形外科医院、湖南省儿童医院、浙江大学医学院附属第一医院、浙江大学医学院附属第二医院、上海天坛医院肿瘤生物治疗中心、广州复大肿瘤医院、北京嫣然天使儿童医院、北京麦瑞骨科医院、复旦大学附属儿科医院、上海市浦东医院、天津市宁河县医院、天津和睦家医院、广州现代医院、广州复大肿瘤医院、解放军第四五八医院（广州）、和睦家广州诊所等。

JCI国际医院认证的特色可以归纳为：①以国际公认的标准作为认证的基础。②标准的基本理念是基于促进医疗质量与患者安全的持续改进的原则。③把要求接受评审的医疗机构必须达到的标准列为"核心标准"（在标准文本中，以黑体字印刷，共197条），这些核心标准涉及医疗机构如何维护患者及家属的基本权利、提供安全可靠的医疗设施，以及减少患者医疗过程中的风险。目前JCI的最新版已取消核心标准，凡是涉及患者安全、质量、服务的均应做到，没有挑选。④充分考虑标准体系与认证考核对所在国家的法律、宗教、文化，以及行业等相关要求的适应性；⑤认证强调真实、可靠和客观。JCI认证的核心是医疗质量与医疗安全，已形成促进医疗质量与患者安全持续改进的氛围。在医院检查中，绝不放过任何细小的、可能影响患者和员工安全的隐患；强调医院全员参与医疗质量与安全管理，在医院质量改进委员会体系中，医院管理者、医生、医技和护理人员各尽其责，群策群力，使医院管理质量得到持续性改进。JCI评价认证的医院不是一劳永逸的，认证后的金灿灿的奖牌只说明过去，医院必须定期接受辅导及评价，以确保医院持续改进，而不是评价一次就管终生。

除医疗质量外，保证患者及医院员工人身安全也是JCI标准的重要内容。医院要制定多项应急预案，包括火灾预案、停水预案、停电预案、电梯故障预案、通讯故障预案、医用气体故障预案、台风预案、锅炉突发事件预案、炸弹及可疑物预案、危害公共秩序预案、群体外伤预案及传染病突发事件预案等，同时对医务人员掌握各种预案的技能展开培训，要求医院有脆弱性分析，以消除隐患。

JCI运用追踪检查的方法，对医疗过程的各个环节进行全方位的跟踪检查，尤其关注那些严重影响患者安全与医疗服务质量的流程，对检查的问题全程追踪，看问题的角度及方法非常独特。

二、探索之路上的作为

医院评审评价是医院管理的有效抓手，JCI评审标准是参考书，中国标准是教科书；通过JCI评审不等于通过了我国的评审标准。JCI定期对医院进行评价，实践证实定期检查及评价医院，指出医院不足是促进医院持续改进的必要环节。医院没有定期的检查、评价及督导不可能得到进步，关键是检查及评价医院的目的、方式和方法要正确，也就是说医院监管者依据什么标准检查医院？用什么方法评价医院？检查及评价将给医院带来什么益处？这些是最重要的。目前在我国，国家已颁布医院评审标准，医院的管理、检查及评价有了依据。医院管理者运用这一标准管理医院，医院管理机构依据这个标准检查及评价医院，在检查及评价医院时采用什么方法就成为重要的导向。

坐落在北京海淀区学院路 38 号长城电脑大厦的 B-409 房间，2011 年国家原卫生部医管司在此成立医院评审评价项目办公室。各级领导到此视察，希望能顺利起步，稳步前行，健康开启我国新一周期的医院评审、评价工作。

专家们追史抚今，谈到我国医院评审、评价，回顾着历史，这么多年来我国医院管理部门一直在探索着医院的评审、评价之路，我国评审、评价之路到底怎么走？对这项工作到底怎么看？哪些经验值得总结？那些教训值得吸取？在新的历史时期内，这项工作如何起步、如何推动？这些问题从 20 世纪的 70 年代到今天一直是萦绕在卫生管理者和医院院长们心中的问题。1989 年我国开始了评审评价工作，当时的评审工作主要是学习国际上关于医院评价的先进理念和做法，结合我国三级医疗服务体系建设的实际，针对当时医院发展相对滞后、相关政策不够完善的背景下，摸索着开始了医院的评审评价工作。应该说，上一轮的评审、评价工作取得了很大的成绩，解决了几个基本问题。一是全行业管理问题。多种资金办医院，国家、集体、个人都投资办医院，面对大力办医、多头办医的现状，全行业的管理必须有一个抓手。在这种背景下，国家能不能把医院管理的事情拎起来？解决全行业的管理问题，依据标准管理医院、定期评价医院。二是把区域卫生规划和分级就医的理念建立起来了。三级医院要进行规划是在市场经济快速发展的背景下出台的政策之一，区域卫生规划的理念和分级医疗的理念至今仍然是指导我国公立医院改革的重要起点。三是改善了医院的硬件条件和能力，在当时的历史条件下，医院改善了就医条件，增加了设备，提高了质量，加强了管理，使医院在比较落后的状态下能够达到在那个历史条件下的相当水平。四是调动了地方政府对建设医院的积极性，对渴望在当地建设三级甲等医院有着很高的热情，也确实给了医院不少的投入。尽管当时在迎接评审和评审的过程中，存在这样和那样的不足，但毕竟是在国际上较早尝试医院评审做法的国家之一。第一周期医院评审工作推动了公立医院在 20 世纪 80 年代、90 年代的快速发展，这一历史作用是明确的。

经过十年徘徊、十年思考、十年酝酿，我国医院评审、评价工作再次起步，这次起步声势没有上次大，做法和以往也有所不同，进行了一些探索，但是感觉到这种探索与现实条件、医院要求、社会需求都有比较大的差距，难以适应现代社会的发展，难以符合现代医院管理的要求。换句话说，利用计划经济时代的管理手段管理现代医院，过去基本走到了尽头，现在的办法又不太科学。那些行政手段和行政做法，打多少分列个大表，检查两三天给一个评价，横向没有比较，纵向难以比较，同一个问题每次检查，每一位评审员都会呈现出不同的评价结果。因为随机性很强，评审员又没有经过同质化培训，政府通知谁来评审谁就来，因此面对同一个问题就会出现公说公有理，婆说婆有理的现象，这种行政的而不是科学的，粗放的不是精细的医院评审、评价，既无法对一个医院的情况做出全面而系统的评价，更难以指导受评医院的工作改进，也无法在全局上对我国医院评审工作做出一个总体的评价。在当时的历史条件下，对医院管理水平的评价手段及方法取得一定的成绩，那是计划经济年代医院行政管理的最后一抹彩虹，给我国医院的管理留下了深深的历史印记，给所有的医院管理者及员工留下深刻的、难忘的印象，以至于时隔十年，经历过医院评审的老员工们都会侃侃而谈当年如何加班加点、如何奋战，使医院得到来之不易的"三甲"的牌子。这一抹彩虹之后肯定不可能再有了，之后期盼的是医院管理新的朝阳升起，医院评审、评价新的一天的到来。这一天能不能到来？

"坐地日行八万里，巡天遥看一千河"，改革开放以来，我国医院管理者走出国门，打开国际视野，看到在我国停止医院评审的十年间，国际上已经积累并创造了新的医院管理手段和管理方法。美国和欧洲这些国家，都在过去的医院管理的基础上有了较大的进步。换句话说，同样随着医学科学技术的快速发展、患者不同需求的增长、医疗机构自身服务体系内部结构的调整、基础设施的更新、先进设备的引进，国内医院建设发生了很大的变化。国际医院的管理也发生了很大的变化。1989 年我国是全世界第 7 个开展医院评价的国家，在我国停止自己的脚步时，全世界已有 30 多个国家开启了医院评价，我国的台湾地区也跟上了国际医院管理的先进步伐。改革开放以来，随着经济的发展，医院的硬件有了天翻地覆的变化，从外表上看像个现代医院，进去一看管理理念的陈旧与现代医院差距甚大。就连护士的管理还停留在由科室主任管理，护士管理还不是垂直管理，这与现代医院的组织结构及管理框架是不相吻合的，仅从理念上就有着极大的差别。在这种背景下，市场经济规律强烈地推动着医院的发展，在整个社会越来越走向法治化的背景下，政府执政为民具体体现的窗口之一就是医疗服务，哪家医院做得好？哪家医院做得不好？政府如何监管医院，使医院更好地为老百姓服务？一个历史的命题再一次提到了医院管理者面前。

"穿新鞋，走新路"。在医政医管局的指导下专家们坚定了信心。接下来关键是如何开辟新的医院评审、评价之路，如何走好这条路。专家们开始忙碌了，有的在查询国外的医院评审、评价的方法；有的在解读我国的医院评审的标准；有的在摸索追踪方法在实践中如何应用；有的在研究评审员队伍如何建立；有的在忙着新办公室建章立制……工作紧张而忙碌。

作为国家层面的咨询办公室，专家们撰写完成《医院评审评价准备指南（2015年版）》，其共分五章，内容翔实丰富，从多个方面对如何做好医院评审与全面改进质量及落实标准与实施细则做了阐述。首先是对标准的理解与内涵做了简明清晰的解读，阐明了本次评审的内容、要求、作用及要达到的目标。明确指出新的标准是体现以患者为中心、质量安全为重点以及落实规范、改善服务；其次是就如何做好自查，对自查的方法与重点及质量管理工具的使用都提供了较详细的参考资料。《医院评审评价准备指南（2015年版）》要求各级各类医院与科室要把医院评审当作全面促进医院各项工作的契机，"以评促建、以评促改、评建并举、重在内涵"，围绕"安全、质量、服务、管理、绩效"，抓住"安全与质量"这条主线，体现"以患者为中心"的服务理念，全面、系统地加强医院的质量管理。要求医院树立以患者为中心、"常态化"、持续改进、信息化管理、科学管理、实现"三个转变、三个提高"的新评审、评价的理念。"三个转变、三个提高"即在发展方式上，进行规模扩张型向质量效益型的转变；在管理模式上，要从粗放的行政化管理向精细化、信息化管理转变；在投资方向上，医院支出要从投资医院发展建设转向扩大分配，以提高效率，通过资源纵向流动提升服务体系整体绩效转变。提高质量，以临床路径管理为抓手加强医疗质量管理；提高待遇，通过改善医务人员生活待遇，提高医务人员收入水平，切实调动医务人员积极性。以重点学科建设和持续改进质量以及调动广大医务人员的积极性为主线，建立独立的现代医院评价体系。核心就是要解决规范发展，解决科学发展问题，配合公立医院的改革及医院的质量改进，推动公立医院走向良性循环的发展道路。现行任务是要落实公立医院改革的某些任务，为政府客观评价医院提供有效手段，为医院持续改进提供有效方法。

原卫生部颁发的卫医管发【2011】75号文件《医院评审暂行办法》第四章要求：医院评审内容包括医院周期性评审和不定期重点评价。

医院周期性评审为综合评审，至少由4部分组成：医院书面评价、医疗信息统计评价、现场评价、社会评价作为业务指导辅导工具。《医院评审评价准备指南（2015年版）》一书详细阐述了书面评价、医疗信息统计评价、现场评价和社会评价四个维度，如何进行的综合评价，明确告诉医院新一周期的医院评审评价是定量评价和定性评价结合，医院评价结果是四个维度评价的综合体现。《医院评审评价准备指南（2015年版）》还就熟悉、理解追踪检查方法，对医院如何进行评审、评价准备，如何培训内审员，如何通过自评自建切实提高医疗服务质量和管理水平，如何配合现场评价工作等做了详细的解说和规定。该书还收录了前期评审、评价实践中部分医院的10个PDCA实施案例，并对其进行评价，以提供医院在评审、评价准备和日常管理工作中参考。《医院评审评价准备指南（2015年版）》作为我国新的医院评审、评价工作的普及性教材及参考书籍，主要适用于广大医院管理人员、各级评审员、医院内审员、卫生行政部门和医院管理人员、有意愿了解医院评审、评价工作的各类人员。通过对本书内容的熟悉和掌握，不管是医院管理者、各级评审员或医院内审员，还是致力于医院评审评价事业的人员，必定能对新一周期的医院评审评价工作有更深层次的了解，真正理解其内涵和精髓。另外，就医院管理而言，《医院评审评价准备指南（2015年版）》还可以作为医院部门或科室管理者做好日常管理工作和评审评价准备的重要参考书籍；对于致力于医院评审评价事业的人员，《医院评审评价准备指南（2015年版）》也是学习和了解医院评审评价工作的必读书籍。医院评审评价一直是医院管理的热门话题。本书将我国长期医院监管工作中积累的经验融入其中，可以说，《医院评审评价准备指南（2015年版）》凝聚了许许多多卫生行政及医院管理者的智慧结晶。然而，建立具有中国特色的医院评审评价体系目前还处于摸索实践阶段。因此，在今后的工作实践中要再研究、再积累，为《医院评审评价准备指南（2015年版）》提出进一步指导改进的意见，以便不断充实和完善其内容，使其真正成为医院各级管理者爱不释手的医院管理书籍，并共同为建立具有中国特色的医院评审评价体系做出新的贡献。

与此同时，《医院现场评价——评审员工作手册（2013年版）》撰写完成。评审员如何依据标准开展评审评价，成为新一周期医院评审评价过程中的重中之重的问题，是使新一轮医院评审评价健康发展、收到良好效果的关键。该指南将历时18年北京地区医院例行评价的经验及方法、"医院管理年"、中国台湾地区及国外医院评价的做法融为一体，内容翔实，条目清晰，指向明确，是评审员的教科书，也是评审员的操作手册和工具书。

紧接着完成了《医院评审法律规范选编》一书，其收录了与医院评审密切相关的法律、法规、部门规章和行业标准。标准共计383件，并根据文件或规范的属性，分别归入综合类、医院管理类、医院感染类、医疗管理类、药事管理类和护理管理类。

针对各级医院管理者学习管理理论、掌握管理工具的热情高涨，但结合工作实际，运用管理工具解决日常工作中的问题却不知如何做，不知从何处切入，不知从何处下手的问题，专家们为了帮助广大的医院管理者与医务人员很好地学习并掌握常用的管理工具，查阅文献资料和收集了一些医院在使用管理工具方面好的经验与做法，并把它汇编成册介绍给大家。随着评审评价工作的深入，医院如何持续改进成为研究重点，专家们又编写了《从经验管理走向科学管理——医院管理工具应用案例集》，于2014年顺利出版。这本书对医院进一步落实国家颁布的二级、三级医院与专科医院评审标准起到引领作用，10部"标准"每一部都有18处提及需用管理工具进行管理，对于医院、职能管理部门、科室主任、护士长运用管理工具都有明确的要求，《从经验管理走向科学管理—医院管理工具应用案例集》是给医院管理者很好的学习及参考书。这4本书的出版对新一周期的医院评审评价工作起到了很大的推动作用，称得上是"不见面的老师"。

社会的发展与进步都与工具的发明与进步紧密相关。1784年英国发明蒸汽机，把人类从6000多年远古的农业时代推进到了工业化时代，英国也因此成为世界上最发达的工业化国家。现代社会自1946年美国发明世界上第一台计算机和后来的互联网，把人类又从工业时代推进到了信息时代。互联网的出现，作为一种工具，进一步拉近了国与国之间的距离，为人们的交流提供了更加方便的途径。马克思说："手推磨产生的是封建主为首的社会，蒸汽磨产生的是工业资本家为首的社会"（《马克思恩格斯选集》第1卷，第108页）。马克思揭示了人类社会的进步与劳动创造工具的因果关系，当今社会的发展，随着社会分工的多样化，生产工具也日益多样化、复杂化、精良化。因此，可以说生产工具与管理工具的创新与发展是推动社会生产力发展和社会进步的重要因素。工具书共分为两个部分：第一部分简单介绍了常用管理工具的发展与应用；第二部分展现了医院与不同科室使用工具的案例。本书的理论性、科学性、实用性都比较强，是医院日常管理的必备工具，对改进医院与科室的管理有一定的帮助。医院管理者是凭经验管理还是运用管理工具开展科学管理，可体现医院管理者水平与能力的差异，是检验医院管理者是否是现代医院管理者的试金石。有的医院管理者曾学习过EMBA的课程，学习过医院管理工具，懂得几种管理工具是什么，但在实际工作中，学习到的知识往往就刀枪入库。在日常的医院管理中兵来将挡、水来土掩。每天忙忙碌碌，到年底一"盘点"，门诊量又有所突破，住院人数又有所增加，手术数量又有所提高，一切都满足在这些数据当中。数据仅从一个侧面反映一所医院的能力与水平，但不代表医院管理360°的方方面面，不是医院管理的全部。医院的管理是系统的、复杂的，涉及医疗、护理、药事、仪器设备、院感、财务、后勤等各方面，从一张处方、一份病历、一项制度、一件不良事件、一间卫生间的管理，均可看出医院的管理水平及管理能力。医院管理者应给予全面的关注。

学习医院管理工具，很好地运用到实际工作中，需先做到以下几点。

一是要树立持续改进的理念。医院管理者要勇敢地承认医院管理中的不足，一所再有历史的医院，再有成就的医院也会有不足，这个成绩与不足是99.999999999……%与0.000000000……1%的关系，医院管理者应更多地关注医院存在的不足，而不应总是停留在以历史为自豪的当下。为什么要更多地关注医院的不足呢？美国管理学家劳伦斯·彼得（Laurence J.Peter）的水桶原理或短板理论给出了贴切的答案。水桶原理或短板理论的核心内容为：一个水桶盛水的多少，并不取决于桶壁上最高的那块木板，而恰恰取决于桶壁上最短的那块。根据这一核心内容，"水桶理论"有两个推论：其一，只有桶壁上的所有木板都足够高，那水桶才能盛满水；其二，只要这个水桶里有一块木板不够高度，水桶里的水就不可能是满的。作为医院管理者如不能正视医院管理中的不足，看不到医院的短板，就谈不上运用医院管理工具持续改进，所以树立持续改进的理念是运用医院管理工具的首要前提。

二是要学习追踪检查的方法。追踪检查是以问题为导向的一种检查方法，可进行个案追踪和系统追踪。为什么要用追踪的方法发现问题呢？我们用这种方法能发现传统检查方法发现不了的问题，用这种方法可检查出制度在落实层面的问题，并能追踪到医院管理系统、流程及制度方面的问题，只有发现了医院管理系统层面的问题，才能真正解决工作中的问题。

三是要建立团队式工作机制。当前，各医院的职能部门分工明确，但行政的壁垒也非常坚固，工作上纵向合作得多，横向协作得少，经常听到职能部门说"这不是我们部门的事，你去找……个部门吧"，这种"踢皮球"的事在医院很常见，大家都习以为常。但是要按照标准建设、管理医院，要逐一解决发现的问题，就需真正以患者为中心，建立团队式的工作机制。为解决同一个问题组成项目制团队，这个团队是跨部门的，是来自有关不同部门的员工在一起，为解决同一个问题，共同应用管理工具研究分析，直到解决。如医院要解决急诊绿色通道不畅通问题，需负责医疗副院长或医务处长牵头，医务处、护理部、药剂科、检验科、医学影像科（普放室、CT室、核磁室、超声科）、各有关临床科室、后勤处（电梯、水暖、电、保洁）收费处、住院处等参与。凡是涉及急诊的部门及科室均应参加"改进急诊绿色通道项目组"，在医院搭建的同一平台上，各部门及有关科室共同运用PDCA解决这一个问题，形成以患者为中心解决问题的团队，共同分析，各负其责。这与以往在一个医院中各负其责是有所不同的，项目制更多的是强调协作、合作，强调团队"作业"，是在协作、合作的基础上的各负其责，而不是在各行其是下的各负自责。只有有了管理团队，管理工具才能运用，否则也是无效的。

四是要学会运用管理工具。医院管理者在有了新的理念，掌握了新的检查方法，能够发现问题，又建立了解决问题的团队机制的基础上，接下来就要学习、运用管理工具，只有这样才能落实三级综合医院评审标准实施细则中有关持续改进的各项条款。

在研究新一周期医院评审、评价的过程中，出版四部相关书籍成为具有标志性的成果。与此同时专家们还发表了研究医院评审、评价的一批论文。2012年、2013年、2014年、2015年先后在《中华医院管理》《中国卫生质量管理》《中国护理管理》上发表论文20篇。《2011版三级综合医院评审标准的设计思路与特点》《我国及国际医院评审概况探讨》《某市部分三级甲等医院门诊满意度调查实践概况》《我国及国际医院评审概况探讨》《医院评审员培养模式的探索与实践》《现场评审中常见问题与改进准备要点》《现场评价常见问题分析及建议》《追踪方法学在医院评审中的应用及案例分析》《医院评审潜在风险及控制策略》《学习第5版JCI标准的体会》《通过病案首页数据分析指导对医院现场评价》《51所医院住院患者满意度分析》《住院患者服务满意度调查与分析》《基于数据对比分析的护士工作满意度》《国外医院评价体系与我国现行评价体系的比较和启示》《大数据时代统计分析的新特点》《从经验管理走向科学管理》《PDCA应用于医院管理的价值分析》《医院全面质量管理360度评价研究》《新加坡医院管理经验与启示》等。这些论文涉及的内容有国际的前沿，也有国内的现状；有理念的建树，也有方法的研究。可以看出我国在最近三年内追赶国际潮流中的作为和思考。近日刚刚收到ISQua的通知，医院评审评价项目办公室撰写的《Satisfaction with the Outpatient Services of 36 Tertiary Hospitals in China》论文，已被ISQua2016年国际会议录用，并邀请中国大陆专家到ISQua2016年国际会议上做报告。这是开创性的工作，也是我国大陆第一次登上 ISQua 国际医疗质量与安全大会论坛。这坚实的一步，向国际医院管理者们展示医院评价中国不能缺席，也是我国大陆医院评审、评价工作走向国际舞台的开端。为国家争光，让医院评审专家们为之高兴、为之兴奋。

一整套的思路、做法编成四本书及 20 篇论文奉献给医院管理者、奉献给社会。专家仍不满足，又进行新的工作，开始尝试从理论到实践的艰辛过程，将研究成果推向全国，为医院质量管理的提升继续奋斗及开创新的道路。

开始评审员培训。从一点都不知怎么评价医院开始，到成为一个称职的评审员，从第一期医院评审员培训班办到第八期，每一次授课都要总结、分析，不断提高教员的水平及教学能力。对课程一次又一次地推敲，课程的安排一次比一次严谨、实用。从单纯的理论授课发展到边授课边带教，从带教发展到实训。根据卫生计生委医政医管局的设想，医院评审评价项目办公室的专家又开始设计"全能"评审员的培训，冠名以112E。为什么要培训"全能"评审员呢？每个评审员由于执业的限制，知识面不够宽，查医疗的查不了护理，查护理的查不了院感，查院感的查不了药事，查药事的查不了病案，查病案的查不了后勤，查后勤的查不了别的方面，但新的标准要求评审员下去问题一把抓，回来再分家。实际工作也是不可能分得那样清楚，都是"你中有我，我中有你"。

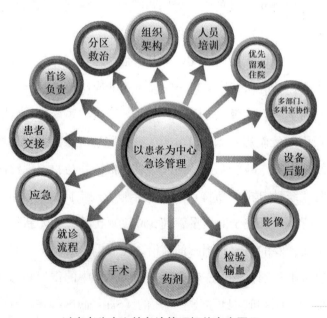

以患者为中心的急诊管理相关内容图示

以急诊管理为例：急诊是救治患者生命的紧急窗口，是多学科、多部门共同服务于患者的特殊科室。从图中可以看出，依据评审标准，建立以患者为中心的急诊管理，涉及医院管理工作的多个环节，包括建立急诊管理组织架构，设置急诊科及检验、输血、影像、手术、药剂等辅助科室部门，科学规范就诊流程如分区诊治、首诊负责、检诊分诊、优先留观住院、多学科及多部门协作、培训急诊服务人员、建立完备的应急和后勤设备保障等。关于急诊工作的评审条款涉及评审细则中17节42款，要求评审员一一检查到，这就要求评审员有广博的管理知识，对评审员的训练需要具有针对性。由于针对评审员训练的时间长短不一，经过3年实践，评审员虽然没有分级制度，但现实情况说明评审员的水平能力高低不一。如果按级分，评审员实际是有一年级的（接受过理论、方法、技能培训，又实训5所以下医院）、有二年级的（实训5～10所的医院）、有三年级的（实训11所以上的医院）。专家们设想，纵向培训到三年级的评审员，可开始星级培训，通过训练能多查一个组的内容就增加一颗星，拿到6颗星就达到了"全能评审员"的标准。这也是促进评审员不断学习的一种设想，到那时就可培训出同质化、专业化的评审员了。设想刚刚起步，因时间紧，培训的评审员一年级没毕业，就去查65所大医院，这个任务确实繁重。可不去实践又怎么能培训出同质化的评审员呢？就如同先有鸡还是先有蛋的问题一样。2013年5月，卫生计生委医政医管局组织并指定中日友好医院为评审员们提供实践平台，还请来台湾专家带教。那一次培训了我国大陆的评审员骨干，让其亲身感受了什么是追踪方法，体验了追踪方法的实际操作；2013年、2014年，有关部门又送17名评审员去韩国、日本参加JCI培训，使这些骨干真正懂得了应该怎样掌握和运用追踪方法，回来后现身说法为评审员做培训。起步阶段，人人既是教员也是学员。

专家在培训时讲道：JCI认证准备过程等于我国医院评审过程。其目的是促使医院为患者安全和质量创建一个规范的工作环境，促使医院去开发一个适合自己医院的持续改进的机制。在这点上，我国新的医院评审评价与JCI是完全相同的，与JCI参评医院的出发点与落脚点是一致的。JCI致力于患者安全与医疗质量的提升，这一愿望与医院院长的意愿是一致的。院长们主动参加医院评审、评价的积极性较高，他们的愿景越明确，使命越强烈，就越愿意带领医院跨越到质量与患者安全的更高境界。目前我国医院参加评审大部分是政府强迫的，仅有很少部分医院是院长主动参与的。

评审员还体会到，JCI不管是咨询专家还是评审专家，对标准非常熟悉，对满足标准的评审要素同质性很好，专家评审每一条标准的切入点和衡量要素基本一致。JCI的老师看见什么查什么，但紧紧依据标准。评审员通过学习也理解了同质化的问题，同质化不是死板的什么都一样,不是发现问题、采样地点和现象观察的绝对相同,也不是每次发现问题的机会必须相同,而是遇到同样问题能够用同样的标准进行判断。JCI 结果评价是动态的,不是绝对百分数,而是确立正态分布 95% 分值的区间,这样可以纠正因评审员或评审标准修订所带来的偏差,可以更好地体现科学评价,使医院永远努力有方向、有目标,显示整个监管体系的持续改进。

评审员们还感受到 JCI 检查方法既有统一性又有灵活性,统一性体现在共识、通则,如非文化和法规限制的部分,是检查的原则依据;灵活性体现在采样方法、具体执行行为体现、法律法规背景下的约束、追踪路线的设计等。评审员彻底扭转了以往检查文件及规章制度的习惯,重在观察文件及规章制度的执行及落实情况。JCI 各位评审员到医院开始检查会使学员感受到检查什么内容没有固定,检查的时间没有固定,检查的步骤也没有固定,检查的地点是 JCI 老师前一天设计的,深入到一线员工,追踪到细枝末节,寻找到缺陷所在;JCI 检查具有随机性,追踪检查的方法,评审员主动选择检查的切入点,以大量访谈及实地检查为主要任务,访谈对象有院领导、有职能部门的领导、有科室主任、有护士长、有各类员工、有患者及家属。在评价现场随机选择,可以看到真实的医疗、护理、后勤记录及医院的组织、运行和保障体系,能听到一线的声音,检查的面很宽,了解得很深入,这样使评审员可以避免盲人摸象,只看一点不及其余,也可避免被医院诱导,避免医院弄虚作假。医院及员工感受到弄虚作假无法应对这种评价的方法,用这种方法引导医院改变关注点,从对付评审员转变到关注医院按照评审标准一条一条落实,精细化地做好日常的医院管理,不断提升医院管理水平。无论何时,都以真实的面貌,迎接评审评价的检查。评审员学习追踪检查路线一是从一位患者开始的追踪;二是以一种药品管理为主线的追踪;三是以一个设备为主线的追踪;四是一个细菌为主线的追踪;五是一个制度的追踪;六是一个能源(气、水、电、火等)的追踪等。

评审员在进行 JCI 培训时,感受到 JCI 也在践行他们自身大力宣传的持续改进的理念,与时俱进。如在 2014 年发布的第五版新标准中增加了新的内容,删除了所有对制度的要求,只保留一条制度的管理标准。增加 APR(认证评审参与要求),对医院维持评审通过状态提出具体要求。如提供准确资料、提供指标数据库资料、医院服务规模扩大 20% 要告知等。患者安全目标的每一条测量要素均需要达标。增加关于医院暴力的标准,增加伦理框架和安全文化访谈,增加医院领导对质量的指标设定、优先级的确定、数据利用的访谈等;增加质量管理部门的数据传递职能评估等,增加供应链管理,增加医务人员对患者意见支持的具体措施，增加器官移植知情同意书中关于选择、长期免疫抑制剂使用不良反应、费用等标准；增加植入物管理、相关风险的管理，如感染率的管理；增加对术后镇痛剂知情同意的标准。将医疗设备管理改为医疗技术管理。增加对医师考核的标准。医院每一年至少做一项成本绩效的质量改进项目。强调患者受益，避免以管理、评审为目的制造大量的医疗文书及制度。所有医疗文书不能摆放在那里不用，医疗文书对保证患者质量安全有效能，否则就是一纸空文。如各种评估文书，为什么这么设计，给谁用，用的目的是什么，适合哪些医疗过程，如何评价其使用效果等都不清楚，只是为评审而设计是不可以得分的。

评审员还体会到，JCI 对管理执行及落实的形式上不做硬性要求，不是要千篇一律，不拘泥于任何形式，也不拘泥于执行落实的方式。如医院的规章制度，决不需要各医院都一律要准备多少装文件的盒子，也不需要统一放在哪；医院的规章制度的文书版式可以是纸质的，也可以是电子版的，只要员工需要能查得到，能在工作中真正的依照规章制度做即可。在检查的过程中评审员要注意与员工访谈时，不要要求员工背诵什么，而是注重检查员工是怎样落实的，并要注意在访谈时，不问及与他本职工作不相关的问题；在访谈时还需注意提问的方式，是开放式、非导向性、鼓励性的提问，而不是闭合式、导向性、批评式的提问。如不应该问：你接触患者前是否总是要先洗手？这是闭合性、导向性的问题；而应该问你在工作期间什么时候洗手？又如，你们医院开展预约挂号吗？这是导向性、闭合式的提问；而应问：你院患者看病都怎样挂号？每当评审员听完员工的回答要给予适时的肯定和表扬，然后再指出其中的不足。

评审员们还学习了 JCI 认证环节，整个过程需要经过辅导咨询、模拟认证、结果评定、现场认证。经过这 4 个过程，45 天后，如通过认证，需要提交战略改进计划；如这个战略改进计划未通过，再给 30 天修改时间；通过后，要在三年内按照战略改进计划持续改进，三年后复审；如这次认证评价未通过，给医院 120 天的整改期限后，重新认证，第二次进入认证程序。

评审员还感受到了 JCI 认证前的培训、认证评审的流程及方法。认证前的培训是 JCI 医院评价认证过程中不可缺少的第一步。这个培训导向明确，以实际辅导效果告诉医院要持续整改，没有认真的整改，只想用某些做法对付评审员、对付检查、对付监管部门是不行的，是不可能通过评价认证的。评审员建议应将这一方法纳入我国参评工作。JCI 追踪方法以"患者"的眼光体验来感知医院的服务。为此，JCI 要求在现场评价时评审员要将70%的时间花费在病房及医院的每一个角落，询问医疗服务直接提供或监督者，见到谁问谁，见到谁观察谁。观察员工的行为，观察患者所在的环境、设备、应急和后勤支持情况，通过以患者的角度"看"到医疗、护理、服务的全过程，对照评审标准全面分析医院提供医疗、护理、服务的情况，再给出评价的结果。评审员不能只听或只看单个制度的落实情况，要观察该制度的实用性，观察患者需要什么样的制度，观察众多制度间是否存在管理空白点和管理的裂隙，找到要做出结论的依据及事实；要检查过程质量管理，通过对医疗过程的各个环节进行跟踪检查，遵循"以事实为依据，以标准为准绳"的原则，全面评估医院服务的组织系统和运行流程。通过看到的一个现象，追踪检查其发生的根本原因更重要的是通过个别现象追踪、寻找医院管理系统中的问题，以此推动医院从系统上改进医院的工作，而不是就事论事。

赴JCI学习的评审员们交流着、讲述着学习的体会，憧憬着未来，他们说，通过与JCI老师的学习和交流，使我国评审员团队"洋为中用"充满信心，专家们认为，只要再给我们1～2年时间来造就一支稳定、敬业、同质化的评审员队伍，我国的医院评审评价体系一定能既符合中国国情，又能与国际接轨。2013年、2014年，评审员人人是学员，人人也是老师，谁所在的医院经历过JCI、KTQ的检查，就由谁来给大家讲课，讲感受，讲美国专家、德国专家是怎么运用追踪方法进行检查，怎么看问题，如何设计路径，和大家一起相互学习，一边各自摸索规律性的东西，学一点传授一点，学一点归纳一点，探索、研究的热情之高、氛围之好是很少有的，一群渴望建立自己国家评价方法的医院管理者们，在面对诸多阻力的大环境中积极探索学习国外的经验，不停地、默默地奋斗着、努力着，真令人难忘。经过培训的评审员就又开始走向实践，在查过65所医院其中的34所以后，专家们又和评审员们一起摸索出新的经验。

实践四个维度的综合评审。2011年9月21日卫医管发【2011】75号印发《医院评审暂行办法》第四章，第二十四条中写道：医院周期性评审包括对医院的书面评价、医院信息统计评价、现场评价和社会评价等方面的综合评审。2013年初国家卫生部医管司委托医院评审评价项目办公室对全国部分三级甲等医院进行2012年度质量安全情况年度评价。对这些三级甲等医院进行书面评价（自我评价）、信息统计评价、现场评价、社会评价。经过几个月的实践，34所医院完成了自我评价及现场评价，65所医院完成了信息统计评价。51所医院对住院患者依据《三级综合医院评审标准实施细则（2011年版）》四章8节11条款进行了满意度调查；依据《三级综合医院评审标准实施细则（2011

年版）》两章 9 节 12 条款对 52 所医院员工满意度进行问卷调查；依据《三级综合医院评审标准实施细则（2011 年版）》二章 8 个条款对北京、广东、湖南、陕西、辽宁 36 所医院门诊进行患者满意度调查；依据《三级综合医院评审标准实施细则（2011 年版）》三章 14 个条款（其中有 2 个核心条款）进行 112 家护理服务满意度调查。四个维度评价之路，评审员们发现了什么？

三、"啄木鸟"的发现

我国《医院评审暂行办法》（2011 年 9 月 21 日卫医管发【2011】75 号）第四章"评审的实施"第二十四条明确指出，医院周期性评审包括对医院的书面评价、医院信息统计评价、现场评价和社会评价四个维度的评价。为什么要实施四个维度的评价？怎样进行四个维度的评价？通过四个维度的评价能发现什么问题？

面对有着悠久历史，有着数不清、讲不完的成绩、奖牌、荣誉的众多医院，医院管理要确定新的标杆。标杆在哪里？标杆是什么？这个标杆不是某一个医院，所有的医院都有自己的长处。一会学这家医院，一会学那家医院，东一榔头西一棒子，使医院的管理呈现碎片化的、非系统化的管理，使医院管理存在许多不适应自己医院的问题，致使制度、规定"水土不服"，很难落实。所以医院在选择标杆时要以国家 2011 年颁布的医院评审标准为标杆，依照国家标准系统地、科学地管理医院和建设医院。依据标准中的要求给职能部门及科室提出工作要求，依照标准找到医院存在的不足，加以持续改进，而不是以医院领导个人的理解、个人的经验管理医院。菲利普·科特勒就标杆分析法解释说："一个普通的公司和世界级的公司相比，在质量、速度和成本绩效上的差距高达 10 倍之多。标杆分析法是寻找在公司执行任务时如何比其他公司更出色的一门艺术。"又如美国管理学家彼得的木桶原理所示，只有桶壁上的所有木板都足够高，那水桶才能盛满水，只要这个水桶里有一块不够高度，水桶里的水就不可能是满的。由许多块木板组成的"水桶"可象征一个集体，每块木板可象征每一个员工，而"水桶"的最大容量，则象征着整体的实力和竞争力。作为一所医院的整体竞争力就如同木桶原理，医院的长板很长，工作的重点是保持长板，但重要的是发现短板，使短板不断增长，医院整体实力才可能提升。一位经历过新的医院评价的院长说："专家们来找不足，从理论上来说是好事，但院长要对评审员指出的短板、不足及缺点，听得进、坐得住，真心实意欢迎诊断。接受批评并不是一件容易的事，会感到不习惯。第一天评审员指出了许多问题，我的心里哇凉哇凉的，从头凉到脚，心想，我天天都在这所医院工作，医院还有这么多中层领导及职能部门的员工天天都在忙碌，怎么没有发现这样多的问题呀？第二天就像蒸桑拿一样，全身上下发热，为什么医院还存在这样严重的问题呀？到了第三天我才平静下来，评审员指出的问题一是一，二是二，都是我们医院存在的问题，主要是平时我们医院的管理没有依照国家的标准管理，所以各个部门都很忙，但却没忙到点子上。"要将医院管理得比别人好，医院就必须不断查找问题，持续改进问题，这项工作只有开始，没有结束，持续改进，永无止境。只要观念转变，一切就顺理成章。

（一）照着镜子看自己

自我评价是新一周期医院评审评价的四个维度之一。新一周期医院评审、评价增添了书面评价（自我评价），这是请医院对照医院评审标准检查自己医院的管理实情，找出问题，自觉改进。陈旧的理念使以往的检查、评价、评审工作迷失了正确的方向。医院突击，员工加班加点所做的一切，只是为给来检查的专家看看，能作假的作假，能粉饰的就粉饰，能遮掩的就遮掩，盼着专家快来，来了，又盼着专家快走。等专家查完走了，全院都传递着"喜讯"：专家走了！真的走了！全院员工都无比的喜悦。专家走了，一切复原，所做的一切都回到原点，医院完全处于被动的管理状态。为使医院提高自我管理的意识、能力及水平，新的医院评审、评价，增加了医院书面评价，主要是自我评价。通过自我评价，转变对评审、评价工作的理念及态度，医院应为持续改进安全、质量、服务进行自我评价，所做一切不仅是给评审专家看，更是要提高医院自我管理的能力和水平。医院在做完自我评价后，评审员会进行现场评价，同时会对医院自我评价结果的真实性、准确性、完整性、客观性进行评价。运用 Kappa 值对自我评价的结果与现场检查结果做一致性检验，统计指标 Kappa 值计算结果为 -1 ~ 1，但通常 kappa 是落在 0 ~ 1。故可分为五组来表示不同级别的一致性：0.0 ~ 0.20 极低的一致性；0.21 ~ 0.40 一般的一致性；0.41 ~ 0.60 中等的一致性；0.61 ~ 0.80 高度的一致性；0.81 ~ 1.00 几乎完全一致。对医院自我评价结果的评价，是为促进医院按照国家医院评审标准主动做好日常工作。在给医院做自我评价结果的评价时发现，无论医院有着怎样辉煌的历史及瞩目的成绩，只要医院对标准理解不全面、自我感觉良好、未对照标准一一落实或凭想当然做自我评价的医院，一致性检验 Kappa 值均较低。

自评结果分析 -1

医院	标准款数	非 E 款数	A 符合率	B 符合率	C 符合率	D 符合率	Kappa 值
H008	637	601	65.66%	81.12%	95.83%	100.00%	0.755
W023	576	502	61.62%	85.71%	86.52%	100.00%	0.731
C005	584	495	62.30%	80.56%	85.23%	90.91%	0.714
T020	578	487	61.38%	79.05%	93.37%	NA	0.711
A005	578	496	52.90%	83.67%	90.53%	81.82%	0.691
A002	525	487	65.58%	67.74%	92.11%	100.00%	0.639
H010	578	504	31.25%	60.33%	89.47%	100.00%	0.639
R018	549	523	56.07%	73.84%	91.57%	100.00%	0.627
E007	637	596	55.02%	73.58%	92.70%	68.75%	0.622
B004	637	617	52.16%	76.32%	98.51%	100.00%	0.605
P005	621	605	52.19%	81.18%	84.81%	75.00%	0.583

自评结果分析 -2

医院	标准款数	非 E 款数	A 符合率	B 符合率	C 符合率	D 符合率	Kappa 值
K012	637	637	60.06%	85.65%	93.65%	100.00%	0.581
F009	587	498	48.15%	51.27%	88.24%	100.00%	0.548
D004	577	574	52.75%	73.60%	80.00%	63.64%	0.537
W022	549	542	40.89%	83.80%	98.17%	100.00%	0.536
O021	621	609	37.72%	59.62%	86.21%	100.00%	0.522
J010	637	619	54.52%	79.27%	82.00%	100.00%	0.503
G008	658	645	46.55%	72.62%	91.49%	75.00%	0.497
V022	637	623	39.44%	77.71%	95.74%	75.00%	0.439
F006	578	498	18.66%	54.95%	86.11%	95.24%	0.428
N011	637	627	44.62%	66.81%	95.31%	100.00%	0.403
H009	637	615	32.09%	84.00%	89.92%	NA	0.365

自评结果分析 -3

医院	标准款数	非 E 款数	A 符合率	B 符合率	C 符合率	D 符合率	Kappa 值
B003	664	639	32.82%	71.04%	95.31%	100.00%	0.343
Y024	578	502	31.38%	62.50%	86.67%	0.00%	0.340
O015	577	573	30.79%	70.99%	80.82%	72.73%	0.327
J011	596	590	39.66%	69.11%	100.00%	NA	0.297
E008	664	630	24.10%	64.83%	93.02%	100.00%	0.297
X023	637	594	47.84%	72.73%	87.50%	100.00%	0.264
A004	637	617	40.23%	79.37%	94.29%	100.00%	0.257
B006	637	577	18.80%	53.02%	81.16%	NA	0.238
S019	637	625	38.06%	82.47%	100.00%	100.00%	0.225
N014	576	573	32.66%	70.00%	88.10%	100.00%	0.222
M010	637	613	28.73%	63.83%	100.00%	100.00%	0.123
U021	636	627	25.23%	48.28%	94.12%	NA	0.080

　　国家实施评价任务的 65 所医院中的 34 所医院自我评价结果：高度一致性的 10 所，中等一致性的 10 所，一般一致性的 12 所，极低一致性的 2 所。34 所三级甲等医院自我评价大部分做得真实、客观、准确、完整，仅小部分自我评价与评审员评价结果有较大出入。凡是主动申请评价的医院，在辅导后，医院自我评价与专家的评价出入都不大；凡是被动接受评价的医院，特别是没有经过辅导的大医院，会出现一致性较差的结果。

　　自我评价首先要使医院管理者知道：管理不是随意的，不是凭管理者的悟性，不是凭其惯性运转的。一定要用标准来管理医院，无论是国内标准还是国际标准。比如，可以选择用我国政府颁布的医院评审的标准，或者用美国 JCI 医院评审标准，或者用英国的、德国的、澳大利亚等国的标准。医院的管理不可以没有标准。如我国香港用澳大利亚评审标准管理及评价医院，台湾地区用自己制定的标准管理及评价医院。我国 2011 年颁布的标准符合国情，也是可以落地的，凡是依据标准管理、评价医院的医院，自我管理的能力及水平就会有不同程度的提升，医院管理越来越规范，医疗越来越安全，质量越来越有保障，医院服务越来越使患者满意，医疗纠纷越来越少，有了纠纷处理起来越来越顺畅。

（二）数据背后的探秘

信息统计评价是新一周期医院评审评价的四个维度之二。

"大数据"时代已经到来。最早提出"大数据"时代已经到来的机构是全球知名咨询公司麦肯锡。麦肯锡在研究报告中指出，数据已经渗透到每一个行业和业务职能领域，逐渐成为重要的生产因素；而人们对于海量数据的运用将预示着新一波生产率增长和消费者盈余浪潮的到来。我国国务院关于积极推进"互联网＋"行动的指导意见中指出，要推广在线医疗卫生新模式，发展基于互联网的医疗卫生服务，支持第三方机构构建医学影像、健康档案、检验报告、电子病历等医疗信息共享服务平台，逐步建立跨医院的医疗数据共享交换标准体系。李克强总理 2015 年 8 月 19 日主持召开国务院常务会议通过的《关于促进大数据发展的行动纲要》中指出，消除信息孤岛，加快整合各类政府信息平台，避免重复建设和数据"打架"，增强政府公信力，促进社会信用体系建设。优先推动交通、医疗、就业、社保等民生领域，政府数据向社会开放，在城市建设、社会救助、质量安全、社区服务等方面开展大数据应用示范，提高社会治理水平。深化大数据在各行业创新应用，催生新业态、新模式，形成与需求紧密结合的大数据产品体系，使开放的大数据成为促进创业创新的新动力。让各类主体公平分享大数据带来的技术、制度和创新红利。《全国医疗卫生服务体系规划纲要（2015—2020 年）》中要求，加强人口健康信息化建设，到 2020 年实现全员人口信息、电子健康档案和电子病历三大数据库基本覆盖全国人口，并信息动态更新。全面建成互联互通的国家、省、市、县四级人口健康信息平台，实现公共卫生、计划生育、医疗服务、医疗保障、药品供应、综合管理六大业务应用系统的互联互通和业务协同。2015 年 5 月，习近平在给国际教育信息化大会的贺信中说："当今世界，科技进步日新月异，互联网、云计算、大数据等现代信息技术深刻改变着人类的思维、生产、生活、学习方式，深刻展示了世界发展的前景。"国际上很多国家在进行医院评审、评价的过程中都运用数据，并对数据进行收集、分析及寻找数据背后的问题，这成为医院评审、评价过程中的核心内容。数据可帮助医院不断改进。数据还能为评价组织提供连续的信息流，以支持医院在持续的评审、评价过程中不断做出改进。这些改进又可从数据统计中反映出来是进步了还是退步了，从而巩固有效的做法，持续改进不足来达到不断进步的态势。加入外部数据库，医院还可将自身与当地、全国以及国际上的其他类似医院进行比较。比较是识别改进的机会和记录医院绩效水平的有效手段。因此医院要加快以电子病历为核心的医院信息化建设，以实现习总书记、国务院提出的有关信息化建设的要求。

基于病案首页进行的信息统计评价是新一轮医院评审、评价四个维度之一的评价内容。医疗质量数据来自医院的病案首页。由于医院不重视病案首页的填报质量，在评审检查中存在这样那样的问题，以至于病历首页无法用于医院医疗质量的评价，数据统计人员需与医院沟通 10 多次，才能将医院病案首页的基本问题纠正。56 所医院的数据统计，统计人员打电话 500 多次，才使这些数据达到可用的质量。65 所医院中有 9 所医院因病案首页填报错误，影响了医疗质量统计分析。新一周期的医院评审、评价不只是定性评价，而是将定性评价与定量评价相结合，医疗信息统计评价是医院定量评价的重要依据。纵向评价分析，医院可以看到自己的进步或退步；横向评价分析，医院可以看到兄弟医院的长处，比较出自己医院的短处，哪怕是第一名也可看到自己医院与第二名的差距是大是小。龟兔赛跑的情况会给第一名很大的启迪。医院评审评价项目办公室信息统计评价不发布、不排名、不露名，只有一个明确的目的，就是为了患者的安全、质量及服务，帮助医院寻找分析数据背后的质量问题，以数据分析医院医疗质量进步与不足，从数据中查找职能部门监管能力的薄弱点，找准医院改进的方向，并与医院共同研究问题，解决问题。医疗信息统计评价还可就各医院的数据，体现出各医院的特色。数据可显示自己医院与兄弟医院对同一种疾病的诊疗过程的死亡率、感染率、2 ～ 31 天再住院率、出院当天再住院率、非计划手术率、计划手术肺部感染率、疾病住院日中位数、疾病收费中位数等，有关领导可以依据这些质量数据及负性指标，寻找数据背后的医疗护理质量中、管理中存在的问题。到目前为止，已对 600 余所医院百亿条信息进行分析，专家们通过反映医院日常医疗工作质量的指标看到了医院存在的问题及医院的基础医疗质量。

以 56 所医院信息统计评价分析为例，监测分析框架与分析结果如下。

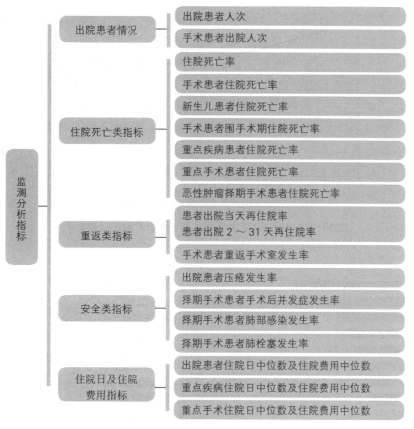

监测分析指标框架

1. 2010—2014 年 56 所医院手术患者围手术期住院死亡率分析

从统计的 56 所三级医院手术患者围手术期死亡率可以看出，五年来手术患者围手术期死亡率下降 0.05%，说明各医院都很重视手术安全，特别是围手术期的安全，这是医疗质量提升的重要标志。具体到每所医院，按照下列统计，围手术期死亡最多的医院与最少的医院相差 29 倍。将数据给各医院，各医院围绕数据查找、分析问题，查看数据背后的根本原因，以便有针对性地改进。

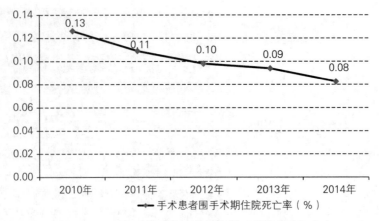

2010—2014 年 56 所医院手术患者围手术期住院死亡率

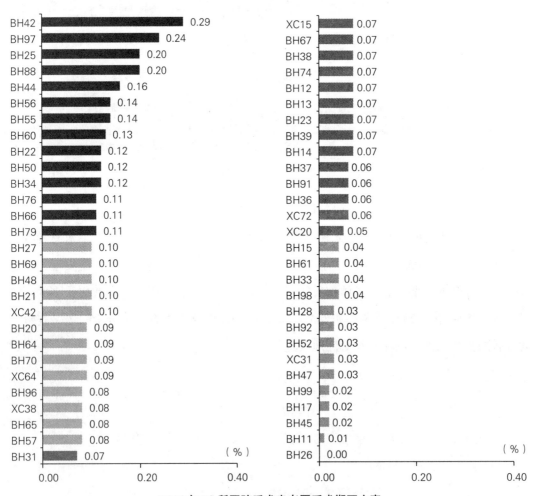

2014 年 56 所医院手术患者围手术期死亡率

2. 2010—2014 年 56 所医院新生儿患者住院死亡率分析

可以看出，56 所医院新生儿死亡率有明显的降低趋势，从 2010 年到 2014 年已降低 0.72%，说明这 56 所医院的产科、新生儿的质量都在提高。配合科室中的麻醉科、手术室等的支持、配合作用也越来越好。从各医院新生儿死亡率可以看出各医院的差距，5 年间最高的新生儿死亡率与最低新生儿死亡率相差 86 倍。为什么会有这样大的差距，各医院需进一步分析，找到要因，以便加以改进。

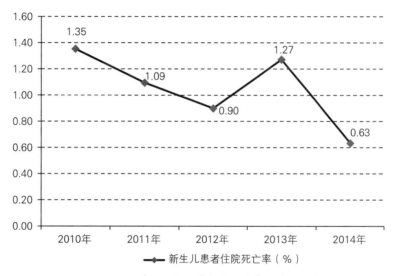

2010—2014 年 56 所医院新生儿患者住院死亡率

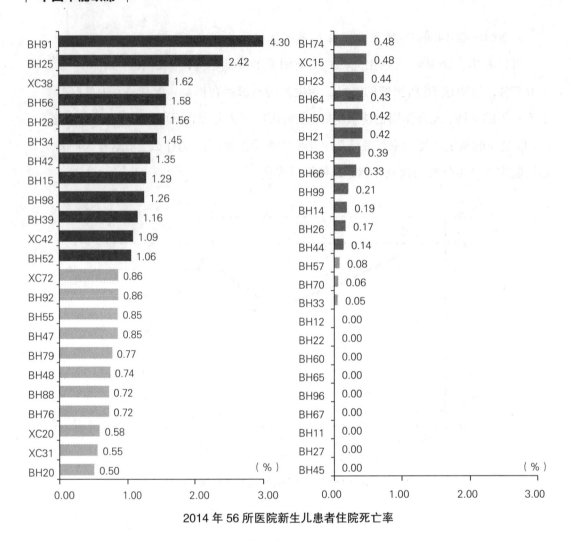

2014 年 56 所医院新生儿患者住院死亡率

3. 2010—2014 年 56 所医院手术患者肺部感染发生率分析

从 56 所医院手术患者肺部感染的数据可以看出，总体趋势下降 0.45%；但术后感染率发生高与低相差很大，大到相差 200 多倍，说明有的医院应特别关注术后肺部感染发生率背后的问题，到底问题出在哪？应多部门一起做根因分析，寻找是手术技术问题、麻醉问题、护理问题、用药问题，还是院内感染问题等。需认真分析，共同研究，以减少术后肺部感染的发生，不给患者增加痛苦及危险，提高医疗质量，减少住院时间，减少资源消耗，减少医疗费用。

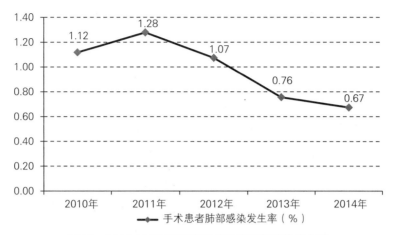

2010—2014 年 56 所医院手术患者肺部感染发生率

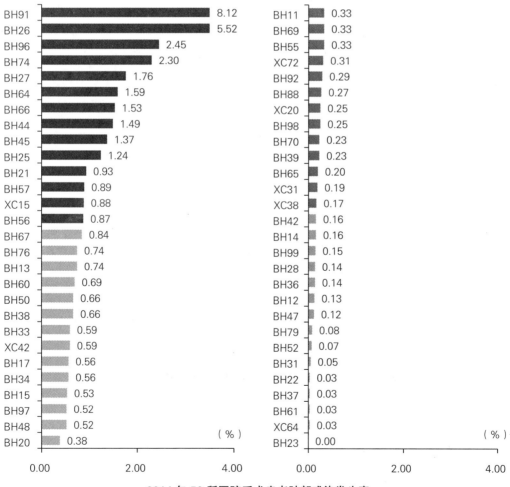

2014 年 56 所医院手术患者肺部感染发生率

4. 重点疾病住院死亡率分析

依据 2011 年颁布的三级综合医院评审标准，对重点疾病单病种住院死亡率分析、监测及研究。

（1）急性心肌梗死

从各医院急性心肌梗死患者住院死亡率的统计可以看出，2010—2014 年 56 所医院总体上急性心肌梗死患者住院死亡率下降 2.31%。各医院就此病种的死亡率最高的与最低的竟然相差 416 倍，具体要分析患者到急诊的时间、开始溶栓或到达介入导管室的时间、球囊打开的时间等，需要查看医院急性心肌梗死绿色通道的整个过程，以找到整个流程中的问题。是因为患者到达医院的时间晚了，失去了最佳的抢救机会；还是患者合并多种其他基础疾病，疾病难度系数很高，确实难以救治，属于疾病的正常转归。这些分析就是要一个患者一个患者的研究，以便对症下药，改进急性心肌梗死救治最不合理的流程，创造抢救患者争分夺秒的工作流程，以减少急性心肌梗死患者住院死亡率，提高抢救成功率。为此，评审员创造了医院急性心肌梗死绿色通道的检查方法，以推动绿色通道的畅通。

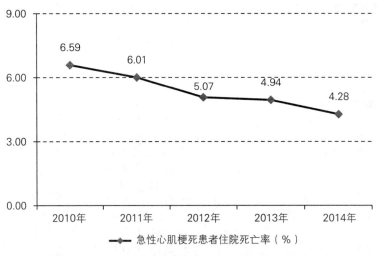

2010—2014 年 56 所医院急性心肌梗死患者住院死亡率

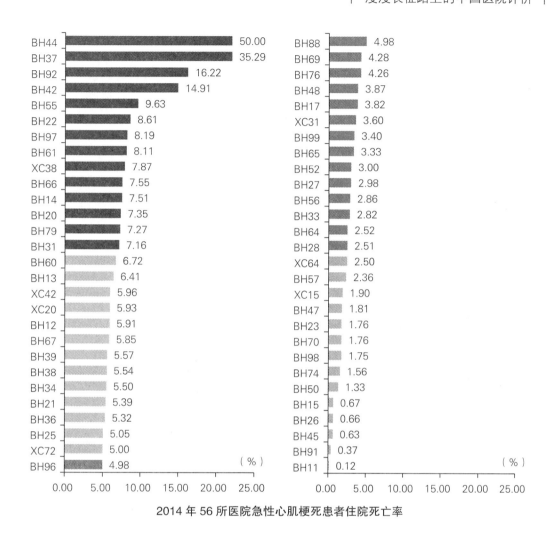

2014 年 56 所医院急性心肌梗死患者住院死亡率

（2）脑梗死患者住院死亡率

从统计中可以看到，56 所各医院脑梗死患者住院死亡率近五年来逐步下降了 0.55%，但各医院还是有很大差距。相差距离的原因是需要查看医院急性脑梗死绿色通道的整个过程，以找到整个流程中的问题。是因为患者到达医院的时间晚了，失去了最佳的抢救机会；还是运送的过程中存在一定的问题；还是患者合并多种其他基础疾病，疾病难度系数很高，确实难以救治，属于疾病的正常转归。从中找到可以改进及提高的因素，以便对症下药，改进急性脑梗死救治最不合理的流程，创造抢救患者争分夺秒的工作程序，以减少急性脑梗死住院患者死亡率，提高抢救成功率。评审员设计出很好的路径，就会查找医院脑梗死绿色通道的建立情况，查检到脑梗死患者整个救治流程记录的时间节点，追踪到其持续改进的过程，尽最大可能不耽误患者的救治时间，使绿色通道真正的一路畅通。

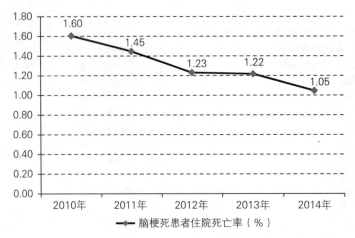

2010—2014 年 56 所医院脑梗死患者住院死亡率

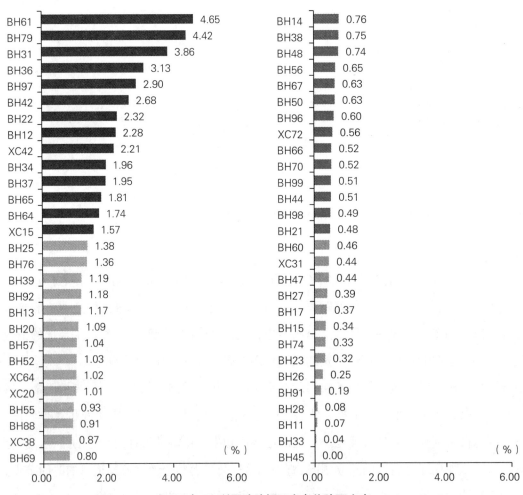

2014 年 56 所医院脑梗死患者住院死亡率

（3）冠状动脉旁路移植术

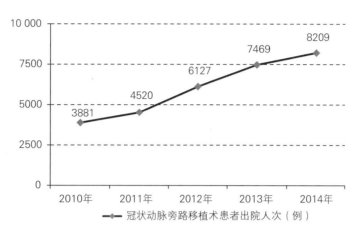

2010—2014 年 56 所医院冠状动脉旁路移植术患者出院人次

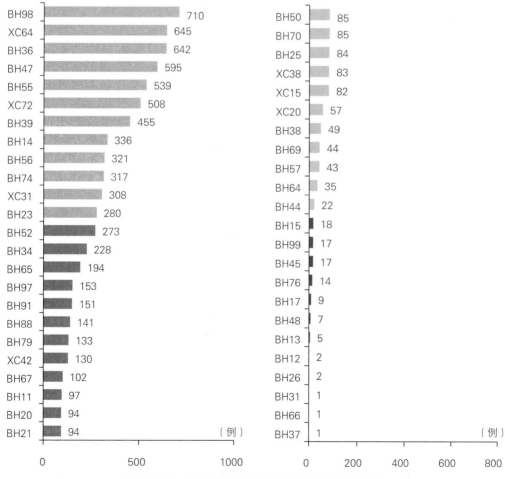

2014 年 56 所医院冠状动脉旁路移植术患者出院人次

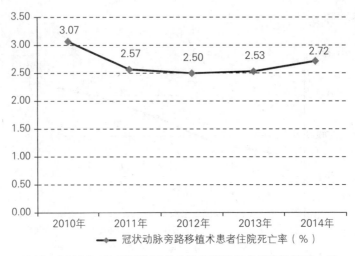

2010—2014 年 56 所医院冠状动脉旁路移植术患者住院死亡率

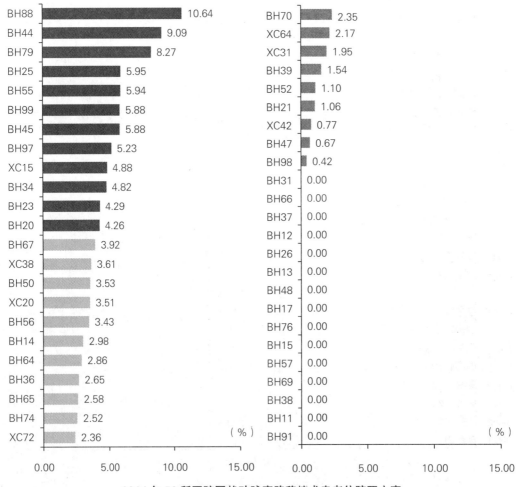

2014 年 56 所医院冠状动脉旁路移植术患者住院死亡率

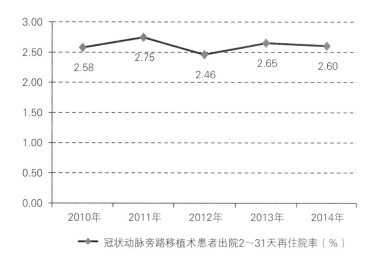

2010—2014 年 56 所医院冠状动脉旁路移植术患者 2～31 天再住院率

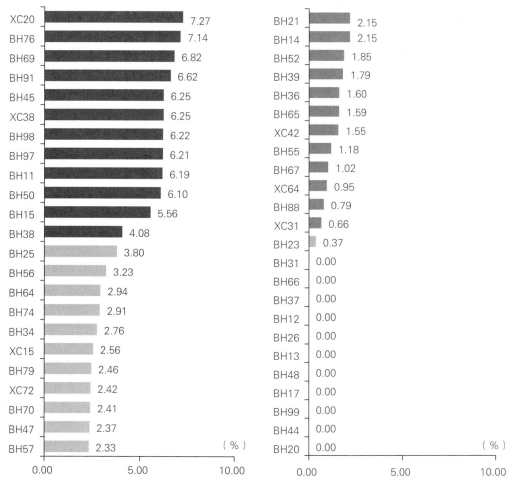

2014 年 56 所医院冠状动脉旁路移植术患者出院 2～31 天再住院率

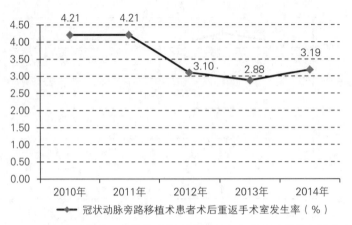

2010—2014 年 56 所医院冠状动脉旁路移植术患者重返手术室发生率

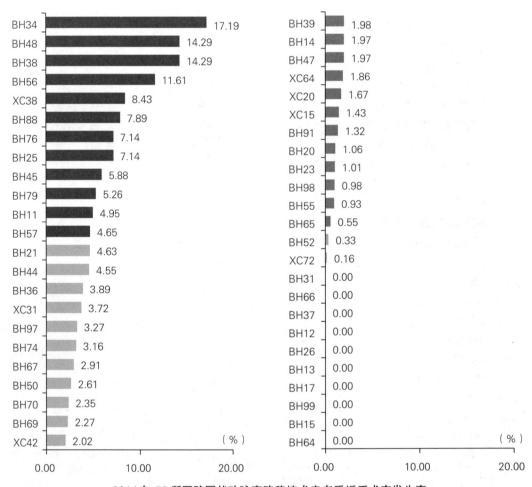

2014 年 56 所医院冠状动脉旁路移植术患者重返手术室发生率

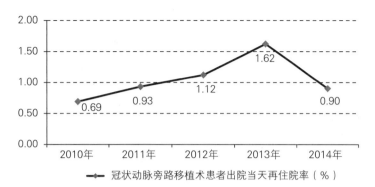

2010—2014 年 56 所医院冠状动脉旁路移植术患者出院当天再住院率

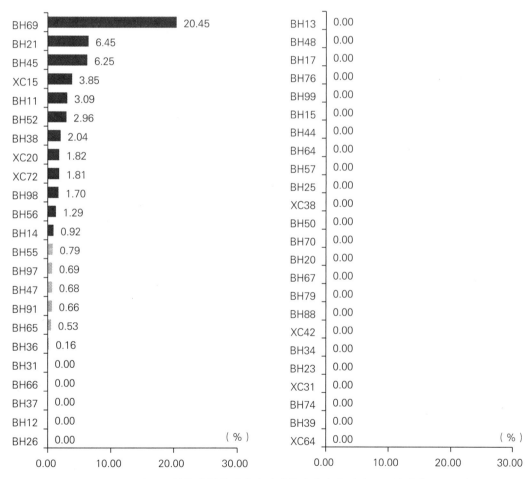

2014 年 56 所医院冠状动脉旁路移植术患者出院当天再住院率

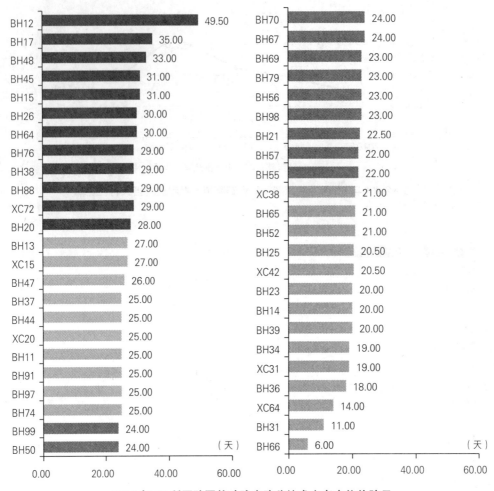

2014 年 56 所医院冠状动脉旁路移植术患者中位住院日

从冠状动脉旁路移植术数据分析来看，与 2010 年相比，2014 年 56 所医院冠状动脉旁路移植术患者出院数量增加 4328 例，2014 年数据显示出院最多的是 710 例，最少的是 1 例；住院死亡率 2014 年较 2010 年下降 0.35%，但较 2012 年又上升 2.22%；非计划重返手术室例数，2014 年较 2010 年降低 1.02%，但比 2013 年 2.88% 又增高 0.31%；2014 年统计冠状动脉旁路移植术 56 所医院住院时间最短的 6 天，最长的 49.5 天；2014 年统计出院当天再入院的，一所医院有 20.45% 的冠状动脉旁路移植术后的患者出院当天再入院，有 23 所医院患者出院当天再入院为 0；冠状动脉旁路移植术患者 2 ～ 31 天再住院率最高的医院是 7.27%，最低的为 0，有 11 所医院；动脉旁路移植术医院收费最高的是 183 293 元，最低的是 8098 元。这些数据为医院的质量管理提供了基本依据，

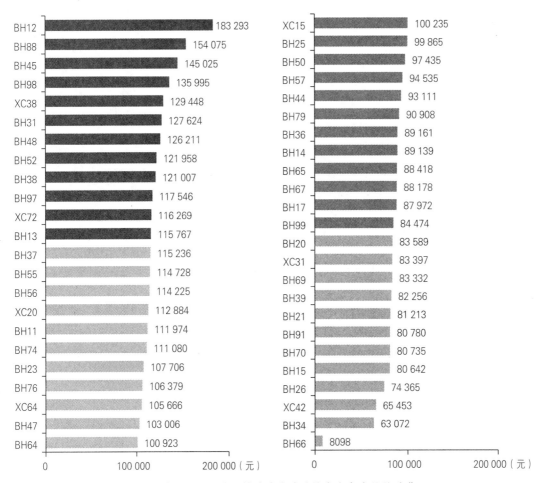

2014 年 56 所医院冠状动脉旁路移植术患者中位住院费

需要进一步的核查分析。另外，作为国家委属委管及北京、上海、广州的大医院，政府给其的功能定位是什么？如是区域医疗中心冠状动脉旁路移植术开展的数量、质量都需逐一加以剖析，以分析是否可承担这一医疗任务。评审员会在接到去医院评价的任务，就会分析单病种的质量，寻找到追踪问题的切入点，以帮助医院找到管理系统中的问题，使医院持续改进医疗质量，挽救更多人的生命。

（4）髋膝关节置换术

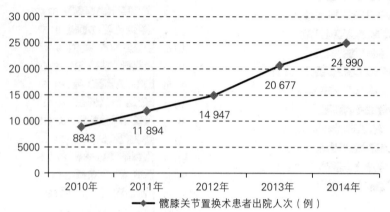

2010—2014 年 56 所医院髋膝关节置换术患者出院人次

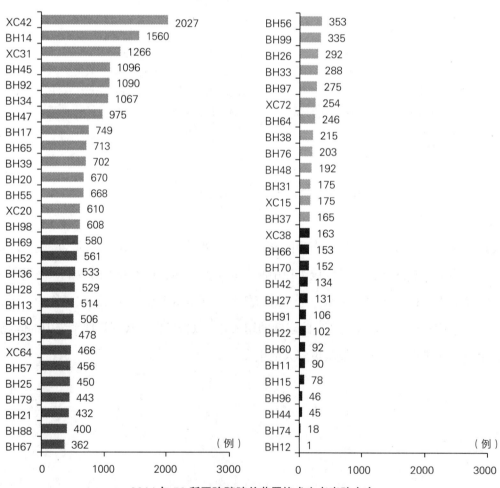

2014 年 56 所医院髋膝关节置换术患者出院人次

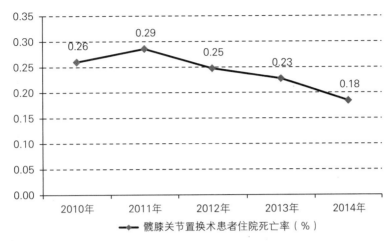

2010—2014 年 56 所医院髋膝关节置换术患者住院死亡率

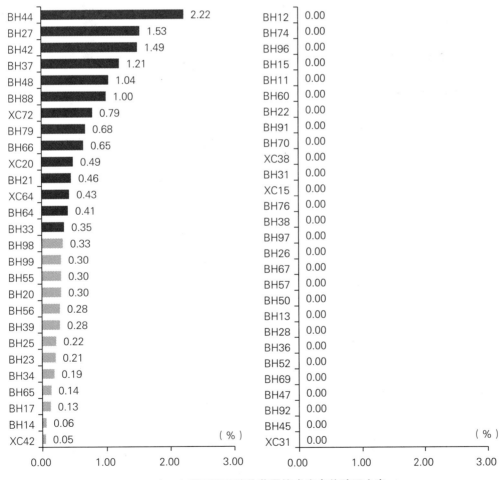

2014 年 56 所医院髋膝关节置换术患者住院死亡率

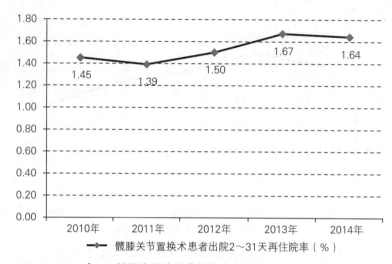

2010—2014 年 56 所医院髋膝关节置换术患者出院 2 ～ 31 天再住院率

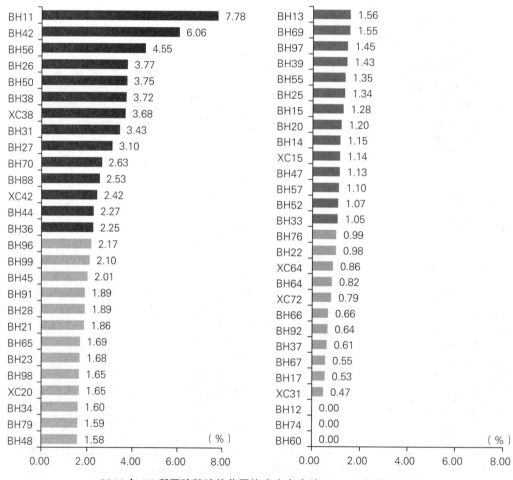

2014 年 56 所医院髋膝关节置换术患者出院 2 ～ 31 天再住院率

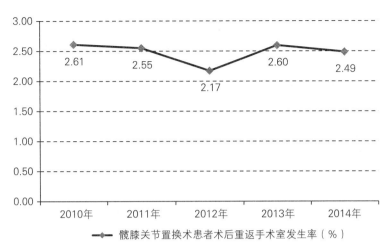

2010—2014 年 56 所医院髋膝关节置换术患者重返手术室发生率

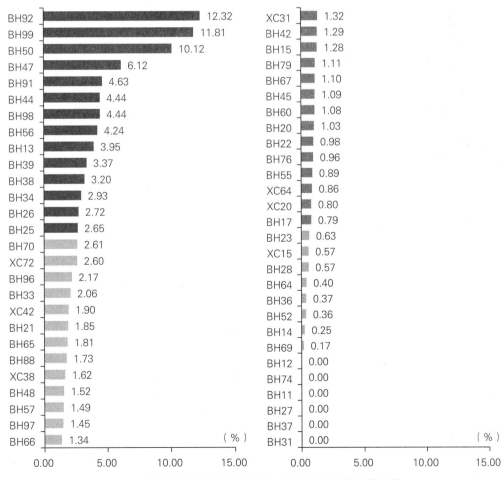

2014 年 56 所医院髋膝关节置换术患者重返手术室发生率

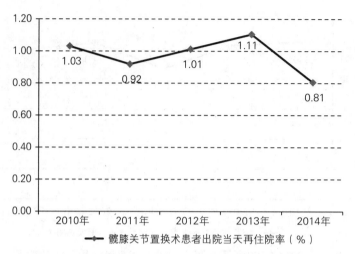

2010—2014 年 56 所医院髋膝关节置换术患者出院当天再住院率

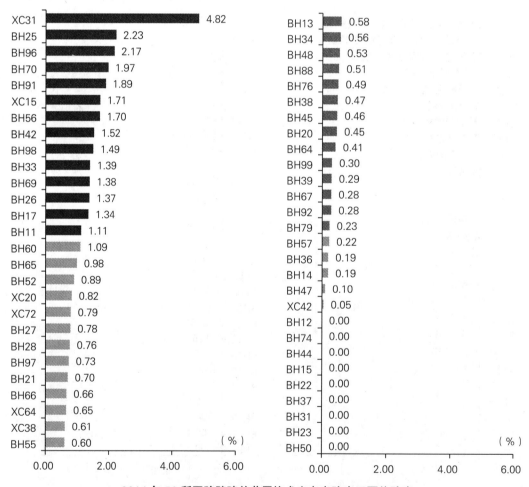

2014 年 56 所医院髋膝关节置换术患者出院当天再住院率

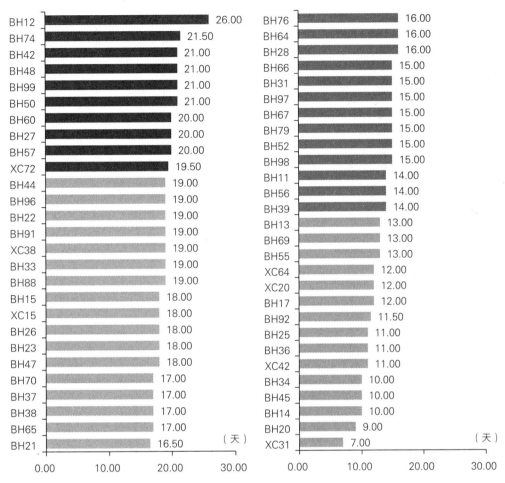

BH12	26.00		BH76	16.00
BH74	21.50		BH64	16.00
BH42	21.00		BH28	16.00
BH48	21.00		BH66	15.00
BH99	21.00		BH31	15.00
BH50	21.00		BH97	15.00
BH60	20.00		BH67	15.00
BH27	20.00		BH79	15.00
BH57	20.00		BH52	15.00
XC72	19.50		BH98	15.00
BH44	19.00		BH11	14.00
BH96	19.00		BH56	14.00
BH22	19.00		BH39	14.00
BH91	19.00		BH13	13.00
XC38	19.00		BH69	13.00
BH33	19.00		BH55	13.00
BH88	19.00		XC64	12.00
BH15	18.00		XC20	12.00
XC15	18.00		BH17	12.00
BH26	18.00		BH92	11.50
BH23	18.00		BH25	11.00
BH47	18.00		BH36	11.00
BH70	17.00		XC42	11.00
BH37	17.00		BH34	10.00
BH38	17.00		BH45	10.00
BH65	17.00		BH14	10.00
BH21	16.50（天）		BH20	9.00（天）
			XC31	7.00

2014 年 56 所医院髋膝关节置换术患者中位住院日

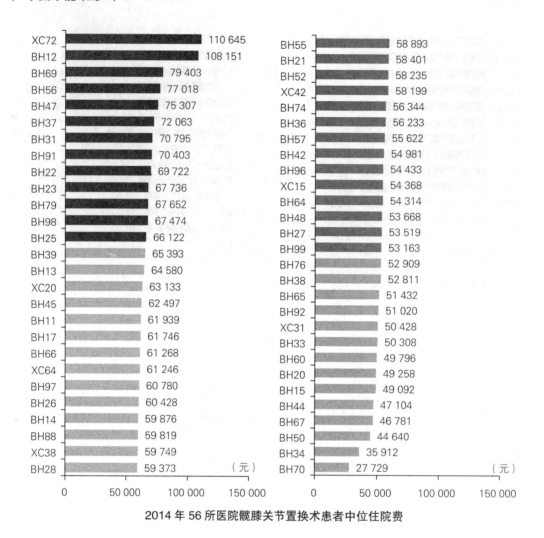

XC72	110 645		BH55	58 893
BH12	108 151		BH21	58 401
BH69	79 403		BH52	58 235
BH56	77 018		XC42	58 199
BH47	75 307		BH74	56 344
BH37	72 063		BH36	56 233
BH31	70 795		BH57	55 622
BH91	70 403		BH42	54 981
BH22	69 722		BH96	54 433
BH23	67 736		XC15	54 368
BH79	67 652		BH64	54 314
BH98	67 474		BH48	53 668
BH25	66 122		BH27	53 519
BH39	65 393		BH99	53 163
BH13	64 580		BH76	52 909
XC20	63 133		BH38	52 811
BH45	62 497		BH65	51 432
BH11	61 939		BH92	51 020
BH17	61 746		XC31	50 428
BH66	61 268		BH33	50 308
XC64	61 246		BH60	49 796
BH97	60 780		BH20	49 258
BH26	60 428		BH15	49 092
BH14	59 876		BH44	47 104
BH88	59 819		BH67	46 781
XC38	59 749		BH50	44 640
BH28	59 373		BH34	35 912
			BH70	27 729

2014 年 56 所医院髋膝关节置换术患者中位住院费

　　髋膝关节置换术 2010—2014 年出院人数增多 16 147 例；2014 年做得最多的医院 2027 例，做得最少的医院 1 例；住院死亡率五年来从 0.26% 下降至 0.18%；2～31 天再住院率从 1.45% 上升至 1.64%，患者出院当天再入院率从 1.03% 下降至 0.81%，2014 年有 9 所医院为 0；非计划重返从 2.61% 下降至 2.49%，有 6 所医院 0 非计划重返；住院中位日最长的 26 天，最短的 7 天；收费最高的 110 645 元，最低的 27 729 元。从这些数据中可以看出医院与医院间的手术质量的差距，如手术非计划重返手术室，Wilson 等的研究表明：在 18 项"负性事件"（Adverse events）筛查标准中，该指标（重返手术室）发生负性事件的相对危险度最高。案例：北京市某三级甲等综合性教学医院妇科 2004 年 6—11 月共实施 581 例手术，在此期间共有 5 例患者非计划重返手术室，非计划重返手术室发生率为 0.86%，是期望水平（0.043%）的 20 倍。对这 5 例患者非计划重返手术室的原因进行分析后发现，其中2例为手术后切口裂开，重返手术室再次缝合；1例为手术后输尿管膀胱段狭窄，重返手术室行逆行置管术；2例为第一次手术中冰冻病理诊断为良性肿瘤，但手术后石蜡切片明确诊断为恶性肿瘤，重返手术室行恶性肿瘤根治手术。如果56所医院髋膝关节置换手术非计划重返手术室均为0，那将表明56所医院的髋膝关节置换手术质量大大提高。

（5）脑出血住院死亡率

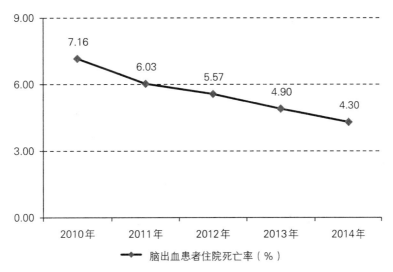

2010—2014年56所医院脑出血患者住院死亡率

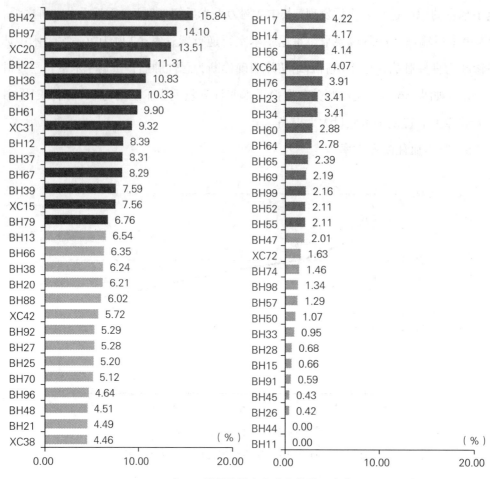

2014 年 56 所医院脑出血患者住院死亡率

（6）创伤性颅内损伤患者住院死亡率

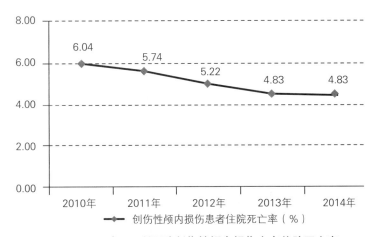

2010—2014 年 56 所医院创伤性颅内损伤患者住院死亡率

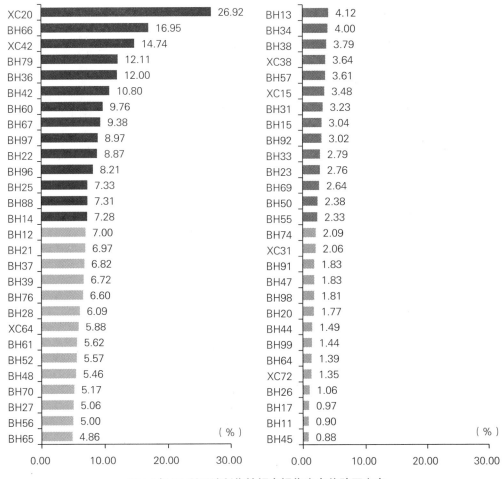

2014 年 56 所医院创伤性颅内损伤患者住院死亡率

（7）慢性阻塞性肺疾病患者住院死亡率

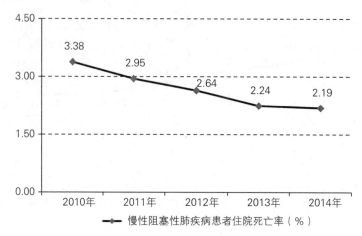

2010—2014 年 56 所医院慢性阻塞性肺疾病患者住院死亡率

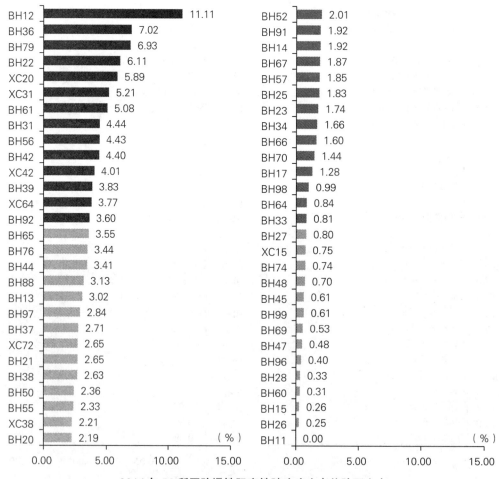

2014 年 56 所医院慢性阻塞性肺疾病患者住院死亡率

这些数据给我们展示了许多问题，需要我们一点点的仔细分析，从中找到规律性的东西，为破解医疗质量难题提供支持。

（8）新生儿死亡率：专家们曾对妇产医院和儿童医院及 34 所综合医院的新生儿死亡率进行统计分析。

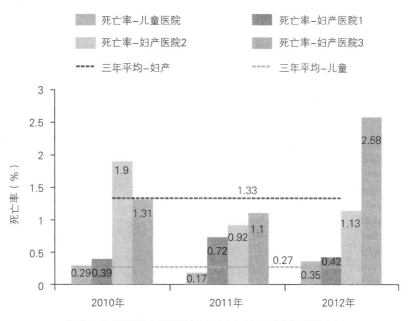

妇产、儿童及综合医院新生儿死亡率（彩图见彩插1）

从统计分析可以看出，儿童医院新生儿死亡率为 0.27%，妇产医院新生儿死亡率为 1.33%，这种比较有一定的局限性，专家们将这组数据放到更大的盘子里进行比较，看个究竟。

综合医院	2010 年			2011 年			2012 年		
	出院人次	死亡人数	住院死亡率（%）	出院人次	死亡人数	住院死亡率（%）	出院人次	死亡人数	住院死亡率（%）
吉林 ×××× 医院	92	1	1.09	167	0	0.00	291	0	0.00
北京 ×××× 医院	175	0	0.00	179	1	0.56	234	0	0.00
上海 ×××× 医院	152	0	0.00	131	0	0.00	189	0	0.00
北京 ×××× 医院	0	0	—	0	0	—	6	0	0.00
上海 ×××× 医院	11	0	0.00	14	0	0.00	2	0	0.00
上海 ×××× 医院	4	0	0.00	3	0	0.00	2	0	0.00
上海 ×××× 医院	5	0	0.00	1	0	0.00	1	0	0.00
中南 ×××× 医院	2847	4	0.14	3048	2	0.07	3893	3	0.08
中南 ×××× 医院	768	5	0.65	1054	0	0.00	1252	1	0.08
中山 ×××× 医院	1348	3	0.22	1180	6	0.51	2061	4	0.19
西安 ×××× 医院	19	0	0.00	61	0	0.00	478	2	0.42
山东 ×××× 医院	977	8	0.82	625	1	0.16	931	4	0.43
北京 ×××× 医院	398	2	0.50	477	0	0.00	467	2	0.43
中南 ×××× 医院	839	3	0.36	939	2	0.21	1186	6	0.51
北京 ×××× 医院	796	10	1.26	916	8	0.87	942	5	0.53
西安 ×××× 医院	1167	6	0.51	1215	7	0.58	1491	8	0.54
北京 ×××× 医院	339	1	0.29	332	3	0.90	368	2	0.54
北京 ×××× 医院	543	4	0.74	735	2	0.27	725	5	0.69
华中 ×××× 医院	952	19	2.00	949	18	1.90	1090	8	0.73

续表

综合医院	2010年 出院人次	死亡人数	住院死亡率(%)	2011年 出院人次	死亡人数	住院死亡率(%)	2012年 出院人次	死亡人数	住院死亡率(%)
山东×××医院	842	13	1.54	892	7	0.78	1024	8	0.78
北京×××医院	837	4	0.48	1012	10	0.99	1381	11	0.80
中山×××医院	2230	7	0.31	2072	13	0.63	1328	11	0.83
北京×××医院	448	1	0.22	448	1	0.22	457	4	0.88
上海×××医院	212	1	0.47	230	0	0.00	311	3	0.96
北京×××医院	277	1	0.36	444	6	1.35	571	6	1.05
华中×××医院	1403	13	0.93	1347	11	0.82	1524	19	1.25
上海×××医院	1356	31	2.29	1390	15	1.08	1837	25	1.36
北京×××医院	35	2	5.71	45	1	2.22	45	1	2.22
中山×××医院	412	7	1.70	414	6	1.45	545	14	2.57
广东×××医院	975	33	3.38	1046	39	3.73	1446	39	2.70
四川×××医院	317	12	3.79	309	6	1.94	305	10	3.28
吉林×××医院	3123	157	5.03	3550	150	4.23	4015	147	3.66
北京×××医院	14	4		13	4		21	1	4.76
吉林×××医院	55	6		9	1		6	1	
总计	23 971	358	1.49	25 249	320	1.27	30 425	350	1.15

从更多医院的数据分析中可以看出，儿童医院的新生儿死亡虽然较妇产医院低，但高于一些综合医院；妇产医院的新生儿死亡率高于儿童医院1.06，但比一些综合医院要低。这些数据只是一个指向，还需要进行 DRG 分析。各医院数据虽然都是新生儿，但疾病难度系数不一，每位患儿死亡的原因各不同，所以专家或医院质控部门都会具体地一个患儿一个患儿地分析，以寻求最主要的原因。从"大盘子"中分析可以看出新生儿死亡率，儿童医院在 34 所三级甲等综合医院的前 1/3，妇产医院在后 1/3 处，各医院将自己医院的新生儿数据调出，进行分析，是产科孕期保健的问题，还是分娩过程中的问题；是阴道分娩的问题，还是剖腹产的问题；是分娩后新生儿口中分泌物吸得不干净导致的问题，还是分娩那一刻手法挤压不够导致的问题；是后天治疗的问题，还是新生儿天生不足的问题……具体问题需具体分析，制定改进的措施，有针对性地改进不足，一定会避免一些可避免的问题，不断提高医疗质量。

这几个疾病的分析可以说明医院医疗质量的一些问题。目前的医院顾不上去讨论及研究这些数据背后存在的问题，甚至不会运用 PDCA 的方法分析科室的医疗质量，所以重复的错误较多。如一所医院，急诊没有分诊，左边的门是内科急诊，右边的门是外科急诊，有一急腹症的患者先到内科急诊就诊，医生说不是内科的疾病，请患者去外科急诊就诊，到了外科没有请上级医生看患者，就给患者止痛药，患者抢救无效病逝。就此问题，医院并没有做根因分析，只是对当事医生进行经济处罚，后来，又有类似事情重复发生。人无完人，孰能无过？医生也是人，也会碰到难以诊断的疾病，关键是要从这些诊断错误的病例中汲取教训，不要在以后的工作中重复错误，以确保患者的安全。没有分析、总结，不会有提高。医疗质量的管理不能只依靠职能部门管理，科室也应转变目前总是被动地、不情愿地接受管理的局面，自觉运用 PDCA 主动地进行管理，使科室的医疗质量逐步地提高。各个科室质量都提高了，医院医疗质量的整体水平就提高了。数据分析问题，研究问题，摸索问题的规律，选择最有效的办法解决普遍性、规律性的问题。这就要确保原始数据的准确性，否则统计出、计算出的数据不准确，会导致分析后的、研究出的问题出现偏差。

在医院浩瀚的数据库中，专家们可以挖掘出很多宝贵的资源，将其运用于医院管理的评价，并将数据反映出来的问题，作为现场评价追踪的依据，帮助医院查找数据背后的问题。大数据时代，将原始数据如何采集的准确，如何充分的利用，如何将各医院的数据变成各精确整改的指向，是专家们思考最多的问题。除了将数据分析出一份精美的报告外，还用数据作为现场评价追踪的线索。

某院部分入院死亡病例统计

	病案号码	性别	年龄	单位	新生儿	入院情况	入院科室	出院科室	入院日期	出院日期	入院诊断	诊断名称
1	11517701	女	42	岁	×	一般	ICU	ICU	2011-8-24	2011-8-26	S06.401	创伤性硬膜外血肿
2	11615601	男	48	岁	×	一般	ICU	ICU	2011-9-7	2011-9-8	S06.4	硬膜外出血
3	30104901	女	85	岁	×	一般	急诊外科	急诊外科	2010-12-7	2011-1-3	K56.702	肠梗阻
4	62835401	女	56	岁	×	一般	普外科	ICU	2011-9-16	2011-9-19	B67.801+	肝包虫病
5	62846801	男	60	岁	×	一般	ICU	ICU	2011-9-18	2011-9-19	S06.901	颅内损伤
6	62862801	男	40	岁	×	一般	ICU	ICU	2011-9-19	2011-9-21	J96.901	呼吸衰竭
7	63109001	女	62	岁	×	一般	妇二科	ICU	2011-10-25	2011-11-5	C53	宫颈恶性肿瘤
8	63287501	女	41	岁	×	一般	产科	ICU	2011-11-17	2011-11-18	Z34.901	妊娠状态
9	63331201	男	77	岁	×	一般	急诊外科	ICU	2011-11-23	2011-12-14	R10.401	腹痛
10	63523501	男	55	岁	×	一般	消化内科	肿瘤胸外科	2011-12-16	2011-12-27	Z51.001	恶性肿瘤术后放疗
11	63583901	男	41	岁	×	一般	胸外脑外	ICU	2011-12-23	2011-12-25	S06.201	脑挫伤

如上表某院部分入院死亡病例统计中反映出的 48 岁的硬膜外出血的患者，入院情况是一般，为什么 2 天患者死亡；56 岁肝包虫病的患者，入院情况也是一般，3 天患者死亡；41 岁妊娠状态的患者，入院情况也是一般，但入院 1 天死亡；77 岁腹痛的患者，入院情况也是一般，但入院 20 多天死亡。又如下图某医院新生儿死亡的数据中可以看到，新生儿死亡率 2012 年较 2011 年高一倍，这些患者及数据都是评审员特别关注的"点"，根据这些"点"评审员将其设计好追踪路线，一追到底，发现"一路"的问题，找到医院管理系统中的问题，找到制度上的问题，找到流程上的缺陷，而不是就事论事。这一方法也是评审专家们发现并创新的。

年份	新生儿患者出院人次	住院死亡人数	新生儿住院死亡率（%）
2010 年	3053	9	0.29
2011 年	3441	6	0.17
2012 年	3430	12	0.35
合计	9924	27	0.27

5. DRG 的运用

DRG（Diagnosis Related Groups，译作"诊断相关疾病组"）是针对住院服务的一种管理工具。它以出院病历首页信息为基础，综合考虑病例的主要诊断、治疗方法、并发症、伴随病以及年龄等个体特征，将病情程度轻重相近、治疗水平难易相似的病例分到同一个组（DRG）中，并以各 DRG 组内例均费用与全部病例例均费用之比确定该组的权重，从而将成千上万各不相同的临床病例归纳进入 600 ~ 1000 个组并进行量化。DRG 的用途有二：一是对住院服务质量绩效进行评价；二是医疗保险部门按 DRG 组预付医疗费用（Prospective Payment System，DRG-PPS）。

第一代 DRG 系统于 1967 年由美国耶鲁大学开发。1983 年，美国立法决定将 DRG 应用于老年医疗保险（Medicare）的预付费制度。随后，DRG 陆续被引进到世界范围 40 多个国家。在 DRG 被世界各国引进并应用的过程中，产生了多个本土化的 DRG 版本。从本质上说，DRG 是一套"医疗管理的工具"，它既能用于支付管理，也能用于预算管理，还能用于质量管理。运用 DRG 可分析医院收治患者的难度系数及能力，还可以计算出时间消耗指数及费用消耗指数，可以用来指导临床日常工作时关注成本的消耗，同时可以看到医院收治患者的质量，以引导医院按照分级诊疗收治患者。

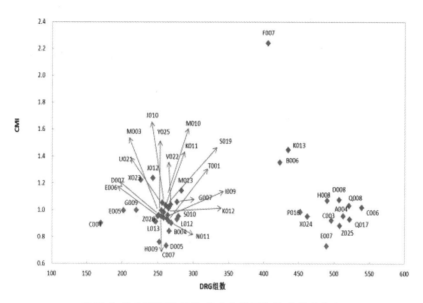

2010 年综合科医院的治疗疾病范围和技术难度分布

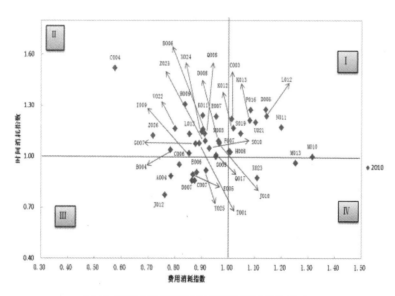

2010 年综合科医院时间效率和费用效率分布

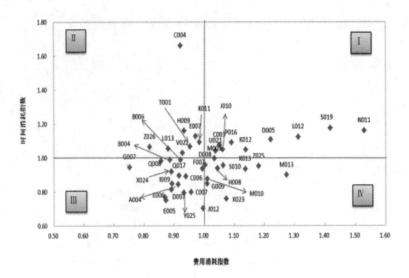

2012 年综合科医院时间效率和费用效率分布

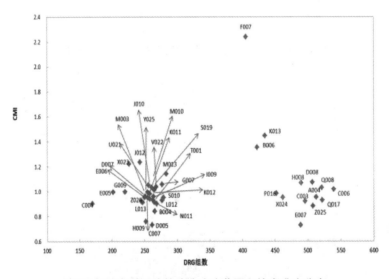

2010 年综合科医院的治疗疾病范围和技术难度分布

2011 年，为积极贯彻落实党中央、国务院和北京市委、市政府深化医药卫生体制改革的意见和要求，提高医疗保险基金使用效率，进一步减轻群众医疗费负担，在人力社保、卫生、财政、发展改革四部门联合推动下，北京市启动了 DRG 付费试点工作，在全市范围内部署采用 DRG 疾病诊断相关分组方法按病种分组付费。2013 年 8 月，北京市在平谷区启动了新农合综合支付方式改革试点工作，依医疗服务方式不同采取三种不同的付费方式即短期住院以 DRG 付费为主，超过 60 天的慢性病按床日付费，社区门诊按签约服务人头付费。刚刚完成的试点工作评估结果表明，与上一年同期比较，连年攀升的农合住院补偿支出首次出现了负增长，农合基金实际补偿比较平稳，农民住院例均自付费用减少 3.9%，医院各项医疗绩效指标趋好，药占比下降 6.0%，通过控制医疗成本得到了 9.7% 的收益补偿。试点工作的初步成绩证明，以支付方式改革作为进一步推动医药卫生体制改革的切入点，在不靠政府调整医疗服务价格，不增加财政投入，不提高社保基金补偿和患者自费负担的前提下，依靠激励医院内部控制成本、调整费用结构，可以提高医务人员劳务收入，从而达到政府、患者、医药三方共赢的局面。

（三）追踪的发现

现场评价是新一周期医院评审评价的四个维度之三。现场评价是各医院十分重视的检查方式，所谓的"谈评色变"，就是指现场评价。习惯了旧的检查方式的医院，仍然让员工加班加点，想着专家看什么就改什么，就粉饰什么，就在什么方面作假，医院一段时间内工作的改进全部是围绕迎接评审而做。为了应对评审专家，到处打听评审员如何检查。原来在某一次大型检查中，因检查的内容是一致的，检查的方法还是陈旧式的以看制度及文件为主，所以刚到某个省还存在很多问题，但到了下一个省同样的问题就改进了很多，到了最后一个省几乎就查不出什么问题了。各医院都在"准确无误"地应对着，并卓有"成效"。说明一是各医院都有改进工作的积极性，二是说明检查方法陈旧，三是检查目的及导向需矫正。检查的目的及导向要使受检查的医院领导都接受新一周期医院评审、评价新理念的培训，别一听到检查、评价、评审的通知，就开始大张旗鼓地动员，动员的倡导思想仍停留在 20 世纪，即全员齐努力来应对检查的专家们，谁应对的好，没被专家查出问题谁就是好样的，谁要是被查出问题那就要扣罚谁的奖金，全院上下的态度都是对付一次是一次，对付完了就完事。全然不知，如今，21 世纪，新一周期的评审、评价，倡导以标准为准绳做好日常管理医院的工作，定期请专家评价医院，欢迎专家指出问题，对指出的问题加以持续改进。这种循环往复的持续改进，是永无止境的。这样可以避免以往的运动式、活动式的管理医院，而是长期的、系统化的管理医院，使医院的管理永远行进在轨道上。过去不希望专家看到医院的不足，如今有的院长花钱请专家来检查医院有什么问题。专家们应用美国的追踪方法，以问题为导向，一步步追踪，一个环节一个环节的追踪，找到医院的问题所在。用这种方法检查，无论是什么医院，无论有着怎样悠久的历史，无论医院取得过多少辉煌的成绩，也无论医院有多大的名气，都会查到目前存在的问题。只是存在的问题的高度不同、性质不同、内容不同，好比有的医院是在 100 米程度上的问题，有的医院是在 1000 米高度上的问题，也有的医院管理得很好，是在 5000 米高度上的问题。每所医院都会持续改进，有一天达到 10 000 米的高度，那么仍然有 10 000 米高度上的问题，仍需持续改进。总之任何一家医院无论发展到哪一天，上升到哪个阶段，都还会存在不足，都需要持续改进。

评审员每到一所医院，按照国家颁布的医院评审标准，根据事先受评医院提供的一般情况介绍、信息统计评价的问题、社会评价的结果、医院提供的其他管理资料，设计检查的切入点及追踪路径，以患者为中心进行追踪。追踪的方法来自追踪方法学，追踪方法学（tracking methodology）是近年来国际医院评价中以患者为中心的应用最广泛的一种方法，是 2004 年美国医疗机构评审联合委员会（JCAHO）全新设计的现场调查方法之一，2006 年开始在 JCI 评价中应用。2011 年生效的 JCI 标准（第 4 版）要求在评价过程中将追踪方法学的应用比例从原来的 30% 提高到 70%。与传统评价方法不同的是评审专家以患者和评审员的双重视角，检查医院在整个医疗服务运行中的安全、质量和服务工作。此方法能使评审专家更加客观地评估医院的日常功能运行、流程及执行情况，从检查过程中发现问题，追踪医院所做工作是否符合医院评审标准的要求。追踪方法能帮助评审员识别医院服务流程中影响服务质量的缺陷及危害患者、家属、员工和来访者的潜在风险，评审员应用追踪方法评估患者在医院就诊期间在各环节、各科室、各医务人员之间所经历的体验与医院系统、流程之间的关系及潜在的问题。

追踪方法学的基本原理是一种过程管理的方法学，是对患者在整个医疗系统内获得的诊疗、护理和服务经历进行追踪的方法。在医院评价现场调查过程中，评审员通过收集各种来源的数据聚焦于医院重要区域的医疗护理质量和安全，以医疗管理的重点部门或环节为主要研究对象，对护理、治疗以及医疗服务等方面进行循证学调查。同时应用追踪方法检查，可以让调查者从患者角度"看"医疗服务，并进行分析，提出医疗过程存在的问题及改进方法。追踪方法包括个案追踪和系统追踪。个案追踪又称患者追踪，针对在医疗机构中接受治疗、护理或服务的患者的实际就医经历进行评估。进行个案追踪时，评审员要考虑医院的治疗服务分类（CSCs）和至少 4 个优先焦点区域（PFAs）。评审员将选取接受复杂治疗或医疗质量易出问题的手术患者，这类患者的就医过程体现了一所医院是如何作为一个系统提供整个医疗服务过程的。由于疑难危重患者或手术患者接受了更多的服务，这就为评价医院的所有部门提供了更多路径。评审专家在个案追踪过程中，一旦在某环节发现了问题，就会转入系统追踪，并对从中找出的问题进行分析，分清是某个人的问题还是系统和组织的问题。

系统追踪着重是系统的风险管理。研究表明：大部分的医疗不良事件并非全是因为个人的疏忽或缺乏训练所造成的，据统计75%的医疗问题来自系统的失误。通过检查围绕共同目标的不同部门之间的协同工作情况，评审员可以评估医院的组织系统功能是如何实现的，以及实现的程度。这种方法强调与医疗安全、优质服务、标准遵循相关的不同要素和部门的协作情况，以避免整个组织系统内的潜在漏洞。系统追踪方法提供了在组织层面讨论有关治疗、护理、服务的安全与质量重要主题的平台。评审员可以利用系统追踪方法研究有关组织结构问题，并促进感染控制、药物管理，改进患者安全与医疗安全、医疗质量、设施管理及安全系统关键主题的各种信息交流。追踪方法与以往的、传统的评价方法相比，传统的结构式评价以评审者、管理者的视角来看医院，难以发现系统与流程中的疏忽及风险；追踪方法的核心是"以患者为中心"，强调患者安全及医疗质量的持续改进，要求评审员从患者的视角去考查各个环节及全体人员的遵从性、一致性等，用以评价医院的质量与安全。追踪方法意味着评审员用少量的时间来检阅医疗文件，利用70%的时间来现场跟踪选定的患者个案，评估来自不同部门员工为提供安全、高质量医疗服务的协作和交流情况。灵活性是追踪过程的关键，它使评审员的追踪流程或服务的范围更为宽广，进而使评价过程可以深入到一线工作员工、患者及其家属，看医院管理者及医务工作者是如何为患者服务做出决策的。同时，追踪方法使受评医院不知道评价专家会选择哪个患者或哪条路径，而无从准备，这种方法及导向告诉医院，用作假、粉饰、突击来应对评审员是无效的，只有培养和训练医院内部的评审员，把自我检查当作例行的工作，全面地提升医院的质量与安全，不断地持续改进，这样随时可以迎接检查者。

一个系统追踪通常包括评审员和有关工作人员之间的一种互动式讨论，讨论的要点可能包括下列各项：①整个组织的流程，包括风险点的识别和管理、关键活动的整合、工作人员之间的交流、流程相关的其他事务。②流程的要点、可能采取的改善行动。③其他调查活动需要进一步考察的事项。④评价标准符合程度的基本评估。⑤评审员的培训。在2011年生效的JCI医院评审新标准（第4版）中，系统追踪被重新分为以下四类：药物管理、感染控制、改进患者安全与医疗质量、设施管理和安全系统。根据评价日程的长短，依据医院规模、范围、复杂程度，可以组合应用不同的系统追踪方法。

　　追踪方法实践案例一：在实地检查过程中，评审员选择一个手术患者去追踪。评审员将从医疗文书开始查看，手术风险评估、疼痛评估管理、治疗计划等均要查看，也会和经治医生、病区护士、患者、家属及不同部门的管理业务人员进行面谈。如果患者的文书记录显示患者是从急诊科收治的外伤患者，评审员还将访问急诊科，去调查该医院是如何接诊外伤患者，是如何与其他部门及相关科室沟通来进行处置的。由于患者需要手术，评审员下一步将访问手术室的医务人员，包括麻醉医生及护士、手术室护士及其他员工，了解是如何获取有关信息的，如何保障患者在手术过程中的安全，其他相关讨论主题包括麻醉事宜、院内感染预防等。评审员在追踪过程中除了与护士、医生和非临床工作人员交谈外，还会根据需要与患者有关的药剂师、营养师、康复治疗师、卫生员、志愿者和宣教人员进行交谈，来确认他们是如何随着患者需求变化，协同工作来提供无缝隙、连续服务的。例如，一个典型的个案追踪，是评审员通过检查病历资料，追踪一位72岁因胸痛被送到急诊室准备次日实施外科冠状动脉搭桥手术的男性患者在医院诊治的全过程。其追踪过程主要包括以下步骤：①了解该患者在急诊室治疗程序。包括对患者病情的评估；患者从急诊室转科之前的沟通，特别是对老年患者的沟通；急诊药物治疗程序；紧急状况下急诊科值班的医生、护士、看护员工的能力与人力资源的配备等。②了解该患者从急诊室转入心导管室的过程。患者知情同意、用药、病情监护、转送过程顺利与否等情况。③访问患者被送到手术室前、中、后，手术准备情况、麻醉师访视患者情况、麻醉用药、麻醉方式等的程序步骤。④了解手术后在手术间的恢复室，患者血压、心率、神志恢复情况。⑤了解患者回到外科监护室后患者进一步的恢复，呼吸机的操作使用，心肺监护的使用，输液与肠道外营养的支持，静脉置管，尿管的护理，压疮、坠床的避免，疼痛管理，预防多重耐药，肺栓塞及深部静脉血栓形成的措施等。⑥了解到患者回外科病房后用药方式与药物调整、伤口愈合的情况及院内感染的预防，患者健康教育，出院后的进一步康复计划等情况。检查者记录对每个环节的衔接与对患者的处理正确与否，通过一系列个案追踪的事实，评审小组在共识后做出评价。基于个案的系统追踪是评审员通过个案追踪确定事实不符合评价标准，需要进行某个系统追踪，以此方法来评估医院以患者为中心的整体性、协调性，评估医院管理系统中存在的问题。通过检查围绕共同目标的不同部门之间的协同工作情况，评审员可以评估医院的组织系统功能是如何实现以及实现的程度以避免整个组织系统内的潜在漏洞。评审员可以利用系统追踪方法研究有关组织结构问题，并促进医疗、护理、感染控制、药物管理及有关部门的协作与交流。

案例二：评审员在病案首页的分析中，查找到一位 38 岁的急腹症住院患者死亡，这位患者几点到医院，哪位医生接诊，给患者开化验单、放射科检查、超声科检查，3 个多小时过去，患者还在急诊，血常规化验单 2 个小时才报告，放射科、超声科检查等了 2 个多小时，会诊后决定行急诊手术治疗，手术床又等，4 个多小时患者才做上手术，最后诊断，急性肠梗阻，急性腹膜炎，死于中毒性休克。在这个追踪的过程中，评审员以三级综合医院标准为准绳，查找到医院急诊绿色通道不畅通的问题，急诊在短时间内有多位危重患者就诊，医院无协调机制及有关规定，急诊患者要自己去病区找医生，存在医疗风险及患者安全隐患；多学科急诊会诊不及时、不规范的问题；医技科室面对急诊患者不急，出报告时间过长的问题；放射报告、超声报告报告人和审核人为同一个人，达不到审核的目的，失去审核意义，难以保证报告质量的问题；联合诊治患者机制不完善的问题；医院还没有形成常规的多学科诊疗机制，不但对急腹症、多发伤，就是对首次肿瘤诊治，也都还不能做到多学科常态联合查房及会诊的问题；手术医师无授权管理的问题；急诊与病房、病房与手术室交接的问题、查对的问题；全院患者手术知情同意书不统一，格式不一致，无替代方案。知情同意书填写存在漏填手术名称、患者意见、医生签名等主要项目的问题；手术室管理问题；手术病理标本管理无交接记录，待检标本直接放在水池里达数十日，未按规定要求集中存放在冰箱的问题；病理报告不规范、无镜下所见描述，部分报告未实行双签名；病理科随访、追踪、室内质控、室间质评及分级授权工作尚未开展；对试剂未进行效期管理，试剂标签无出厂日期和有效期等问题；急诊留观患者无病情观察记录的问题；急诊留观无危急值管理的问题；科室医疗质量管理问题，医疗质量控制体系不完善，缺乏医疗质量关键环节考核指标，质控小组活动记录流于形式，活动内容不明确，发现的问题不具体，无有效整改措施及总结，分析过于简单，不能体现持续改进，大部分科室有基础的数据统计报表，但这些数据还没有发挥其对科室质量管理的支持作用，多数没有进行动态、系统、同期比较性分析；尤其是对基于数据基础上的改进建议还没有达到标准要求的持续改进，也还不够规范，没有做到从提出问题、跟踪问题、解决问题到管理效果评价的规范管理。评审员以此病例为切入点，对急诊绿色通道管理涉及的"急性创伤、急性心肌梗死、急性心力衰竭、急性脑卒中、急性颅脑损伤、急性呼吸衰竭、中毒等重点病种"进行追踪检查，评价其流程是否合理和优化，整个过程中各时间节点所提供的医疗救治是否及时有效，仅有个别的病历能够采集到相关信息，而多数病历在住院记录的现病史和辅助检查中，均不能采集到相关时间。虽然急诊接诊医生能够将接诊时间写到分钟，但这部分信息都未能在住院病历的描述中体现，绿色通道管理不到位，急诊与科室的衔接存在问题，直接影响到急诊患者诊治质量，因此医院应该就急诊绿色通道做一个 PDCA 的持续改进。评审员在急诊科以一位患者为主线追踪的过程中，还会发现急症科管理存在的问题，如医院急诊科预检分诊台无标识，无预检分诊规范，无符合卫生计生委急诊建设规范要求的抢救车药品目录，抢救车内的手电筒为非医用手电筒，无法聚焦查看瞳孔，无血压计检测标识，无血压计的水银外泄处理规范，无抢救设备除颤仪每日检测记录，除颤仪无心电记录纸，现场进行生命急救类设备除颤仪应急调配演练，7 分钟后设备到位，但是调配除颤仪电池电量为 0，没有保证待用状态。这些问题都是关乎患者抢救的每一个环节的问题，是日常管理问题，为什么看起来事不大，有的对院领导来说都是小事，但对患者来说却是那么重要，评审员要继续追踪为什么医院小事管不好，问题出在医院日常管理的构架及运行过程中，说明医院日常管理还是粗放式的管理，运行过程不够顺畅。

案例三：评审员在追踪危急值时，在医院内分泌科查看到一份病历，其中记录 8：04 接获危急值报告后给予胰岛素，9：00 医嘱显示给予 12 单位胰岛素，病程记录显示给 40 单位胰岛素，但医嘱上开具的却是 48 单位胰岛素，查护士执行的也是 48 单位的胰岛素；在与主任访谈时得知整个治疗过程都是在主任指导下完成的，但在记录中未显示科主任查房及治疗意见，胰岛素记录有误，这说明科室对医疗质量没有监管，没有认真落实医院的查对制度，各环节均未发现错误，也未及时纠正，如同奶酪理论所阐述的一样。接下来评审员还要去追踪职能部门的监管及制度规定。另一位评审员追踪危急值管理，随机抽取一份急诊病历（病例号：671559），入院时间：2015 年 2 月 4 日，Glu：27.41mmol/L。追踪到检验科《危急值登记本》显示登记发布人：张 ××，检查结果是 Glu 27mmol/L，时间是 5：05，接电话人写的是李 ××；查《急诊科危急值登记本》接电话时间是 18：55，接电话人是郑 ××；患者病历中有"危急值处理记录"，记录时间是 2015 年 2 月 4 日 8：05。说明医院危急值报告、记录均不规范，科室无质量管理，医院有关职能部门无监管，评审员接下来还要扩大危急值的检查范围，以确定医院危急值管理普遍存在的问题，医院为什么会在危急值管理中存在这些问题，医院管理系统中存在什么问题会导致危急值管理中的问题。

案例四：专家们用系统追踪的方法检查出医院很多关于药事管理的问题。如医院普遍存在药事管理与药物治疗学委员会未规范履行职责，未对医院药事和药物使用管理的流程和环节进行有效和全面的监督、管理，如特殊管理药品的管理、备用药品管理及抗菌药物临床应用管理等。查阅相关文件及会议记录，未见对不符合标准的有关药事管理问题进行重点专题讨论的记录内容，不符合《医疗机构药事管理规定》相关管理要求等问题。有的医院对医务人员进行药事管理法律、法规方面培训的力度、深度和广度均存在差距；临床相关医务人员对涉及员工个人岗位的重要药事管理法律、法规及医院相关药事管理制度知晓率低；有的医务人员对医院抗菌药物分级管理、药品不良反应监测报告及国家基本药物等基本内容不熟悉。有的医院药库、药房、静配中心等，药品未进行规范定位，未设置规范标识。医院对《处方管理办法》落实不到位，抽查部分已调剂的处方（医嘱），药师未按照《处方管理办法》第三十一条要求，履行审方职责，未规范在审核、调配、核对、发药处签名，故不能证明药师已审阅过该审阅未审阅的处方；有的医院尚未对门诊处方、住院口服药医嘱、病房医嘱审核进行管理，未建立规范的审核记录。某些药品、医用器材、设备等标识不清，如科室分装口服药的药瓶上没有显示批次号、生产日期和保质期等信息；高压氧科加湿剂瓶子上没有任何标识，洗手液未标明开封日期，除污剂没有标识；药房分装口服药品外包装未标明原包装的完整品名、批号、效期及分装日期等信息，无分装记录，不能对分装药品的质量进行溯源管理。有的医院抗菌药物临床应用管理不到位。抽查部分病历，预防用药存在药物品种选择不合理、用药时机不合理等现象，如某医院病历488599、473460、433373等，选用哌拉西林/舒巴坦、头孢西丁、左氧氟沙星预防用药，不符合《抗菌药物临床应用指导原则（2015年版）》要求。某医院2016年度1月、2月抽查清洁手术预防用药比例超过40%，不符合国家管理规定的要求。患者使用特殊使用级抗菌药物，未见病程记录中记载用药依据与用药指征，未见医院特殊使用级抗菌药物会诊流程的规范落实内容。抽查有抗菌药物处方权限的医师，医院未提供参加培训、考核合格获得授权等相关资料。特殊管理药品的管理存在缺陷，门诊药房为癌痛患者发放麻醉药品未核对专用病历中的用法、用量，处方审核环节存在缺陷；抽查某门诊患者使用麻醉药品哌替啶注射液，处方未使用规范名，提示未严格按照管理流程发放哌替啶这一特殊管理药品；抽查麻醉、精一药品处方，未按《处方管理办法》第三十九条按年月日逐日编制顺序号；麻醉药品临床应用不规范，抽查肿瘤科住院患者，病历号1546574的处方，医生给患者开具羟考酮10mg×40片，200mg q12h。查阅该患者病历，医嘱信息与处方信息不符，未见病程中有按照诊疗规范做剂量滴定后确定用药剂量的相关记录；抽查多张麻醉药品处方，代办人信息项目缺失；部分相关岗位人员不清楚麻醉药品管理类别，存放的地西泮、苯巴比妥未设置精神药品标示；药房未规范管理临床科室的麻醉药品空安瓿回收，不能溯源使用后的空安瓿去向，药库麻醉药品入库未验收到最小包装，存在管理缺陷；麻醉科备用药品未严格按照患者所用药品进行药品消耗管理，不符合国家药品管理相关规定。较多医院高危药品管理存在缺陷，全院高危药品标识不统一，如毛花苷丙注射液（西地兰）列在医院高危药品目录中，但存放区域未有标识；部分病区存有的 10%NaCl、10%KCl 等高危药品，管理人员不知晓其具体数目，高危药品管理流于形式。部分相关岗位人员不知晓医院高危药品品种及管理要求。医院病房备用药品管理存在监管盲区及用药安全隐患，抽查部分科室抢救车备用急救药品，尚未做到统一储存位置、统一规范管理、统一清单格式；护理人员对急救车药品近效期的定义、效期管理规定理解掌握不一致，致使近效期一个月的药品还在抢救车中，有的抢救车内有过期药品。病房备用药品品种、数量未经医院相关委员会审核批准，品种、数量确定随意，多个科室存有数十种药品，均未在药学部门规范备案；医院药事管理与药物治疗学委员会对医院各病区备用药品数量、品种不了解、不掌握，也从未了解、研究过病区备用药管理的有关问题；病房护理单元的备用液体，无数量管理要求，领用计划未与 HIS 系统中药品消耗数量对应；有的医院 CT 室存有多种造影剂、生理盐水及一些口服药品（美托洛尔），管理人员不知晓准确的品种、数量，未能提供规范领用及消耗记录；有的医院胃镜室存有尿素 14C 呼气试验药盒很多套，达克罗宁胶浆剂数达百支，无药物清单，无数量管理要求。医院药学部门外的药品，无账目、无领用记录，无账物相符的督导检查记录，不符合国家药品管理相关规定，职能部门监管不到位，未对存在的问题进行督导整改，存在用药安全隐患。有的医院中药房仓库潮湿漏水，仓库内温度计显示 26℃，湿度达到 70%，且无日照，存储条件较差，存在中药质变的危险。有的医院药房及病房存放药品的冰箱，温度计均未经过规范校验或比对，部分冰箱使用人员不知晓冷藏温度应为 2～8℃ 的要求，病区冰箱冷藏放置的温度计指示温度为零下，有液态药品已结冰；有的药品未按要求贮存，尿素 14℃呼气试验药盒未按要求放置于冷藏温度下贮存，这些问题，都存在药品不安全因素。

案例五：专家们运用追踪方法发现护理管理问题。护理管理中的问题不仅仅是护理部的问题，而是从护理管理中反映出的医院管理系统中的问题。以一所医院为例，评审员发现这所医院临床护士数量绝对不足。如全院开放床位 1900 张，按评审标准规定，临床护士应达到床护比 1 ：0.4，应有 760 名护士，而这所医院临床现仅有 647 名护士，达不到国家及三级医院标准要求。缺 113 名护士，再加上产假、哺乳、病假，每天临床会缺近 200 名护士。另一所医院现有护士总数 957 名，非临床护士 310 名，1/3 的护士不在临床工作，不符合国家卫医政【2012】30 号关于实施医院护理岗位管理的指导意见的要求。指导意见明确指出，护理岗位管理和临床护理岗位的护士应当占全院护士总数的 95%。评审员进一步追踪，发现这所医院临床护士数量还是相对不足。如急诊病区只有 10 例患者，有 26 名护士（含待出诊护士），其他病区基本 8 ～ 9 名护士，有监护室的稍多几名，病区设置 36 张床，但目前病区大多住不满，评审员去过的病区有的住 27 例患者，有的住 24 例患者，有的仅住 18 例患者、14 例患者、最少的住 10 例患者，各病区在院患者数量不一，轻重不一，护士数量大致相同的情况下，存在忙闲不均的现象。检查当天全院 1177 例患者，按 1900 床位计算空 723 张床，按每病区 36 张床计算，723 张床应为 20 个病区，按这医院每病区 8 名护士计算，当天按国家床护 1 ：0.4 的要求计算，1177 张床需 470 名护士，按这所医院现有临床护士 647 为基数，当天还可节省护士百余人。进一步寻找这所医院护士人力资源管理问题发现，医院很努力达到国家要求的床护比例，目前按医院聘用的护士总数床护比已达 1 ：0.5，但医院在护士管理上存在问题，所以，各病区床护比例达不到国家要求，护士忙闲不均，发现该医院主要是未按标准要求实行护士动态管理，未开展责任制护理，导致目前临床护士不够用；另一方面又存在护士浪费的现象，人力资源管理不科学是这所医院管理系统中的问题。评审员在追踪的过程中还发现，急诊医生护士关于应急预案如何实施解答不一，再接着查下去，发现这所医院医生的应急预案是医务处发的，写的全是医生应该干什么；护士的应急预案是护理部发的，写的都是护士应该干什么。这种医护分家的根源在医院管理系统出现了问题。在有的医院评审员发现医生护士相互合作不好，给人以断崖式感觉。如在某医院查到两份病历（病历号：602898、639790），两份病历中反映出医护以患者为中心的合作存在问题，医生有关于压疮的会诊申请，护理记录中也有患者压疮记录，也有换药记录，但在患者最后诊断中却未见医生诊断，换药也找不到医嘱。在有的医院科室危急值报告医生接电话就记在医生的危急值报告的本子上，不告诉护士，护士不知；护士接电话就记在另一个护士的危急值报告的本子上，并报告医生，查医院规定确实未明确危急值报告的管理流程及职责，这是医院管理的顶层设计问题，由于没有统一的危急值报告的流程及职责，会产生医护衔接的缝隙。有的医院查对交接制度不完善，存在患者不安全的因素。如有的医院手术患者交接不填交接单，对于手术患儿不但不填交接单，腕带也不在患儿手上，存在安全风险；急诊患者与病房有交接，但没有登记患者去向；急诊输液应有输液卡，否则不便查对；胃镜室所取标本放置的标本瓶所有的都只在瓶盖上写1、2、3，有标本单上的部位相对应，但没有标明患者姓名、ID 号，没法核对，存在出现差错的危险；手术室内患者用药要明确双人核对，抗生素医嘱术前30 分钟执行，无有效措施确保台下护士、麻醉医师繁忙中不会忘记。护理人员对患者进行了大量的风险筛查工作，但是访谈主管医生对住院患者的高危患者风险筛查结果大部分不清楚，护士筛查的结果医生不知，有的医生甚至根本不知护士还做风险筛查。如随机调取查阅3 份压疮病历，其中2 例病历首页无压疮诊断记录，其中1 例（病历号：165052）护理记录 2015.11.3—11.15，患者骶尾部皮肤出现1.5cm×1.5cm 水泡，已破，Ⅱ期压疮。医生病程无记录。另1 例（病历号：856875）2015.11.2—11.06 患者术后返回病房，骶尾部皮肤出现2cm×3cm 的压红，伴有水泡，医生病程无记录，导致护士的观察结果没有为诊治提供有效的依据。又如某医院2014 年护理部系统上报压疮总例数47 例，而病案首页显示仅为5 例，且病历中医护间记录描述有多处不一致情况。医护各忙各的，各干各的，在很多医院并没有形成以患者为中心、医护共同密切配合的工作局面。评审员格外关注监护室的医疗护理质量，因这里是重危患者集中的科室，大部分医院的监护病房已取消陪护，评审员十分注重检查呼吸机相关肺炎的防治，注重预防尿管，深、浅静脉置管的脱管问题、感染问题、多重耐药护理的问题，并查其观察、记录、统计及分析的工作痕迹。医院都有很多规章制度，但在检查中，评审员发现有的医院无过敏性休克、输液反应的应急预案及抢救规范，有的预案内的抢救药品与实际备用药品不符，临床科室未能提供规范的演练记录。有的医院护士执行医嘱不规范，如 bid 输液第一次 8：00，第二次 11：45，说明护士执行医嘱存在问题，但为什么护士执行医嘱存在问题呢？这是评审员还要继续追踪的问题。有的医院对患者身份准确性是患者安全目标中第一位的管理要求认识不到位，导致住院患者管理不到位，存在患者腕带颜色随机，个别患者将腕带绑在床头或放在其他地方，护士并未及时加以纠正及管理，存在安全隐患。手术安全核查与手术标识管理的问题。为确保手术安全无误，WHO 在全球范围内推广手术安全核查制度，但医务人员不知道规范的三方核查内容与方法，如左肾肿瘤切除术、右侧股骨头置换术等，未给患者做手术体表标识，医生不知晓手术体表标识的方法，追踪到职能部门，看到医院已有有关的制度，但未做培训，科室的执行者均不知，在制度中未写清楚相关人员的各自职责，如医生应做手术体表标识，病区护士应检查手术体表标识，并与手术室护士交接手术体表标识，在术前三方核查时医生、护士、麻醉师一起核查手术体表标识。这些翔实的要求在制度中都没有，只有制度，有关的医务人员不知怎么执行，职能部门就根本没有相关督查，只管发制度，谁执行，谁不执行就没人管理，造成制度的形同虚设，对患者存在不安全因素，继续追踪可看到这所医院整体管理只浮在"制度层面"，抓落实很不够。

案例六：院内感染控制问题是评审员系统追踪的重点之一，通过追踪评审员发现很多医院存在的问题。院内感染控制在一些医院管理制度不健全，尤其临床科室层面，存在院感管理制度缺失的现象，医务人员院感防控措施无制度或无流程支持，如发热门诊的消毒隔离问题，无切实可行的流程及方案，所以使发热门诊的消毒隔离工作成为一句空话，存在患者及工作人员院内感染的风险。同时检查发现预检分诊台无明确指引到发热门诊及隔离病室的标识。科室感控小组活动大多是培训学习，没有实质性的内容，没有针对本科室存在的高风险问题进行分析及改进的具体措施。如一所医院的骨科连续收容3例多重耐药患者，科室感控小组未进行分析、研究，这3例患者是从哪里收入的？是急诊直接收入的？还是重症医学科转入的？这3例患者多重耐药情况的出现是在骨科出现的还是带入的？是什么原因造成的3例患者多重耐药？患者用了什么抗生素？3例患者的病原菌是什么？对什么药物敏感等问题科室未报告医院感染控制办公室，科室感控小组既无开会分析，也不知研究对策，临床护理也无具体措施。卫生员对这3位患者居住的房间也不知具体的注意事项，直到评审员追踪发现之前医院感染控制科对此情况一无所知。说明这所医院院内感染控制管理不规范，上报制度不健全，耐药菌管理不规范，临床人员对于耐药菌的管理及接触隔离制度的落实不到位，无耐药菌预警机制，无多部门共同参与多重耐药菌管理合作机制。控制院内感染的措施不得力，科室院感防控小组形同虚设，没有起到应有的作用。评审员还发现有的医院可复用器械清洗、包装、灭菌等质量控制不到位，在供应室、手术室抽查无菌器械包看到包内化学指示卡缺失或化学指示卡使用不当的现象；有器械清洗不彻底，器械清洗效果评价无标准，仅限于肉眼裸视观察，拿放大镜一看竟然还有血迹；纸塑包装的锐利器械未进行防刺破保护；消毒供应室超声波清洗机已坏，无法使，已报修数月，未解决，说明医院仪器设备报修流程不清晰，无人监管，科室仪器设备出问题了，修不修无人监督。消毒供应室超声波清洗机已坏多时，直接影响口腔科器械的消毒问题，口腔科日门诊量可达到100人次的情况下，牙科手机及纹路多的器械采用手工清洗，显然不能满足感染防控需求，存在安全隐患。有的医院内镜中心腔镜清洗消毒处理不规范，评审员观察清洗人员在不断地清洗，未见有工作登记，科室提供的清洗登记本显示，每一条镜子两次清洗时间间隔仅 10 分钟，但从工作流程和机器运转情况来看，镜子使用完毕到整个清晰流程完成 10 分钟是经不住推敲的，科室是否真正实现肠镜、胃镜一人一用一清洗消毒值得审视。评审员又继续仔细观察整个镜子的操作流程，从医生用完镜子到预清洗，再到机器清晰，评审员记录了时间，与科室记录有较大出入，并根据患者数量，医院现有的内镜数量及医务人员完成全部患者检查的时间，得出结论，医院未做到感控要求的肠镜、胃镜一人一用一清洗消毒的要求，在数据面前医院承认有时患者多消毒流程不严格。评审员告诉员工，不能未记录而编写记录，而要对患者真正的负责。评审员也以实际行动告诉医院不用做假的记录，追踪方法是可以寻找到事实依据，医院只要按照标准要求做好日常工作即可。另一方面科室之所以会弄虚作假，主要是医院的职能部门对科室的消毒监管缺位，未能及时发现、及时整改。评审员在现场评价时会有共同条款，手卫生就是共同条款之一，所以每一位评审员都会关注手卫生的有关情况；评审员在医院检查时，发现检验科人员戴手套打电话，戴手套干这干那，患者来了就给患者操作抽血，抽了一个患者，又抽第二个，在这么多的操作过程中一次都没有洗过手；继续观察，看到有的护士站没有洗手设施，有洗手设施的地方没有洗手用品，观察近百人，80% 的医务人员手卫生意识差，手卫生依从性不高；评审员以此为切入点追踪该院手卫生的制度、培训、监管等一系列有关工作，对医院手卫生工作做一全面评价，帮助医院找到员工手卫生依从性差的根本原因。

案例七：新一周期医院评审评价的方法已完全转变，从坐在办公室里查制度到走进实际工作中查制度。尽管有很多医院已建院百年，但医院制度并不完善。如医院对规章制度制定及修订流程管理不规范，抽查到的制度无制度生效日期或修订的制度未注明修订时间；有的内容存在错误。一些制度，特别是对医务人员的考评问题，应该量化的就要量化，如人事处晋升护理高职其中要求"要有实际经验和工作能力"，实际经验和工作能力如何体现？如何把握？又如手术科室医生手术分级应细化，刚毕业的医生无论学历怎样，应该带教多少例什么样的手术，实践多少例什么样的手术，才能承担几级手术？凡是访谈到的科主任都明白，不能依照学历来授权手术级别。但由于没有手术科室医生的技术档案，也没有手术医生授权依据及手术再授权的依据，所以有的医院只能依据学历行事。其实医院管理者都明白,这是对患者最大的不负责任,但人力资源部门感到很无奈,因为在人力资源部门只有医生的学历及他们发表的文章及获奖情况,临床实践的数据一概没有。这个问题一个部门是难以解决的,是医院管理系统问题,也是我国医院普遍存在的问题。为保障医疗质量,保障患者安全,医院需严肃手术授权,人力资源部、医务处、手术科室、信息科应共同建立手术医生技术档案,定期对手术医生做手术分级的再评价并下发通知,明确监管环节。如科室主任、手术室、麻醉科共同监管,以避免医生不按手术分级做手术而给患者带来的不安全因素。医院都有很多制度,但落实制度执行力欠缺。首先是临床科室对评审标准理解和把握还存在差距,对医疗质量与安全的管理体系、内涵理解存在偏差,对医院的规章、制度和培训的重点内容融会贯通理解不够,致使科室提供的工作制度、规范、流程等资料和实际工作脱节,尚未形成院、科两级医疗质量控制体系。其次是医院的病案管理有明确的制度,但制度是制度,工作是工作,两张皮。评审员抽查多所医院 2013 年出院病历,通过检索,发现部分病历书写存在逻辑错误,以检索"18 岁已婚妇女的人数"为例:在一所医院检索结果出现 7 例,其中 4 例仅 2 ~ 3 岁,3 例 17 ~ 18 岁;抽查其中 2 例,病案 30341474、3034972,均在病案首页婚育栏中显示为未婚未育,统计与实际情况不相符;有的病历项目填写不完整,如(病历号:6041609),发现手术中材料等相关费用并没有按细项填写详细、完整;病案首页的填写质量即准确性、真实性、严谨性,都直接影响一所医院的数据收集及分析,因此病案首页的填写管理就显得尤为重要,应该抓好落实。

案例八:评审员仍运用追踪的方法检查医院后勤保障管理工作,发现了一些直接关系医院的安全以往却被医院管理者忽略的问题。如设备运行记录本、交接本等格式不统一、内容不全面、交接不规范,配电房交接班记录存在不签名的现象;发电机操作记录不规范,在未进行测试的地方没有注明原因,测试时间不固定;巡检记录填写不规范,登记时间不清,有些没有登记到具体时间。有的医院后勤员工操作培训不到位,如垃圾站工人操作未戴手套直接接触垃圾,七步洗手法不熟练等。医疗垃圾房内墙上有分区标识,但摆放没有按照标识摆放;有的医院医疗废物收集未使用医疗废物专用袋,有的科室医疗垃圾桶没有盖子;医疗废物暂存处无防盗管理;医院实验室废液未统一回收管理。液氧站不在隔离区域,存在安全隐患。有的医院楼层安全出口灯不亮,不能起到相应的引导作用,存在一定安全隐患。太平间尸体交接登记本没有年限,项目不全,签名不规范,历年的记录未见保存。有的医院污水检测登记不符合规范,周末顶班人员测试没有签名,所有均为一人签名；污水处理站值班人员没有上岗证；拖把使用区域没有分类及标识，拖把上的水直接滴在地面，不符合感控要求。厨房工作人员没有戴口罩；送餐车没有密闭，食堂肉类加工室内没有标识，生食品、半成品、熟品的冰箱存放没有标识放入的日期，食堂无食品留样；检查发现食堂大米、油、一次性碗筷、一次性塑料餐盒等原料及产品缺少产品质量检验报告；食堂与食品原料供货商无供货合同。个别工作人员没有持健康证上岗；缺少食品安全事件应急演练；吸烟区的垃圾桶里烟头与塑料盒放一起，存在安全隐患。评审员发现有的医院视频监控中心监控时间与北京时间存在误差约 30 分钟，评审标准要求误差应该 ≤ 30 秒。监控显示器有 16 个黑屏现象。视频监控没有达到标准完好率 100% 的要求。

评审员发现医院物品管理不规范。医院普遍存在整理、整顿、清扫、清洁、素养、安全较差，物品摆放凌乱，特别是安全通道内物品摆放杂乱，可以使用的和废旧物品堆放在一起；物品架上的物品摆放不整齐，液体瓶标识不清，没有中文；未使用完的地板打蜡水瓶开着盖子，随意放在地上；有的医院高压电配电房存有大量与配电房无关用品，有一所医院高压电配电房内存有 6 箱弹子插芯门锁，3 箱传统疗法排烟摇臂，3～4 箱呼叫器配件堆放，并未见有登记。污水处理站房间内有 2 桶油漆，用完没有处理，仍然存放在那里。库房管理不规范。库存记录不规范、不详细，一些进库物品超过 3 个月没有登记；账物不符，登记本上记录的数量与物品不符，标识出的物品和实际摆放的物品不一致；酒精与大小便器放一起管理，不符合要求；有一些不用物品，如骨科小夹板存放在货架上的箱子中没有标识。医院仓库防潮、防鼠、防盗设施不健全，监控设施有缺陷，监控范围不全面。消防及安全管理存在问题。医院普遍存在消防设施监管不到位的问题，如消防栓不能定期进行检查，也无检查记录；灭火器箱未见检查记录；有的消防栓很难打开，灭火器已到红线，但没有更换；某些重要地方如高压配电室缺少大型灭火器；消防监控室中废用灭火器没有集中存放；检查发现有过期灭火器。消防监控中心火警控制器报警记录登记不及时、不规范，如一所医院 9 月 15 日有 8 处地点有火警报警提示。仅登记为"设备维护"，无具体巡查记录，未填写火警报警排除记录，也无情况说明，无巡查人员或公司维护人员签名。还有一所医院外科楼门诊消防控制柜排烟阀存在故障报警，从 2016 年 3 月 1—8 日一直没有排除。消防监控室存在有关人员无上岗证现象。医院较普遍存在 ICU、手术室、DSA 等特殊、重点科室，只有通用消防应急预案，无适应本科室的专项消防应急预案。评审员还追踪检查危险品管理，发现很多医院没有建立全院危险品目录和分布图，全院危险品统一归口管理职责不明确。无危险品泄露的应急预案、部分危险品管理区域没有视频监控。医院无水乙醇、甲醛、柴油等危险品无购入、使用、结存监管记录。很多医院病理科、检验科危险品存放柜无标识，大量的二甲苯、无水酒精与其他试剂一起堆放在试剂间，无专人管理、无出入库和使用登记。继续追踪发现医院的危险化学品分散在全院多个部门及科室，但是医院无明确的主管部门，无统一管理、无目录、无清单、无规范标识，这些都存在不安全的因素。后勤安全关乎医院的整体安全，在标准中有不少涉及医院支持保障的条款，因此，医院评价不查后勤是不对的。

案例九：评审员运用追踪的方法从急诊、病区及医技科室已经追踪到设备维护管理的问题。如 CT、核磁（MR）没科室设备日常运行记录，无大型设备经济效益分析，无成本核算，只有部分直接成本，间接成本项目存在缺失。医院较普遍存在设备仪器缺乏统一编码和定期检查维修记录；有的医院急诊科呼吸机都没有编码，也没有检查或维修记录。设备维护制度不健全，设备维护缺乏每月一次的使用科室自查记录、每季度一次检测设备的巡查记录普遍欠缺，不知是否检测过；还较常见急诊科、ICU 呼吸机滤网存在大量灰尘，没有清洗；急诊科呼吸机出现通气量低报警、管道漏气等现象，修理不及时。20 万元以上设备采购应论证，未见有关制度。大量医疗器械注册证存在过期问题，缺失代理商授权委托书。库房管理不规范，物品摆放没分区摆放，整箱棉签直接放在地上，又没有防潮措施。医院资产管理还停留在粗放式管理，医院器械库账物不符十分明显，随机抽查 16# 一次性导尿管，库房实物 224 根，账面 240 根；3M 透气胶带，实物 792 个，账面 624 个。管理缺位，物品过期。如某医院存放的外科胶带已过有效期近 1 年；检验科冰箱内有过期 1 年的试剂，有多种差 15 天就要过期的试剂；某医院有 3 盒 3M 免缝胶带过期 4 年，仍然摆放在货架上没有及时清理。有些设备未到使用年限就报废。如一所医院 2006 年购入的无接触式眼压计，应用 8 年多就报废；购入的消毒柜等不足 4 年即报废，说明医院设备维护欠缺。抢救设备管理不到位。有的医院科室除颤仪已不能描记时间及波形，没有保修，设备科也没有巡检；除颤仪不在备用状态，有的根本没电。如果急需就能发现存在的问题。抢救患者时间就是生命，全院应统一每天所有抢救设备均应检查并记录，一旦需要就用得上，以实际行动珍视患者的生命，达到标准要求，确保急救设备 100% 处于备用状态。评审员在内分泌科及普外科看到床旁血糖检查仪，并将两科血糖仪相互对换一次，结果同样的患者，先后用不同的血糖仪测量血糖，结果相差不少。评审员开始追踪该院所有的床旁监测仪器的管理（POCT），结果，全院有多少种POCT？都分布在哪些科室？医院规定多长时间做一次室内质控？多长时间做一次室间质评？这项工作医院哪个部门主管均无确定答案，未达到医院评审标准的要求。医院应按规定对所有ＰＯＣＴ项目开展室内质控及室间质评，对临床所用的床旁血糖仪和血气分析仪等进行规范比对、校验及统一管理，从源头关注诊疗质量，才能以行动诠释对患者负责。

案例十：评审员运用追踪的方法能追踪到很多不符合标准的问题。如医院医务人员对患者权益重视不够，医院宣传患者的权益与义务不积极。患者知情权落实不好，如麻醉术前签字落实问题无人监管，不少医院患者已躺在手术台上才让患者签字，这种现象应加以杜绝，以确保患者的权益。对保护患者隐私的意识不强，有的医生不注意患者的隐私保护，对患者尊重不够，保护患者隐私还没有形成习惯；有的医院建筑现代，但在病区患者却男女患者混住，令人感到吃惊。现代医院的标志绝不仅仅是建筑及设备，更重要的是内涵建设，是对患者的尊重及关爱。

评审员在检查的过程中，看到医院临床到处都是计算机，在检查的过程中体会到，有了计算机，并不意味着医院信息化建设就符合临床工作的需要，很多医院缺少研究医院信息化专题会议，看不到会议记录；没有实施信息安全保护等级；无异地备份；无运行维护系统。特别是科室使用计算机的医务人员对所用的软件叫苦连天，不方便、不适用。如临床路径软件，很多医院医务人员干脆不用，因为太烦琐，浪费时间。问起来软件都有，但到一线去看，用不起来的现象是存在的，但又不敢反映，有的想反映，有关部门又不听，索性以不用来对抗。问题在于医院信息化建设没有明确的方向，没有明确医院信息化要服务于医院管理者、医务人员及患者。信息科的工作人员也很辛苦，天天加班加点，关在办公室编程，为信息化而信息化，倾听科室需求不够，为科室服务意识差，所以设计的程序难以满足临床需求，也达不到标准要求。评审员在检查财务管理时，现场抽查一所医院的7种大型设备，没有达到全部账物相符。神经外科监护仪固定资产账14台，实物13台，医用冰箱无固定资产台账，打印机数量不符，产科打印机、电脑数量不符。有的医院固定资产没有按国家医疗器械分类目录分类编码分类，固定资产台账物品品名存在错误。对物价管理人员无考核记录。财务管理部门对其他各部门、各科室物价执行情况监管不到位。2015年全年仅抽查180份，抽查率0.47%。没有建立健全医疗服务项目成本核算、病种成本核算，无诊次成本及大型设备经济效益分析。

评审员运用追踪方法还发现许多问题，如高压氧科管理不够规范，高压氧操作人员无资格证，工作人员不熟悉设备的维护、保养情况。医院的不良事件管理不规范，没有统一上报、统一管理、统一分析进行持续整改。有的医院虽已统一管理上报，但没有无惩罚上报的管理，员工无上报不良事件的积极性，2000 多张床位，一年只报告 26 例。

以上的问题仅仅是一小部分，专家们每到一所医院就马不停蹄地进行检查。70% 以上的时间在临床各科室、后勤各班组仔细查找存在的问题，将发现的问题与医院员工们进行客观地交流，告诉医院哪里做得不对，辅导医院应如何做，受到医院各级领导及员工的欢迎，大家亲切地称呼专家们是医院大树上的啄木鸟，是帮助医院诊断"疾病"的医生，只要医院不讳疾忌医，一定可以"治好病"，使医院发展越来越健壮。

2012 年 8 月—2015 年 11 月共实践评价医院 193 院所，覆盖全国 28 个省区市。根据 2013 年以来现场评价结果为 D 条款，即未达到最基本的 C 条款的要求，对 D 条款进行统计分析。2013 年 D 条款数量为 1420 款，2015 年为 484 款。其中，集中在第四章（医疗质量安全管理与持续改进）条款数 2013 年为 907 款，占比 63.87%；2015 年为 254 款，占比 52.48%。以上数据说明在所有不通过的条款中医疗质量与安全方面存在的问题占据主体地位，同时也说明医院只要按照条款一条一条去落实，工作就会见成效。

评价结果 D 条款对比分析（2013—2015）

年份	2013 年（193 所合计）	2015 年（193 所合计）
D 条款数量（个）	1420	484
集中第四章 D 条款数量（个）	907	254
第四章 D 条款数量占所有 D 条款数量的百分比（%）	63.87	52.48

根据 2013 年以来我所承担的医院现场评价结果统计分析看，在累计 193 所医院院次的辅导评价中，2013 年 D 条款数量为 1420 个，2015 年为 484 个，减少幅度高达65.91%。以 2013 年 10 所以上的医院集中评价为"D"的医院数量为例，看 2015 年这些条款继续被评价为"D"的医院数量，根据数据分析发现有非常明显的下降趋势，数量的减少比例在 50%～90%，至少降低了一半，说明这些医院都在持续改进。具体详见下表：

现场评价结果 D 类条款集中度和下降趋势分析

条款代码	评审标准内容	医院的 D 类条款数		2015 年较 2013 年 D 条款数 下降幅度（%）
		2013 年	2015 年	
6.6.2.2	医院实行总会计师制	21	4	80.95
4.17.6.9	有制度保证尸体检验病理诊断的规范、准确	17	2	88.24
4.16.7.6	所有 POCT 项目均应开展室内质控，并参加室间质评	16	6	62.50
4.10.2.1	根据相关法规要求设置感染性疾病科，其建筑规范、医疗设备和设施、人员应符合国家有关规定	12	5	58.33
4.17.1.2	病理科应具有与其功能和任务相适应的工作场所	12	4	66.67
4.4.3.1	建立临床路径与单病种质量管理信息平台，定期召开联席会议，总结分析并不断改进临床路径与单病种质量管理	12	2	83.33
6.8.7.3	加强危险品管理	12	6	50.00
4.17.6.10	病理实验室应有仪器、试剂的质控管理制度和完善的记录	11	3	72.73
4.4.5.1	对执行临床路径管理相关的医务人员和患者进行满意度调查，总结分析影响病种实施临床路径的因素，不断完善和改进路径标准	11	3	72.73
4.15.7.2	按规定配置临床专职药师	10	1	90.00
4.5.2.4	规范使用与管理肠道外营养疗法	10	3	70.00
5.2.3.1	根据收住患者特点、护理等级比例、床位使用率，合理配置人力资源	10	3	70.00
6.8.6.1	安全保卫设备设施完好，重点环境、重点部位安装视频监控设施，监控室符合相关标准	10	3	70.00

综上所述，通过横断面的医院现场评价结果 D 类条款集中度和下降趋势可以看出，虽然现场评价中发现的主要问题为医疗质量安全方面，但医院通过以上问题作为医院工作重点指引，通过查找不足，排查梳理，运用质量管理工具，对存在的问题进行根本原因分析，根据自身存在不足制定一个切实可行持续改进的方案，采用 PDCA 方法逐条进

行改进，建立起服务质量与安全管理的长效机制，促进且提升了医院整体管理水平。

（四）多棱镜的视角

社会评价是新一周期医院评审评价的四个维度之四。社会评价是医院综合评价的维度之一，社会评价方式，也是国内外通用的调研患者满意度的方法之一。社会评价的开启是新一周期医院评审评价的新理念的体现。新一周期的医院评审评价不再是医院业内的自娱自乐，而是体现政府执政为民的理念，体现医院特别是公立医院办院为患者服务的宗旨，体现医疗机构倡导社会监督的先进的理念。社会评价一改专家单方评价医院的方式，让医院的服务对象发声，看看医院天天忙碌的服务对象有怎样的求医感受；社会评价可以客观地评价医院，可以听到患者对医院评价的真实声音，可以从患者的视角审视医院服务中存在的问题。医院评审评价项目办公室近年来一直在进行患者的满意度调查，给医院出具住院患者体验与满意度监测报告，可以指导医院的持续改进。

随着生物医学模式向生物－心理－社会医学模式的转变，医疗服务的理念从传统"以疾病为中心"的服务模式转变为"以患者为中心"的服务模式。实现"以患者为中心"需要医疗服务机构更多地以患者的综合需求作为医疗服务的出发点，要求医院不仅要看好病还要给予患者心理、社会需求的满足。满足这种需求不仅要提高医疗技术水平，还需要提高医疗服务水平，关注患者就诊过程中的综合体验。

患者满意度反映的是患者在接受医疗服务的过程中，对医疗技术与医疗服务质量的综合体验，它是衡量医疗服务质量的关键指标之一。借助评价学的方法，测量患者就医时所体验到的医院服务，如沟通、服务流程、环境等方面的现状或是缺陷，可为医院的循证管理提供第一手的、具备指向性的参考依据。

我国政府很早便已提出并着力推行"以患者为中心"的服务理念。国家卫生计生委于2005年开始展开"以患者为中心，以提高医疗服务质量为主题"的医院管理年活动，使医疗服务更加贴近群众、贴近社会，活动已持续数年。新的医院评审标准也强调"以患者为中心"的理念，鼓励从患者的实际体验评价医院的服务质量，并将患者满意度作为社会评价的一部分，这对医疗服务有着深刻的影响。

医院评审评价项目办公室受国家卫生计生委医政医管局的委托，于2010年、2011年、2013年、2015年分别实施了"出院患者满意度监测"项目，共收集4.5万余名患者的有效评价。在2012年、2013年、2014年分别实施了"门诊患者满意度监测"项目，共收集 1.1 万余名患者的有效评价。

1. 患者满意度监测评价

患者满意度评价是评价患者因疾病到医院就诊的感受，是"以患者为中心"服务理念的有效实践。卫生行政部门从 2010 年、2011 年连续两年开展常态化的第三方满意度监测，以引导医院更多地关注患者体验，推进"以患者为中心"的服务理念，促进不同层次的医院逐渐实现医疗服务模式的转变，为医院全面质量管理与持续质量改进提供依据。2013 年，在国家卫生计生委医政医管局统一领导下，医院评审评价项目办公室继续开展第三方满意度监测项目。本次监测与以往不同的是问卷的内容充分体现 2011 年颁布的《三级综合医院评审标准实施细则》的要求，紧密围绕国家颁布的标准中的部分重点条款，并依据住院患者可体验到的、能反映医院服务工作的环节进行问卷设计。具体包括医疗服务、护理服务、流程管理及环境后勤 4 个维度，患者参与、患者告知、护士反应等 13 个指标。监测采取电话调查的方式，针对各医院规定时间段内的、已出院的住院患者进行调查。调查的医院仍是医政医管局委托医院评审评价项目办公室所做的 65 所医院的社会评价，其中 1 所医院因不适合做此监测，13 所医院未提交监测所需患者信息或信息有误，未纳入监测医院，最终参与监测的医院共 51 所，调查患者总数 3523 名，回收有效问卷 2840 份，将有效问卷纳入统计及分析。本次监测结果显示，51 所医院住院患者的总体满意度评分均值为 91.43 分，这 51 所医院的总体满意度评分为 84.46 ～ 96.20 分，其中 37 所医院的总体满意度评分高于 90.00 分，说明绝大多数医院患者对住院的医院都是满意的。尽管 14 所医院的总体满意度低于 90.00 分，但都高于 80.00 分。满意度最高的 3 所医院依次是 Y024（96.20 分）、Z025（96.13 分）、Q017（95.69 分）。从评价的 4 个维度来看，患者对护理服务的满意度评分最高，为 94.37 分，其次是医疗服务（92.16 分）、流程管理（91.17 分），环境后勤维度的评分最低，为 86.34。从 13 项指标的监测来看，满意度评分为 80.73 ～ 98.46 分，评分最高的 3 项依次是"护士查对""护士反应""术前告知"，评分最低的 3 项指标依次是"健康教育""环境清洁""餐饮质量"。

专家们在医政医管局的指导下，反复讨论，修改量表，将满意度调查表的内容也与评审条款紧密相关，这样使医院的管理就成为系统化的管理，而不是随意的、碎片化的管理。医院日常按照标准去管理，监管部门无论用什么方法监管都紧紧围绕着标准进行检查及评价。如住院患者满意度问卷条目就是依据《三级综合医院评审标准实施细则

（2011 年版）》共四章 8 节 11 条款，分布在第二章医院服务、第三章患者安全、第五章护理管理与质量持续改进、第六章医院管理。这样医院可以从满意度监测的结果对应地看到，医院落实评审标准中存在的不足与成绩，引导医院按照标准进行日常的规范化管理。

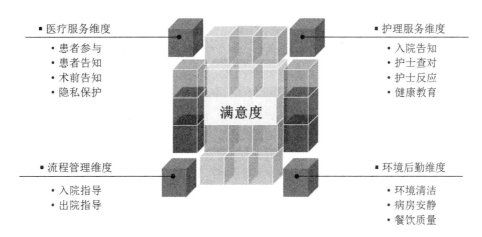

医疗服务维度
· 患者参与
· 患者告知
· 术前告知
· 隐私保护

护理服务维度
· 入院告知
· 护士查对
· 护士反应
· 健康教育

满意度

流程管理维度
· 入院指导
· 出院指导

环境后勤维度
· 环境清洁
· 病房安静
· 餐饮质量

住院患者满意度监测量表结构示意图

住院患者满意度问卷条目与《三级综合医院评审标准实施细则（2011 版）》对应的关系

章	节	条款	条款内容	指标名称	量表条目内容
医院服务	四、住院、转诊、转科服务流程管理	2.4.1	完善患者入院、出院、转科服务管理工作制度和标准，改进服务流程，方便患者	入院指导	开住院单时，您对医院提供的指导或资料帮助您办理入院的满意度
		2.4.1	完善患者入院、出院、转科服务管理工作制度和标准，改进服务流程，方便患者	入院告知	到病房时，您对护士介绍住院环境、开饭、查房时间等注意事项的满意度
		2.4.4	加强出院患者健康教育和随访预约管理，提高患者健康知识水平和出院后医疗、护理及康复措施的知晓度	出院指导	出院前，您对医护人员介绍出院后的注意事项和康复指导的满意度
	六、患者合法权益	2.6.1	医院有相关制度保障患者或其近亲属、授权委托人充分了解其权利	患者知情	您对医生告知疾病的诊断、治疗方案以及预期效果的满意度

章	节	条款	条款内容	指标名称	量表条目内容
医院服务	六、患者合法权益	2.6.1	医院有相关制度保障患者或其近亲属、授权委托人充分了解其权利	术前告知	这次住院,您做手术了吗?如果是,您对医生手术前告知手术目的、风险及其他可替代疗法的满意度
		2.6.1	保护患者的隐私权,尊重民族习惯和宗教信仰	隐私保护	您对医生检查或治疗时,用小声说话、遮挡等方式保护您隐私满意度
	七、投诉管理	2.7.2	公布投诉管理部门、地点、接待时间及其联系方式,公布上级部门投诉电话,建立健全投诉档案,规范投诉处理程序	投诉渠道	您知道怎样给医院提意见或建议吗
	八、就诊环境管理	2.8.3	就诊、住院的环境清洁、舒适、安全	环境清洁	您对所在病房里的厕所和浴室清洁程度的满意度
		2.8.3	就诊、住院的环境清洁、舒适、安全	病房安静	您对病房夜晚安静程度的满意度
患者安全	一、确立查对制度	3.1.2	在诊疗活动中,严格执行"查对制度",至少同时使用姓名、年龄两项核对患者身份,确保对正确的患者实施正确的操作	护士查对	护士给您打针(或者输液、服药)前,是否核对过您的名字
	十、患者参与医疗安全	3.10.1	针对患者疾病诊疗,为患者及其近亲属提供相关的健康知识教育,协助患者对诊疗方案做出正确的理解与选择	患者参与	您对医生建议检查项目或治疗方案时,征求您意见的满意度
医院管理	八、后勤保障管理	6.8.3	为员工提供膳食服务,为患者提供营养膳食指导,提供营养配餐和治疗饮食,满足患者治疗需要,保障饮食卫生安全	餐饮质量	您对医院伙食质量的满意度
护理管理与质量持续改进	三、临床护理质量管理与改进	5.3.9	为患者提供心理与健康指导服务和出院指导	健康教育	您对护士给您进行疾病相关常识健康教育的满意度
		5.3.2	优质护理落实到位	护士反应	当您需要帮助时,护士多长时间能赶过来提供帮助

满意度问卷的设计指导思想明确，设计思路清晰，所有内容紧紧围绕医院评审标准，满意度指标计算方法科学。

1）各指标满意度计算方法

设指标为 Z（问卷中第 1～13 题），Z 指标满意度为 T_Z，Z 指标的患者评分"1～5"对应的频数分布依次为 a_Z、b_Z、c_Z、d_Z、e_Z。

$$T_Z = \frac{1 \times a_Z + 2 \times b_Z + 3 \times c_Z + 4 \times d_Z + 5 \times e_Z}{5（a_Z + b_Z + c_Z + d_Z + e_Z）} \times 100$$

2）维度满意度计算方法

设维度为 D，D 维度的满意度为 T_D。若维度 D 对应条目 Zi、Zj、Zk，条目 Zi、Zj、Zk 的满意度分别为 Ti、Tj、Tk。

$$T_D = \frac{T_i + T_j + T_k}{3} \times 100$$

3）总体满意度计算方法

设总体满意度为 T_A。总体满意度分值对应总体满意度条目问题的统计结果，该条目的患者评分"1～5"分的频数分布依次为 a、b、c、d、e，则

$$T_A = \frac{1 \times a + 2 \times b + 3 \times c + 4 \times d + 5 \times e}{5（a + b + c + d + e）} \times 100$$

本报告中，计算患者满意度时，"缺失值""不确定"均不纳入计算。

通过这样严谨、客观的监测，可以看出患者对医院最满意的是什么，最有意见的是什么。

这次总体满意度是患者群体对医院服务及管理状态感知的汇总，是患者视角的医院服务及管理的整体映射。本报告中，将总体满意度定义为 13 项满意度分项指标的整体平均值。

本次监测 51 所医院住院患者总体满意度评分的均值为 91.43 分，各医院评分为 84.46～96.20 分，其中得分最高的前三位是：Y024、Z025、Q017，得分分别为 96.20 分、96.13 分、95.69 分；从总体满意度调查可看出住院患者绝大多数是满意的。

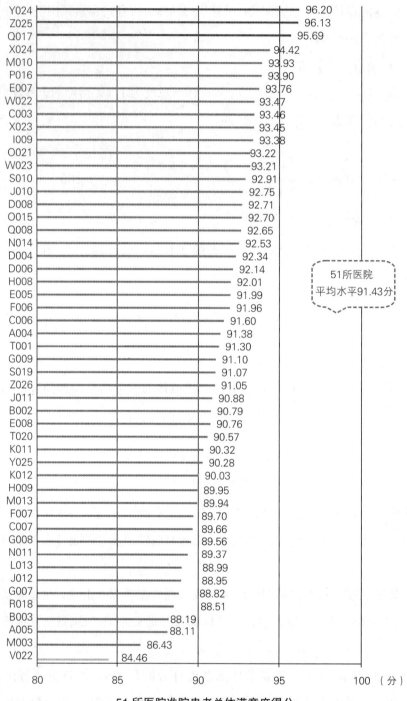

医院	得分
Y024	96.20
Z025	96.13
Q017	95.69
X024	94.42
M010	93.93
P016	93.90
E007	93.76
W022	93.47
C003	93.46
X023	93.45
I009	93.38
O021	93.22
W023	93.21
S010	92.91
J010	92.75
D008	92.71
O015	92.70
Q008	92.65
N014	92.53
D004	92.34
D006	92.14
H008	92.01
E005	91.99
F006	91.96
C006	91.60
A004	91.38
T001	91.30
G009	91.10
S019	91.07
Z026	91.05
J011	90.88
B002	90.79
E008	90.76
T020	90.57
K011	90.32
Y025	90.28
K012	90.03
H009	89.95
M013	89.94
F007	89.70
C007	89.66
G008	89.56
N011	89.37
L013	88.99
J012	88.95
G007	88.82
R018	88.51
B003	88.19
A005	88.11
M003	86.43
V022	84.46

51所医院
平均水平91.43分

51 所医院准院患者总体满意度得分

从上图中可以看到，得分最高的 96.20 分与最低的 84.46 分，相差 11.74 分，25 所医院达到平均值以上，说明 51 所医院的患者对医院的服务是满意的；同时也可以看到患者对这些医院服务不满意的问题是什么。

本次监测包含 4 个维度，分别为医疗服务维度、护理服务维度、环境与后勤维度和流程管理维度。这 4 个维度中，护理服务维度评分最高，为 94.37 分；医疗服务维度次之，为 92.16 分；再次为流程管理维度，为 91.17 分；环境与后勤维度评分最低，为 86.34 分，明显低于其他 3 个维度。具体情况见下图。

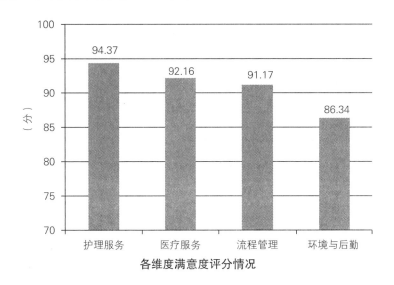

各维度满意度评分情况

可以看到患者最不满意的是环境与后勤管理及流程管理；对护理、医疗满意度还是比较高的，但也存在需改进的问题。例如，护理服务总体满意率较高，但就护理服务的 4 项调查可以看出每一项都有改进的空间，最需改进的是健康教育及入院告知，护士在患者需要服务时的反应、查对工作也需持续改进。

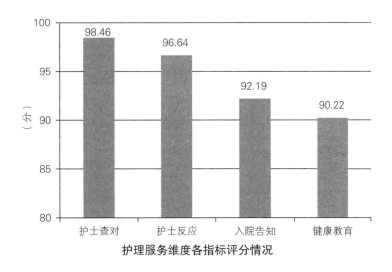

护理服务维度各指标评分情况

从下图中可以看出，患者对术前告知、隐私保护还比较满意，但患者知情及患者参与需加大改进的力度。从流程管理维度可以看出出院指导、入院指导都需改进，特别是个别医院做得不好，仅得分81.43分，与最高分97.14分相差15.71分，这所医院亟须改进，加强出院指导及入院指导，改进服务。

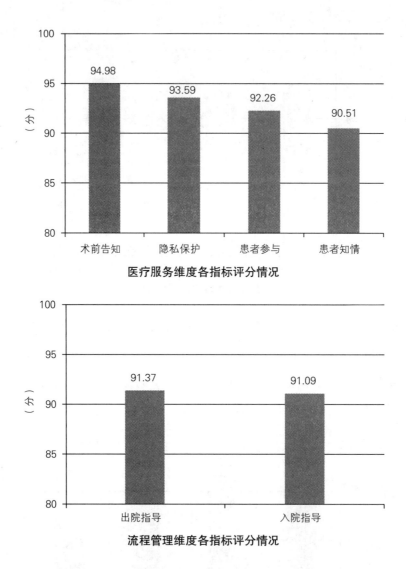

医疗服务维度各指标评分情况

流程管理维度各指标评分情况

从下图环境与后勤维度各指标评分情况可以看出，患者对医院餐饮质量、环境清洁、病房安静的满意率较低，说明需改进的力度较大，在这个维度的评价中，指标评分在80分以下的医院有4所，其他维度均为80分以下的指标，在这个维度中，得分最高的94.76分与最低的78.51分相差16.25分，患者满意度需要有很好的体验。餐饮质量、环境清洁、病房安静是患者最直接的体验，所以应持续改进，力求患者有良好的体验。

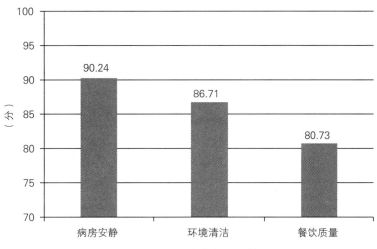

环境与后勤维度各指标评分情况

本次监测还包含 13 项 Likert5 级评分的条目，这 13 项条目的得分为 80.73 ～ 98.46 分，其中"护士查对"的得分最高，为 98.46 分；其次为"护士反应""术前告知"，得分分别为 96.64 分、94.98 分；"环境清洁""餐饮质量"得分最低，分别为 86.71 分、80.73 分。

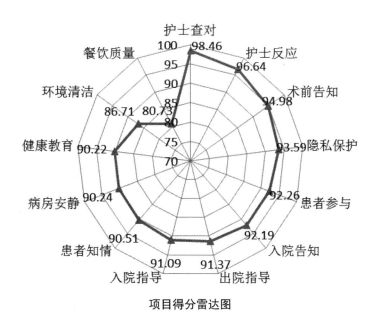

项目得分雷达图

在报告中显示了 13 个指标,每一所医院的得分,对医院有针对性的改进工作极其有利,受到各医院的欢迎及支持。

本次监测共收集患者开放式意见 1267 条。从保持意见汇总与监测指标的统一性考虑,将开放式意见按照监测维度进行归类分析,包括医疗服务、护理服务、流程管理以及环境后勤。部分患者的意见集中在医疗资源的稀缺与医疗费用上,故增加这两个类别。从整体来看,这 6 类意见中,患者对医疗服务的意见是最多的,其次为环境后勤,医疗资源和流程管理的意见数目相近,护理服务和费用方面的问题相对较少。患者对医疗服务的意见共 328 条,超过全部意见的 1/4,这些意见集中在 3 个方面:一是医生和患者很少沟通,很多患者反映"医生与患者交流太少""医生比较忙,询问病情时,不能耐心告知";二是医生的服务态度,很多患者反映"医生态度冷漠";三是医生的技术水平与治疗效果,部分患者反映"治疗的效果不好,耽误病情",有少部分患者提到实习生的问题,多反映"患者在询问实习生问题时,(实习生)不是很专业,态度不是很好"。患者对环境与后勤的意见共 306 条,这些意见集中在 3 个方面:一是卫生间的问题,患者多反映"厕所不干净""厕所异味很大";二是病房不够安静,患者多反映"病房陪护人员多,环境比较嘈杂";三是伙食问题,患者反映"伙食单一""伙食味道差",还有少部分患者提到房间设施以及停车位不足的问题。患者反映的医疗资源问题,主要集中在医疗资源的稀缺性方面,很多患者集中反映"患者太多,挂号困难""床位紧张,住院前等待时间太长"。患者对住院流程管理的意见主要集中在检查环节,患者多反映"检查太多""检查太过烦琐""做检查等待时间太长";部分患者反映"复查不方便""出院手续太烦琐,需要来回跑"。患者对护理服务方面的意见主要集中在服务态度以及操作技术两个方面。患者的意见如"护士服务态度差""个别护士输液穿刺的技术比较差"。患者对费用问题的意见主要集中在费用高,患者多反映"最不满意的是花费太大""住院费用太高、检查费用高",有少部分患者反映"使用自费药医生没有进行告知,结账时才知道""收费有些不明确,建议医院严格操作"。

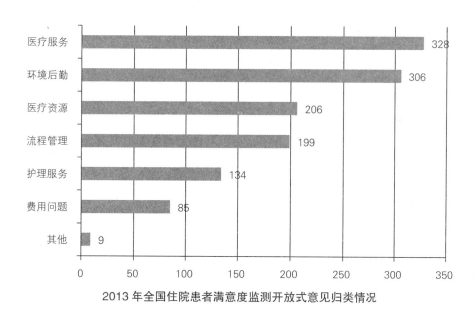

2013 年全国住院患者满意度监测开放式意见归类情况

患者这些直言不讳的表达可能听得不舒服，但"忠言逆耳利于行"，只要医院听得进，改得了，一定会收到好的社会评价。

综上所述，针对总体满意度、维度满意度、各指标满意度数据分析以及开放式意见的汇总整理，可以明确看到医院需改进的不足。

一是医患沟通是医疗服务的"洼地"所在，人文关怀待加强。从监测指标的满意度评分来看，医疗服务维度 4 项指标的满意度评分均处在较高的水平，但是总调查人数中将近 1/8 的患者对医疗服务提出自己的意见。这些意见主要集中在"医患沟通"与"服务态度"两个方面。医疗服务专业性极强，直接关系到患者的健康乃至生命，且由于医患双方信息不对称和社会信任危机的影响，很可能导致患者内心的不安与焦虑。医患沟通是满足患者需求的重要手段，是体现医疗服务质量的重要方面。与医护人员的沟通正在成为患者就医时一项越来越重要的需求，当这种需求难以满足，其不满意见的表达就更加突出。和谐的医患沟通不仅是专业层面的解释与沟通，更多的包含人文层面的关怀，这种关怀是缓解患者焦虑心情的良药，正如美国医生 E.L.Trudeau 的墓志铭所呈现：有时，去治愈；常常，去帮助；总是，去安慰。从患者反馈的意见来看，其反映的核心也更契合这种需要，如"医生与患者交流太少""医生比较忙，询问病情时，不能耐心告知"。关于医生服务态度的意见也是类似，很多患者反映"医生态度冷漠"。良好的医患沟通需要医护人员积极地沟通意愿，需要更多人文层面的关怀。

二是优质护理服务效果显著，但仍有需持续改进的问题。患者是护理服务模式的直接接受者，其满意水平是对服务模式效果最直观地反映。监测结果显示，患者对优质护理服务的满意度评价较高，在一定程度上反映出优质护理服务活动效果逐渐显现，显著提升了患者对护理服务的满意度水平，是贯彻"以患者为中心"服务体现的重要手段。尽管护理服务是患者满意度评价总评分最高的，但仍有部分环节需要进一步加强和改进。本次监测护理服务包含的4项指标中，"健康教育"是所有13项指标得分倒数第三的指标。这在一定程度上说明护士对健康教育的重视程度不够，培训不到位，护士在健康教育的实施技巧上仍存在改进空间，需要根据患者的接受程度以及需求情况进行评估，给予有针对性的指导。另一个比较集中的问题是护士的操作技术问题。随着优质护理服务活动的推进，很多医院大规模增加护士。年轻护士比例增大，而护理专业具有很强的实践性，年轻护士的专业技术水平、临床技术等方面暂时仍与患者需求有一定差距。因此，年轻护士的专业技术和临床服务能力仍需提高，以避免给患者带来不必要的痛苦。

三是患者关注环境与后勤，后勤服务专业化待提高，以给患者带来更好的感受。从监测的定量结果来看，环境与后勤维度是各维度中评分最低的一项，明显低于其他维度。其所包含的指标"餐饮质量""环境清洁"是13项指标中得分最低的，"病房安静"的评分处在倒数第4的位置。从患者反馈的开放式意见来看，患者对环境后勤的意见有近300条，约占总调查人数的1/8。说明环境后勤服务是患者对医院就医服务中最不满意的内容，这与现场评价发现的问题相一致。医院环境与后勤问题相对比较具体，集中体现在卫生间的清洁问题、病房的安静与秩序问题，以及伙食问题、停车位等设施问题。后勤服务问题不仅影响患者的就医体验，其服务是否专业化，也将直接影响医院内患者的安全，且这种影响比医疗过程中的问题更为关键，一旦发生，往往不是个体事件，而是群体事件，因此环境与后勤服务的专业化同样是一个极为关键和重要的问题，特别是很多医院正在或已经进行了后勤社会化的改革，对社会化服务公司专业化水平的鉴定以及实施过程的质量控制需更加重视。医疗服务模式已从生物医学模式向生物－心理－社会医学模式转变。这种模式的转变，伴随的是患者需求的变化或是患者需求要素间权重的变化，从原来仅关注疾病的治愈情况，逐渐转向更为综合的包含心理、社会层面的体验。某种需求要素体验的好坏，将会影响整个服务的综合体验。患者仍关注医疗技术服务，但对于环境、后勤、服务本身的体验所占的权重有提升的趋势。这在一定程度上提示医院未来的发展与服务需要在保证基本医疗服务的情况下，增大对环境后勤等服务的关注内容。

四是"住院难"仍是患者反馈的关键问题之一，期盼分级诊疗对这一问题的解决。本次监测开放式意见是请患者表达其对本次住院最不满意的方面。这种意见的表达，多是患者感受最深或是最为迫切的需求。尽管监测问卷中并没有涉及医疗资源相关的问题，但是仍有200多位患者反映了医疗资源的问题，占全部监测人数的近10%。这说明患者对医疗资源问题的感受与意见是极为强烈的，也是眼下患者就医时最为切身的体验。患者对医疗资源的问题是各个类别开放式意见中最为集中的，几乎所有患者的问题指向都是一致的，即"住院难""床位紧张，住院前等待时间太长"。大医院"住院难"的问题仍是患者当前最直接、最切身的体验。从医院的实际情况来看，一方面部分危急重症患者滞留在急诊室住不上院，另一方面很多经过治疗等待康复的患者又不能及时转出。正常的就医秩序应该是一个正三角形，即常见病在基层医疗机构诊治，急症和重病症到医院诊治，只有疑难病症才到医学中心即顶尖的医院诊治。目前在大多数情况下，我国的医疗仍是个"倒三角"，使得患者需求与医院资源安排严重错位。这种资源安排的错位是很多问题的根源，比如，大型三甲医院高负荷的运转，医务人员每天需要面对大量的患者，工作任务繁重，很容易产生职业倦怠感，难以始终保持较高的精神状态，易于造成走形式、照本宣科的方式完成相关工作内容，伴随而来的是医患沟通的问题、服务态度的问题。解决医疗资源配置的结构性问题成为缓解"看病难、住院难"问题的关键。很多地方正在尝试的"医疗联盟"是一种创新的尝试，是解决医疗资源供需错位的积极探索。"医疗联盟"旨在提升患者对基层医疗机构的信任度，引导患者分级就诊，逐渐实现患者首诊在社区、转诊到大医院的诊疗服务模式，提高医疗资源利用率，以缓解"看病难、住院难"的问题。

五是从医院管理系统中改进工作，科学管理大医院床位。目前医院本身可以尝试改进的问题是医院床位统一调配使用的问题，目前大多数医院多是以科室为床单位管理，有的科加床也住不上，有的科室空着床，有空床的科室为提高床位使用率收治不符合住院标准的患者，从而导致医院床位紧张的错觉，实际上床位不是绝对不足，而是相对不足。医院管理者应研究医院床位统一调控的方法，建立床单位管理中心、日间化疗中心、日间手术中心、术前准备中心，以使床位得到充分利用，解决床位相对不足的问题。由此可见，解决住院难的问题绝不是盲目多增加床位所能做到的，需要综合治理，如通过计算床位是绝对不足，应该增加床位，如果是相对不足，应该寻找管理中的问题并加以解决。

六是降低"药占比"，需跟进相关配套措施。患者关于流程管理的开放式意见集中体现在"检查太多""检查太过烦琐""做检查等待时间太长"。而患者在"费用问题"部分的开放式意见中，反映的意见集中在"住院费用太高、检查费用高"。患者群体作为医疗服务的直接接受者，综合这两个方面的意见，在一定程度上说明随着"取消药品加成"政策的推进，患者接受的检查、需要付出的检查费用有明显增多的趋势。

从这些年的患者满意度监测结果来看，患者对住院服务及门诊服务的满意度均稳中有升，体现了医疗服务模式正从"以疾病为中心"向"以患者为中心"转变。另外，患者的"不满意"从另一个侧面体现了患者就医需求，揭示了公立医院的服务能力与患者期望之间的差距。总之，成绩显著，问题不少，持续改进是永恒的话题。

2. 员工满意度监测评价

《中共中央国务院关于深化医药卫生体制改革的意见》（中发〔2009〕6号）中明确指出要求改革人事制度，健全内部治理结构，完善用人机制和分配激励机制，有效调动医务人员的积极性；《医药卫生中长期人才发展规划（2011—2020年）》对医疗卫生人才队伍的发展目标和管理机制转变提出了很多要求。开展员工满意度调查，对政策评价和有效落实提供了有力抓手，能够充分反映行业整体的员工动态，为制定有效的管理机制，优化医院管理模式提供战略洞察。为客观了解医疗卫生行业员工整体满意水平，评价医疗卫生从业人员的满意度现状，持续改进人力资源管理，提高员工工作积极性。依据中共中央国务院这一文件精神，并根据当前国际上的普遍做法，如世界上有许多国家无论是公立医院还是私立医院，无论是综合医院还是专科医院，都在普遍开展患者医院就医体验与服务满意度评价工作，并建立了"医院消费者对医疗服务提供者和医疗服务系统的评估体系"——Hospital Consumer Assessment of Healthcare Providers and Systems，简称HCAHPS评估系统，重点关注患者就医体验。2013年新英格兰医学杂志1月17日发表题为《患者体验与服务效果》的文章，作者简述了HCAHPS评估系统中有代表性的问题，包括医务人员是否以通俗易懂的语言与患者沟通、患者能否理解或感受到这种服务等。医院员工是医疗服务的执行者，是提高医疗质量、改善服务水平的关键环节，是最核心的医疗资源。医院员工的言谈举止影响患者对医疗服务的认识和理解，影响患者对医疗服务的依从性，并最终影响患者的健康改善。因此，尊重、关心、了解医院员工，对于营造更好地为患者服务的空间和氛围至关重要。同时，为适应当今的医学模式从生物医学模式转变为生物 – 心理 – 社会医学模式，正像吴阶平院士指出的，医生要看"生病的人"，而不能单纯看"人生的病"，这句广为人知的名言在一定意义上可以作为新医学模式人文内涵的简明注解。这种医学模式的转变，由谁担当主体？谁来完成转变？毫无疑问，就是医务人员。因此，更加人性化地理解、关心和激励员工，是办好医院的关键性问题。只有有了奋进向上、勤勤恳恳、努力工作的员工，医院才有凝聚力，才能释放正能量。这样不论什么患者，也不论什么时间，只要患者有需求，医院员工都会伸出救援和帮助之手。可见加强对医务人员工作满意度的关注尤为重要。员工满意度项目作为社会评价项目之一，就是要了解医院管理决策及做法能否得到员工的支持和理解，以及员工对医院有何期望或是担忧、有何意见及建议的重要反馈渠道。因此，医院管理者需根据社会评价的报告，认真分析，关注员工满意度的调查结果。员工反映好的保持做下去，员工反映较多的问题仔细研究，加以改进，有针对性地调整策略，以使员工能感受到以人为本的领导魅力，使员工自觉为医院的发展贡献自己的聪明才智。2014 年全国医疗管理工作会议提出的今后要"不断强化医疗质量安全管理""持续提升医疗服务水平"。要达到政府的这些要求，医院员工必须全身心地投入和付出。了解员工对医院管理决策及措施的满意度，了解员工工作期望、担忧、意见和建议，是医院领导层需要认真研究的重要课题，是完成政府提出的要求及赋予的任务的基础。

医院评审评价项目办公室受国家卫生计生委医政医管局的委托，分别于 2013 年、2015 年实施"医院员工满意度监测"项目，纳入 100 余所医院，涵盖医疗、护理、医技、行政、后勤五大岗位序列，共收集 10 万余名医院员工有效评价。以 2013 年全国部分三级甲等医院员工满意度监测项目为例，以网络调查的方式对项目内医院的员工进行全样本调查。此次医院员工满意度监测项目涉及 65 所三级甲等医院（全部为公立医院），其中 1 所医院员工未能配合开展调查，8 所医院数据结果代表性较弱，为避免影响整体数据质量和结果，上述 9 所医院未纳入统计范畴，故本报告最终对 56 所三级甲等医院员工满意度调查情况进行分析。

本报告旨在通过对全国部分三级甲等医院员工满意度的研究，解析在医院改革进程中员工工作现状及其存在的普遍性特征和内在规律。从影响员工满意度的因素进行分析，呈现出目前医院行业中人力资源管理中的问题，为进一步增强医院核心竞争力提供改革的聚焦点，为医疗行业政策的制定提供依据；同时通过员工满意度研究，希望进一步揭示如何通过管理模式的转变来提高员工工作的积极性和主动性，改善员工表现和医院组织绩效，使医院建设、管理得更好。调查所使用的量表是以"明尼苏达满意度调查量表"（MSQ）的核心内容为依据建立量表整体结构，结合我国医疗卫生行业的职业特点，在专家们的指导下，依据《三级综合医院评审标准实施细则（2011年版）》第二章医院服务、第六章医院管理共两章9节12条款的有关内容，充实量表，使量表的内容能与标准要求相吻合，这样就使员工满意度评价与医院整体评价统一起来，避免两把尺子、两张皮，这样也可以引导医院踏踏实实落实标准。只要医院落实好标准，从哪个维度评价都是一致的，最终形成医院员工工作体验与满意度监测项目报告。本次调查问卷测量采用5级评分量表，包括5个维度和21个指标，以及1个开放问题。其中五个维度包括沟通协作、价值归属、组织管理、职业发展、激励回报，各维度及其所属指标分布如下图所示。

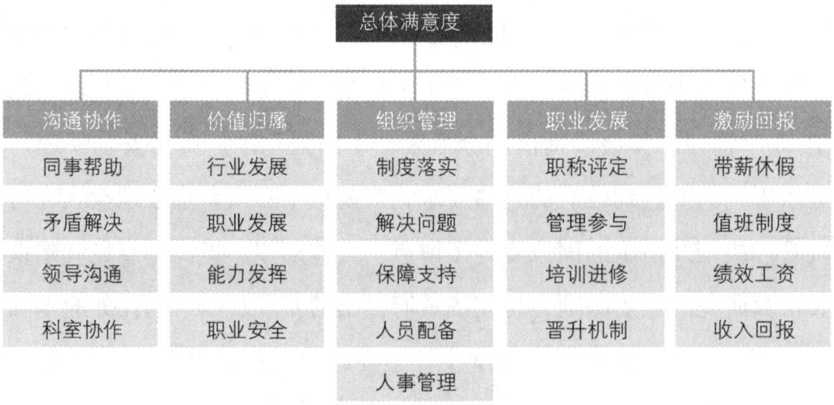

总体满意度				
沟通协作	价值归属	组织管理	职业发展	激励回报
同事帮助	行业发展	制度落实	职称评定	带薪休假
矛盾解决	职业发展	解决问题	管理参与	值班制度
领导沟通	能力发挥	保障支持	培训进修	绩效工资
科室协作	职业安全	人员配备	晋升机制	收入回报
		人事管理		

满意度结构图

（1）总体满意度结果：总体满意度旨在以本次监测结果所具有的代表性来反映医院行业全体员工的满意度情况。本次调查的总体满意度以岗位序列进行划分，共分为全员总体满意度，以及医疗、护理、医技、行政、后勤各岗位序列的总体满意度，从而实现对不同岗位序列间员工满意总体情况的比较。

本次调查共计回收有效样本57 424例，有效样本回收率为34.5%，监测数据结果对医院行业具有较高的代表性。调查范围内的医院员工总体满意度评分为88.32分。该满意度得分表明医疗卫生行业员工对工作的总体满意情况基本处于良性的水平。

各岗位序列中，满意度最高的为护理岗位91.10分，最低的为医疗岗位85.34分。不同岗位间的职责、管理机制、职业发展期望等因素差异较大，体现出不同岗位明显的满意度差异。

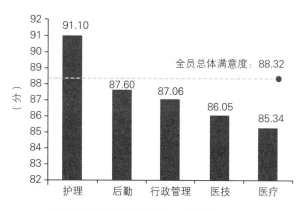

全国部分三级甲等医院员工总体满意度结果

维度满意度反映的是高关联性同类型指标的整体表现,本次调查包含"沟通协作""价值归属""组织管理""激励回报"及"职业发展"五个维度。

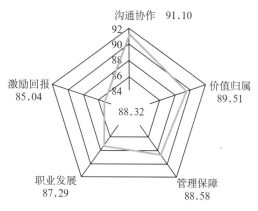

维度满意雷达图

①沟通协作。沟通协作是医院部门内外与上下级沟通、协作表现的指标聚合系列。医院是典型的紧密合作型机构,通过各环节的无缝对接实现对患者的抢救与治疗。本次监测结果中,全体员工"沟通协作"维度满意度得分为91.10分,在各监测维度中位列第一。从医院员工对"协作沟通"的满意情况来解读医院员工管理的文化氛围、政策取向、内部协作的有效性,以及可能由沟通失效造成的患者安全等负面问题。

②价值归属。价值归属是员工对自身价值认知及其对行业和医院归属感的指标聚合系列。医疗行业具有高强度、高风险、智力密集型等特点,要求员工对于自身的工作价值具有很好的认知,对所从事的职业坚持一份信念。监测结果显示,员工总体"价值归

属"维度满意度得分为 89.51 分，仅次于"沟通协作"。从医疗从业人员的自我认知程度既能反映出员工整体的稳定性较好，也从侧面反映出行业整体对员工文化和价值观引导的效果。

③组织管理。组织管理是在医院运营管理中对员工在环境和制度上给予的支持。该维度指标从对员工工作支持上体现医院管理的人性化、执行力及管理的有效性。"组织管理"维度满意度得分为 88.58 分，位列五个维度第三。

④职业发展。职业发展是涉及员工职业发展和晋升相关的指标聚合序列。目前医疗行业中员工缺乏职业安全感的现象越发明显，普遍存在缺乏职业规划，晋升机制僵化，缺乏持续的职业培训体系等问题。本次监测结果显示"职业发展"维度得分为 87.29 分，位列五个维度第四。

⑤激励回报。激励回报是员工付出与其物质回报和相关激励的指标聚合系列。我国公立医院收入回报在社会平均工资水平中并不具优势，存在有绩效无激励等管理问题。医疗卫生从业人员的价值低估已是不争的事实。"激励回报"维度的满意度得分为85.04 分，在五个维度中得分最低。从医院员工满意度五个维度监测结果来，反映出的主要问题是激励回报、职业发展。员工满意度是员工工作体验的直接体现，受到工作特性、工作环境、组织管理、奖金报酬、职业发展等因素的影响。对全国部分三级甲等医院员工满意度的评价，旨在了解医院行业管理机制是否恰当合理，并间接地影响医疗服务的质量。在深化医疗体制改革的背景下，了解医院员工的职业满足感并做适应性改变，有助于提升医院科学化管理水平，为行业政策的制定和完善提供依据，为推动医疗体制改革向纵深迈进聚焦改革点。医疗行业人力资源水平很大程度上决定了我国卫生医疗服务能力和整体水平。人才素质和人力资源管理水平很大程度上也决定了医院的竞争力。人力资源对于医院而言可谓重中之重。员工满意度恰恰是衡量医院人力资源管理水平及效果的重要环节之一。

（2）指标满意度总体结果。在项目医院员工工作体验中，员工普遍对自我职责的认知和同事间协作得分较高。医院是复杂的合作型组织机构，清晰的责任感和良好的团队协作能为患者安全和医疗服务质量奠定基础。同时也是医务工作人员非常重要的基本质素。本次调查测量的 21 个指标得分情况详见下图。

```
                        总体满意度
                          88.32
```

沟通协作 91.10	价值归属 89.51	组织管理 88.58	职业发展 87.29	激励回报 85.04
同事帮助 93.01	行业发展 90.68	制度落实 94.41	职称评定 88.34	带薪休假 85.70
矛盾解决 92.43	职业发展 90.46	解决问题 88.29	管理参与 87.97	值班制度 85.49
领导沟通 90.93	能力发挥 89.09	保障支持 87.62	培训进修 87.23	绩效工资 85.34
科室协作 88.05	职业安全 87.83	人员配备 86.96	晋升机制 85.69	收入回报 83.69
		人事管理 85.65		

全国 56 所三级甲等医院员工指标满意度结果

满意度排序在前三位的指标分别为：制度落实，得分为 94.41 分，对应问题 7 "我知晓自己的岗位职责和技能要求"；同事帮助，得分为 93.01 分，对应问题 2 "工作上有困难时，同事会帮助我"；矛盾解决，得分为 92.43 分，对应问题 1 "我和同事间出现矛盾时，能有效沟通并解决问题"。满意度排序在后三位的指标分别为：收入回报，得分为 83.69 分，对应问题 21 "我认为通过提供技术服务获得的收入与工作付出相符"；绩效工资，得分为 85.34 分，对应问题 14 "医院的绩效工资分配制度能够起到激励员工的作用"；值班制度，得分为 85.49 分，对应问题 17 "医院的值（加）班制度合理"。三位指标员工满意度得分还是超过了 80 分，说明大部分员工还是满意的，小部分员工有意见也是应该关注的。

根据样本特征对全样本量的员工满意度统计结果进行展开分析，发现不同特征群体间的员工满意度是有差别的。

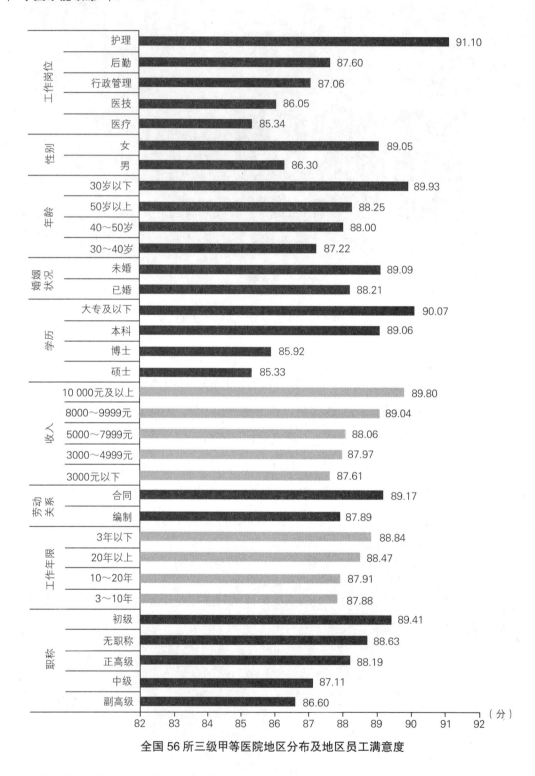

全国 56 所三级甲等医院地区分布及地区员工满意度

①工作岗位：护理岗位员工满意度最高与最低的医疗岗位员工满意度有明显反差。

②性别：女性员工满意度显著高于男性员工，这其中女性员工中护理人员比重较高，而护理人员满意度相对较高也将女性员工满意度拉高。

③年龄：30 岁以下的年轻员工满意度最高，工作热情处于较佳状态；而 30 ～ 40 岁员工满意度则进入低谷，由于心理预期与实际的差距，导致工作热情消退。

④婚姻：已婚员工满意度略低于未婚员工，医院员工的工作状态或对家庭生活产生一定影响。

⑤学历：随学历升高，满意度降低较明显，反映出高学历员工对自身的职业发展存在更高的期望。

⑥收入：万元以上月均收入的员工满意度最高，而 3000 元以下的低收入员工群体满意度最低，员工满意度随收入增高逐渐升高，表明收入对员工工作激励有积极作用。

⑦劳动关系：合同制员工满意度略高于编制员工，主要是由于合同制员工中护理人员比例较高，而护理人员总体满意度相对较高，则影响了合同制员工的满意度。

⑧工作年限：工作年限在 3 年以下员工满意度最高，3 ～ 10 年的员工满意度最低，与年龄特征基本形成一致。

⑨职称：初级员工满意度最高，而副高级职称员工满意度最低，副高级职称员工满意度低或与工作职责、压力及晋升难度有关。

（3）区域满意度总体结果：本次调查的项目医院分布于全国 11 个省市，包括北京（20 所）、上海（9 所）、重庆（1 所）、广东（6 所）、四川（4 所）、浙江（3 所）、山东（2 所）、湖南（3 所）、湖北（3 所）、吉林（2 所）、陕西（3 所）。各所医院均分布于省会城市。

调查结果显示，各区域医疗机构的员工满意度水平差异显著。被纳入结果的 56 所项目医院所划分的 11 个区域中，重庆市医院员工满意度得分最高，为 95.96 分；广东省医院员工满意度得分最低，为 80.51 分。

各地区员工总体满意度　　　医院数　　有效样本数

地区	满意度	医院数	有效样本数
重庆	95.96	1 家	2228 例
湖南	90.98	3 家	2855 例
山东	90.00	2 家	1333 例
上海	89.43	9 家	10 305 例
吉林	88.74	2 家	507 例
浙江	88.08	3 家	5104 例
四川	87.04	4 家	2835 例
湖北	85.47	3 家	5058 例
陕西	84.65	3 家	5009 例
北京	80.74	20 家	17 809 例
广东	80.51	6 家	4381 例

■ > 90　　■ 85 ～ 90　　▨ < 85

全国 56 所三级甲等医院地区分布及地区员工满意度

影响各区域医疗机构员工满意度的因素较多，最主要是受到医疗机构管理部门的管理水平差异和医院自身管理能力差异的影响。其他因素还包括人口因素、资源与环境、市场化程度、地区收入水平、地区消费水平及区域人口的心理特征等客观影响因素。从满意度结果来看，北京、广州等一线城市医疗机构员工满意度较其他城市略低，尤其表现在激励回报维度上。

（4）院际满意度总体结果：在各医院经过满意度数据标准化处理以后，共有 56 所医院纳入各医院总体员工满意度数据结果。对 56 所医院数据的克隆巴赫检验系数（Cronbach's alpha）均在 0.7 以上，表明各医院数据结果的信度在可接受范围。监测结果显示，各医院员工满意度评分为 67.22 ～ 97.69 分，中位数为 84.86 分，极差为 30.48 分，表明各医院间员工满意度的差异性较为明显。将各医院员工满意度进行区间分布统计，95 分以上区间内共有 6 所；75 分以下的医院共计 5 所；80% 的医院满意度评分为 75 ～ 95 分，大多数医院员工满意度处于这个中间水平。该数据结果表明，员工对从业环境或医院管理存在一定的不满之处，但医院员工普遍能接受目前的工作状态。按综合与专科医院来看，员工满意度得分 90 分以上的医院中，专科医院数量仅占专科医院总数的 12.5%，而综合医院则达到了 42.5%。综合医院员工满意度在 95 分以上的达到了 6 所，而调查结果显示没有专科医院员工满意度达到该水平。

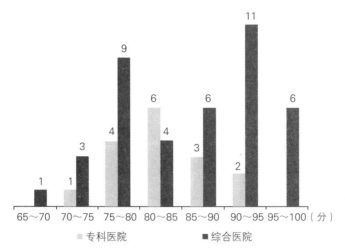

全国 56 所三级甲等医院各医院员工满意度分布情况

①综合医院与专科医院：在纳入分析的 56 所医院中，综合医院共计 40 所，专科医院共计 16 所，综合医院员工满意度的平均水平为 85.55 分，略高于专科医院的 83.11 分。

从五个主要维度来看，专科医院和综合医院的员工满意度均呈现出一定差距。在职业发展和激励回报两方面与综合医院差距相对更明显。相比专科医院，综合医院因其资源优势和学科发展的全面性，对优秀人才具有更大的吸引力。

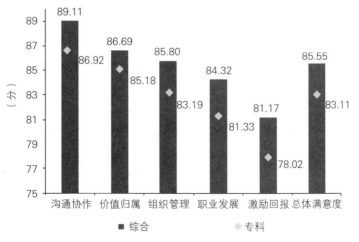

综合医院与专科医院各维度员工满意度比

②专科医院之间：专科医院的学科差异性在员工满意度上有所体现。本次调查将纳入结果的 16 所专科医院按学科分类发现，心血管、口腔专科的员工满意度最高，相比

之下儿科、皮肤病科的员工满意度偏低，可以看出学科发展现状和前景是影响员工满意度的一项因素。

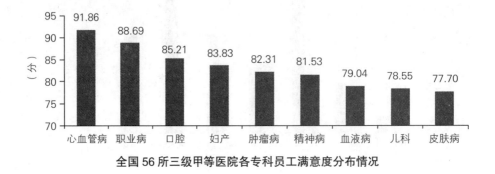

全国56所三级甲等医院各专科员工满意度分布情况

（5）员工满意度驱动因素分析：所谓驱动因素即构成员工满意度的各个要素，在本报告中指各监测指标。驱动力系数表示促使员工满意度的各个要素对员工总体满意度的影响程度。驱动力系数越高，表明该指标对员工满意度和追求工作表现的驱动力越强；驱动系数越低，则相反。研究员工满意度驱动因素就是要通过发现各因素驱动力强弱的差别，从而事半功倍地对员工进行有效管理，也为医院管理者需要关注的重点工作指明了方向。

将本次监测的21个指标通过结构方程解出各项满意度指标驱动力，并构建"2*2满意度 – 驱动力矩阵"以便更为直观地解读员工需求与满意度现状之间的关系。

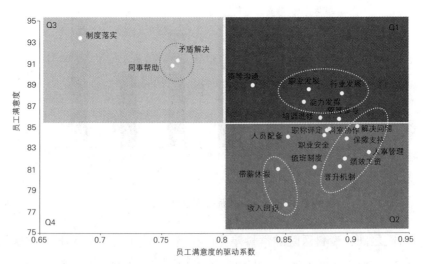

全国56所三级甲等医院员工满意度 – 驱动力矩阵

高满意度高驱动力区域（Q1）：该区域指标对员工满意度具有较大影响，且员工满意度具有相对优势。职业发展、行业发展、能力发挥等价值归属类指标明确落在Q1区域，表明医院员工总体的职业认同感较强，对医院的忠诚度相对较高。

低满意度高驱动力区域（Q2）：该区域指标对员工满意度具有较大影响，却是相对劣势的满意度因素。该区域指标改进对员工总体满意度提升将有明显效果。

职业发展、晋升、绩效及组织管理相关的多数指标散布于Q2区域，其中人事管理和领导能力因素的满意度驱动力相对较强。这些因素对医疗人员工作积极性具有较强的影响作用。而同处于该区域内的收入回报和带薪休假两项因素对员工满意度的影响并不明显，表明医院员工追求工作表现的激励需求更多来源于精神激励和管理上的支持。

高满意度低驱动力区域（Q3）：该区域指标对员工满意度影响相对较小，但员工满意度具有相对优势，表明项目医院在这些方面已有所成效，主要体现在同事之间的协作与岗位制度的落实。项目医院在内部沟通协作上具有相对优势，岗位责任制度有效落实得以充分体现。

通过对员工多个维度的评价总体可以得出以下几点意见

①不同岗位序列员工满意度的表现映射员工职业期望差异。护理人员总体满意度要远高于医疗人员满意度，其背后的明显学历差距所反映出的是两个不同岗位序列员工对自身职业期望的差别；职业期望越高，满意度越低。高学历的医疗人员期望能有更好的职业发展，更高的收入水平；相比之下护理人员则需要维持稳定的收入水平和良好的工作体验。而这种满意度的差异可能会在医护工作配合过程中产生不良情绪传导。

②医院人才梯队建设存在中层员工满意度偏低的问题。员工满意度随年龄的增长，先升后降；与之对应，各职称对应的满意度结果显示，中级与副高级人员满意度整体水平明显偏低。中层员工满意度偏低的原因较为复杂，其中中层员工的职业倦怠感与职业发展轨迹不清晰，是中层员工容易产生负面情绪的主要原因，并很可能通过服务交互对患者产生情绪的传导。

③医院人事管理缺乏人本关怀。员工对人事管理的满意度远低于总体水平。人事管理的满意度排名处于末端，从员工反馈意见内容中发现，医院人事管理往往忙于行政事务而忽略了对员工内部声音的倾听和关怀，往往缺乏"以人为本"的人力资源管理机制，忽视个人需求，对员工的心理活动分析的较少，在分配工作时较少考虑员工个人的需求和感受。这样一方面容易造成效率低下，对医院管理者降低信赖，丧失凝聚力，影响员

工忠诚度等问题；另一方面，公立医院人力资源管理人员知识与技能还有待提高。

④临床一线员工付出与回报不匹配。员工收入及待遇相关的满意度指标得分最低，在所有 21 项指标中排在末位。医院员工长期以满负荷的状态进行工作，而收入回报却难以弥补工作付出的差距。医疗服务费用定价机制的僵化使得医疗人员高技术含量的劳动得不到应有价值的体现，这既没有尊重技术人员的劳动付出，也违背市场价值的规律。改善医务工作人员收入水平和收入机制是医疗行业发展过程中任重而道远的必由之路。只有当物质需要得到了充分保障，员工才能更好地追求自我价值的实现。

⑤晋升机制僵化阻碍人力资源释放活力。员工职业发展维度监测位列所有维度的倒数第二位，其中的晋升机制指标得分最低。医疗、医技、行政人员满意度均不理想，其中医疗人员对晋升机制满意度最低，与总体满意度水平均有明显差距。基于职称评定的晋升制度所暴露出的弊端，诸如：其一，职务晋升受到学历、资历、岗位、学术研究等评定内容的制约，晋升不考核，也不核准日常医疗工作及诊疗任务的完成情况，而是考核日常医疗工作及医疗任务以外的工作，这种导向分散了医务工作人员的精力，许多医务人员只好拿出很多时间写论文，发论文，忽略了临床实践，将临床工作作为副业，急急忙忙查完房就去读外语，撰写开题报告及论文。其二，评聘工作中存在许多漏洞，没有统一的标准。各单位有不同的标准，同一单位在不同年度也常有变化，造成许多不公正现象。其三，职务晋升重技术，轻管理。目前医院管理岗位多由医务人员转岗，缺乏管理经验。对行政管理岗位和后勤技术岗位同样应做好职业规划，使医院管理类人员有自己职业化发展的道路，以便安心工作，才是对医院科学管理最有效的保障。

3. 门诊患者满意度监测评价

医院评审评价项目办公室的专家们除研究住院患者及医院员工的满意度，还做了全国 32 所医院门诊社会调查。该问卷共涉及《三级综合医院评审标准实施细则（2011 年版）》两章，分布在第二章医院服务、第六章医院管理共 8 个条款。当今在医学科学飞速发展与进步的今天，世界上许多国家的医院都建立了"评估系统"，开展患者医院就医体验与患者满意度调查，以此促进生物医学模式向生物 – 心理 – 社会医学模式转变，促进医疗安全、质量、服务水平的提高。

为此，医院评审评价项目办公室在北京市卫生局、北京市医院管理局、湖北省卫生和计划生育委员会、湖南省卫生厅、广东省卫生和计划生育委员会、陕西省卫生厅、中国医学科学院、北京大学医学部、首都医科大学、华中科技大学、中南大学、中山大学、西安交通大学、中卫医疗评估咨询（北京）有限公司、中国医学科学院肿瘤医院志愿者团队、辉瑞投资有限公司的大力支持下，基于患者体验的医院门诊服务动态，针对性地改进门诊的服务工作。2013 年 9—11 月，在北京、湖南、广东、陕西等地开展了 32 所医院"门诊患者体验与满意度监测项目"，32 所医院均为委属委管及北京市大医院，是 65 所医院之中的 32 所医院。本次监测的 14 个指标，即"预约挂号""文明服务""环境卫生""导引标识""医生态度""诊疗解释""护士操作""隐私保护""费用清晰度""意见反馈渠道""挂号等候时间及满意度""诊室外候诊时间及满意度""取药等候时间及满意度"及"诊室内就诊时间及满意度"。通过现场问卷发放的形式进行调查，得出的结果如下。

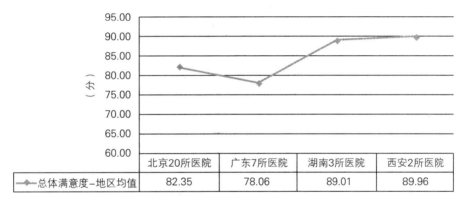

	北京20所医院	广东7所医院	湖南3所医院	西安2所医院
总体满意度-地区均值	82.35	78.06	89.01	89.96

各地总体满意度结果（分）

（1）门诊总体满意度结果。"四地"32 所医院总体满意度最高分 95.33 分，最低分 64 分，相差 31.33 分，这个差距较大。门诊是一所医院的窗口，最能反映医院的综合服务能力，患者体验较差，评分不高，需要医院管理者静下心来分析问题所在，研究改进的措施。门诊满意度调查问卷包含 5 个维度，分别是服务交互维度、环境条件维度、流程效率维度、价值感知维度及极性感知维度。本次调查显示，服务交互维度得分最高，为 83.91 分，其次为价值感知维度（82.31 分）、环境条件维度（81.97 分）、流程效率维度（79.15 分），得分最低的维度是极性感知维度，得分为 73.65 分。

服务交互维度是本次监测指标中涉及"医务工作人员"态度及行为表现指标的聚合系列，包含"文明服务""医生态度""诊疗解释""护士操作""隐私保护"五项指标，该维度的满意度是这五项指标结果的均值。从医院评价而言，服务交互体现双重含义：一是在医院服务层面上，患者的某些合法权益在医疗服务过程是否得到了实现或保护；二是在医院管理层面上，医院是否重视"医德医风"等基于"人"与"医院文化"的软实力建设，是否注重医务队伍的能力建设和服务意识的建立。"四地"32 所医院服务交互维度满意度监测结果见下图。

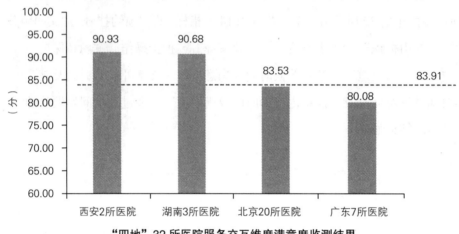

"四地"32 所医院服务交互维度满意度监测结果

各医院服务交互维度满意度监测结果：32 所医院总体服务交互维度的平均满意度评分为 83.91 分，有 17 所医院的满意度得分高于平均水平。得分最高为 95.53 分，最低为 73.55 分，相差 21.98 分，得分最低的是专科医院。

环境条件维度是本次监测指标中涉及医院"环境""流程""条件"表现的指标的聚合系列。含"预约挂号""环境卫生""导引标识"3 项，该维度的满意度是这三项指标结果的均值。环境条件指向的是医院所能提供的医疗服务环境及医疗服务条件，其中既有"物理环境与条件"的部分，也包含涉及流程、便利性、资源协调性等"人文环境与条件"的部分。在本次监测中对于物理环境监测的权重较大。监测指标设计中，对于物理环境的监测是指标表面含义，但本质是在考核医院的后勤管理等配套支持系统的执行效果。"四地"32 所医院环境条件维度满意度监测结果见下图。

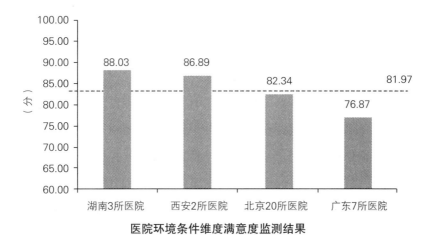

医院环境条件维度满意度监测结果

各医院环境条件维度监测结果：32 所医院总体得分环境条件维度的平均满意度评分为 81.97 分，有 14 所医院的满意度得分高于平均水平，还不足 50%；最高得分为 94.55 分，最低 67.39 分，相差 27.16 分，从而可以看出各医院预约挂号、环境卫生、导引标识应是改进门诊服务的重点之一。

价值感知维度是患者"费用"与"感受价值"的指标的聚合系列，包含"费用清晰度"与"总体满意度"2 项指标，该维度的满意度是这两项指标结果的均值。在医疗服务中，患者支出费用，在诊疗价格体系和费用支出相对固定的条件下，患者是否能够清晰地知晓费用的明细十分重要。"四地"32 所医院价值感知维度满意度监测结果见下图。

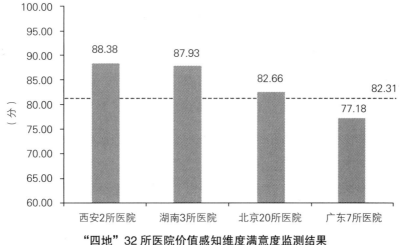

"四地"32 所医院价值感知维度满意度监测结果

各医院价值感知维度监测结果：32 所医院总体得分价值感知维度的平均满意度评

分为82.31分,有19所医院的满意度得分高于平均水平。得分最高为97.92分,最低为65.17分,相差32.75分,差距较大。分数低的医院应向分数高的医院学习,逐步改进现在的做法,使患者价值感知维度不断提升。

极性感知是患者在"非常满意"与"非常不满意"的条件下的情感取向,包括投诉与表扬,忠诚度转化等,在本次调查中仅纳入"意见反馈渠道"指标。就意见反馈渠道含义而言,意见反馈渠道并非完全如投诉等负面的反馈或指控,也包括积极、正面、良性的反馈,投诉渠道只是意见反馈渠道的组成部分之一,因其与患者权益相关性很强,是建设的重点。而就与患者关系的维护而言,在资源和人力允许的情况下,建立医患沟通的平台是未来医院赢得社会声誉的有益方式之一。"四地"32所医院极性感知维度满意度监测结果见下图。

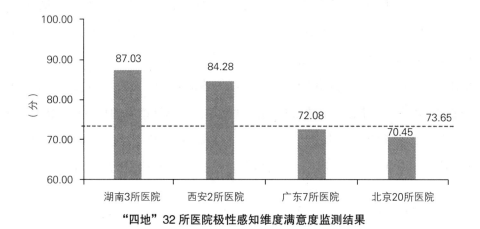

"四地"32所医院极性感知维度满意度监测结果

各医院极性感知维度监测结果:32所医院总体得分极性感知维度的平均满意度评分为73.65分,仅有13所医院的满意度得分高于平均水平,不足50%,是5个监测维度平均满意度最低的一个维度;得分最高的为97.59分,最低的仅为46.55分,相差51.04分。12所医院得分在60分以下,看来患者对医院门诊服务的期盼较高,从另一个侧面看医院门诊服务亟待改善。

流程效率是对医院门诊在"合理""有序""便捷"程度的考量。在本次监测中将与门诊流程中的关键等候环节纳入监测,具体包括"挂号等候时间""候诊时间(诊室外)""就诊时间(诊室内)""取药等候时间"。流程效率维度除能够监测患者对于等候时间的满意度的同时,还能够量化呈现各等候环节的时间情况,作为服务流程改善的基础参考。门诊流程管理是"三级医院评审标准"中涉及改善患者体验的内容之一，其一方面在评价医院在门诊布局结构的合理性，另一方面也是在评价流程设计的有序性、连贯性和便捷性。"四地"32所医院流程效率维度满意度方面监测结果见下图。

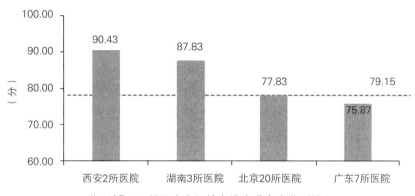

"四地"32所医院流程效率维度满意度监测结果

各医院流程效率维度满意度监测结果：32所医院总体得分流程效率维度的平均满意度评分为79.15分，有15所医院的满意度得分高于平均水平，得分最高的为94.44分，最低的为56.53分，相差37.91分，医院之间的差距较大。

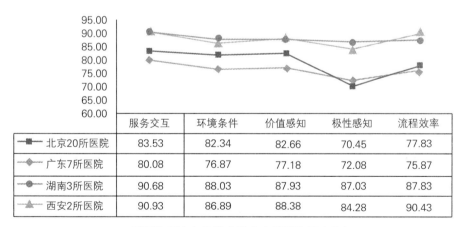

	服务交互	环境条件	价值感知	极性感知	流程效率
北京20所医院	83.53	82.34	82.66	70.45	77.83
广东7所医院	80.08	76.87	77.18	72.08	75.87
湖南3所医院	90.68	88.03	87.93	87.03	87.83
西安2所医院	90.93	86.89	88.38	84.28	90.43

32所医院门诊患者维度满意度监测结果（分）

（2）门诊满意度各指标监测结果。门诊患者满意度监测指标紧密围绕医院评审标准的部分重点及核心内容，将"预约挂号""文明服务""环境卫生""导引标识""医生态度""诊疗解释""护士操作""隐私保护""费用清晰度""意见反馈渠道"10项基本指标纳入监测，通过各地区监测结果发现，不同地区呈现不同的指标数据结果特征，显现出指标差异性。从"四地"32 所医院监测结果分析看，湖南 3 所医院各指标满意度得分较为均衡，表现良好；陕西 2 所医院虽然整体结果不错，但在"环境卫生"方面的满意度得分显著低于其他指标，呈现较为明显的短板现象；北京 20 所医院则在"意见渠道"方面的满意度得分显著低于其他指标，同时和其他地区医院相比位于最低点，值得重点关注；广东 7 所医院各项指标整体偏低。

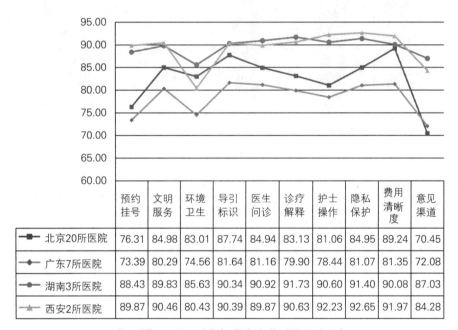

	预约挂号	文明服务	环境卫生	导引标识	医生问诊	诊疗解释	护士操作	隐私保护	费用清晰度	意见渠道
北京20所医院	76.31	84.98	83.01	87.74	84.94	83.13	81.06	84.95	89.24	70.45
广东7所医院	73.39	80.29	74.56	81.64	81.16	79.90	78.44	81.07	81.35	72.08
湖南3所医院	88.43	89.83	85.63	90.34	90.92	91.73	90.60	91.40	90.08	87.03
西安2所医院	89.87	90.46	80.43	90.39	89.87	90.63	92.23	92.65	91.97	84.28

"四地"32 所医院指标满意度监测结果（分）

（3）门诊服务窗口（或医技科室）满意度监测结果。本次监测还对门诊服务窗口（或医技科室）满意度进行了监测，包括：①挂号；②收费；③导诊；④药房；⑤化验；⑥放射；⑦超声；⑧其他；⑨没有。总体监测情况："最满意"的门诊窗口监测结果显示，门诊患者对各个医院"最满意的窗口/科室"是"挂号"，占 21.09%，其次是"药房"，占 19.13%，有 575 例患者表示"没有最满意"的窗口，占 19.89%。"最不满意"的门诊窗口监测结果显示，门诊患者对各个医院"最不满意的窗口/科室"是"挂号"，占 9.26%，其次是"收费"，占 4.51%，有 2374 例的患者表示"没有最满意"的窗口，占 74.30%。

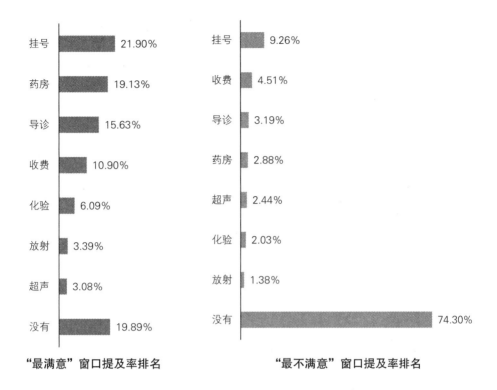

"最满意"窗口提及率排名	"最不满意"窗口提及率排名

以上非常客观的评价，说明各医院注意了窗口员工的培训，大多数患者是满意的，非常不满意的窗口仅占少数，但各医院也要注意少数员工的培训，注意形象、语言表达及服务态度，使医院赢得更好的口碑。

（4）门诊"就医等待"与"就诊时间"监测结果：本次还对各医院门诊"就医等待"与"就诊时间"进行了监测，总体监测结果显示，32 所医院对于"挂号""诊室外候诊""取药"三个等待环节的平均满意度评分为 78.50 分。其中对于"取药等候时间"满意度为 83.59 分，在门诊各环节等候时间满意度中最高；其次是"挂号等候时间"满意度，为 78.75 分；对于"诊室外候诊时间"满意度最低，为 73.16 分。监测结果显示，"就医等待"中候诊时间最长，其中位数水平为 39.08 分钟；其次是挂号等候时间，为 22.93 分钟；取药等候时间最短，为 12.63 分钟。"就诊时间"的总体中位数水平为 9.77 分钟。通过监测证明"三长一短"经过各医院多年的改进，信息化的助力，已将取药等候时间明显缩短，可从"三长"中去除，其他两项还需继续改进。"平均挂号等候时长"最长为 308 分钟，"平均候诊时长"最长的为 134 分钟。"三长一短"的短，"平均就诊时长"最短的医院仅 11 分钟。希望伴随医改，分级诊疗的推进能对"三长一短"逐步改进。

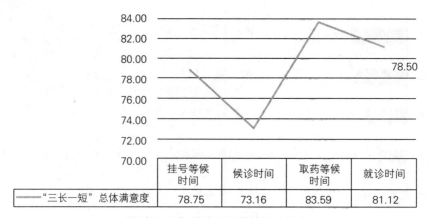

"三长一短"满意度总体情况（分）

	挂号等候时间	候诊时间	取药等候时间	就诊时间
"三长一短"总体满意度	78.75	73.16	83.59	81.12

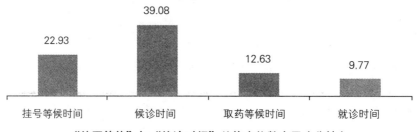

"就医等待"与"就诊时间"总体中位数水平（分钟）

（5）开放性意见监测结果。32 所医院门诊患者满意度监测中共搜集患者有效意见与建议 1575 例，其中反映"流程效率"意见最多，为 631 例，其次为"服务交互"与"环境条件"意见，分别为 348 例和 247 例。

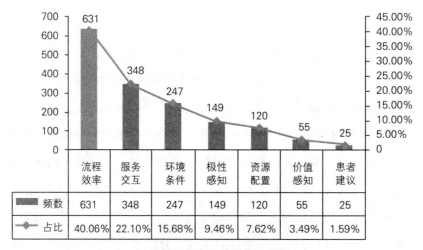

	流程效率	服务交互	环境条件	极性感知	资源配置	价值感知	患者建议
频数	631	348	247	149	120	55	25
占比	40.06%	22.10%	15.68%	9.46%	7.62%	3.49%	1.59%

32 所医院患者开放性意见分类

医院评审评价项目办公室专家通过满意度的监测结果分析，对时间阈值进行研究，即是将"时间"的定量变量与患者基于体验的"满意度"评价进行单向投射，通过监测数据中患者对于各项等候时间（或就诊时间）的"非常不满意、不满意、一般、满意、非常满意"的 5 级评价中相应的"时间"定量信息，确定患者由某个级别评价转换到其相邻级别评价的时间临界值。通过该时间阈值研究，探索患者的行为规律，初步明确对于引起患者满意度评价变化的阈值，确立患者基于时间满意度的定量改善目标。

阈值与满意度的投射关系。阈值（threshold）指的是触发某种行为或者反应产生所需要的最低值。阈值为临界值，以满意度而言，满意阈值即是患者由"一般"转换为"满意"的界限值。正如上文相关性研究结果所述，患者在挂号、候诊、取药等候环节的满意度评价与等候时长相关性明显，其仅是表明二者的线性趋势，但未对基于满意度评价结果的时间量化研究。患者评价是一种基于心理感受上的思维判断，因此在患者对于等候时长的"非常满意""满意""一般""不满意""非常不满意"的 5 级评价中均存在一种阈值，并有阈值划分为一些区间，当时间落在这些区间内便会产生相应的评价结果。患者满意度是患者在接受医疗服务过程中的实际体验与其期望比较后的结果判断，这仅是一种相对大而化之的概念。如果依照满意度的 5 级递进式评价，可以将患者判断的心理状态进行细分，可分为期望阈、接受阈、容忍阈、抱怨阈、愤怒阈。首先，患者产生不满，是患者体验已低于了患者的容忍限度，即"容忍阈"。在容忍阈之上，患者不会有"不满意"的评价，患者会表现出"没有不满意"但也没有达到"满意"，而给予"一般"的中等评价，患者体验如果是在其可以接受的范围以内，患者会给出肯定性评价，即表示"满意"，接受范围的最低值即"接受阈"，如果患者体验超出或达到患者"期望阈"，患者会给予赞誉性评价，即"非常满意"。关于时间与满意度的阈值探索即是初步明确患者不同程度满意度评价的时间"拐点"。

基于四个满意度的时间阈值探索。

一是不同等候时间存在时间阈值差异性。同样是等待，但对于不同等候环节，患者对于时间的容忍阈值存在较大的差异性。在挂号、诊室外候诊、取药三个环节中，患者对于取药等候时间的各项阈值相对最低，对看病等候时间的各项阈值相对最高。

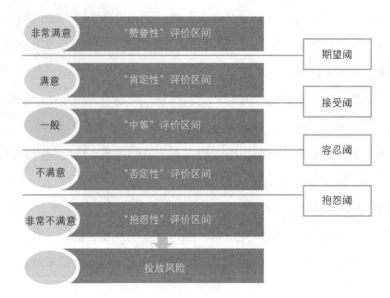

阈值与满意度

　　患者对于挂号等候时间的期望阈是 10 分钟、接受阈是 20 分钟、容忍阈是 40 分钟、抱怨阈是 60 分钟、愤怒阈是 120 分钟。也就是说，患者对于挂号等候"非常满意"的时间范围是 10 分钟以内（因选取数据为中位数，其确切含义是半数以上患者对于挂号等候时间的期望阈为 10 分钟），如果在 10 ～ 20 分钟，患者则会评价"满意"，如果超过 40 分钟，患者则会表现出"不满意"，如果超过 1 个小时，患者会对等候时间评价为"非常不满意"。

　　患者对于诊室外看病等候时间的期望阈是 20 分钟、接受阈是 30 分钟、容忍阈是 60 分钟、抱怨阈是 80 分钟、愤怒阈是 120 分钟。以上阈值说明，患者对于候诊"非常满意"的时间区间是 20 分钟以内，如果在 20 ～ 30 分钟患者则会评价"满意"，如果超过 60 分钟，患者则会表现出"不满意"，如果超过 80 分钟患者会对候诊时间评价为"非常不满意"。

　　患者对于取药等候时间的期望阈是 10 分钟、接受阈是 15 分钟、容忍阈是 20 分钟、抱怨阈是 30 分钟、愤怒阈是 30 分钟。以上阈值说明，患者对于取药等候"非常满意"的时间区间是 10 分钟以内，如果在 10 ～ 15 分钟患者则会评价"满意"，如果超过 20 分钟，患者则会表现出"不满意"，如果超过 30 分钟患者会对候诊时间评价为"非常不满意"。

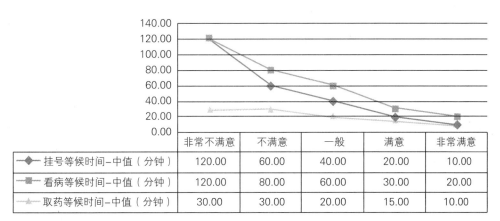

	非常不满意	不满意	一般	满意	非常满意
挂号等候时间-中值（分钟）	120.00	60.00	40.00	20.00	10.00
看病等候时间-中值（分钟）	120.00	80.00	60.00	30.00	20.00
取药等候时间-中值（分钟）	30.00	30.00	20.00	15.00	10.00

满意度与"等候时间"阈值关系图

二是以"接受阈"为例探索各地区等候时间的阈值差异性。仅以"满意"即"接受阈"为示例探索四个的阈值差异。从患者对于"挂号""候诊""取药"三个等候环节来看，各地区患者对于等候时间的"接受阈"也存在差别。

在看病等候时间的"接受阈"均是 30 分钟，表现出极强的统一性。

在挂号等候时间上，北京 20 所医院的阈值最高，为 30 分钟；其次为湖南 3 所医院，为 20 分钟；阈值最低者为广东 7 所医院，仅为是 10 分钟。通过以上数据不难看出，广东患者对于挂号效率的要求更高，更不容易获得满意，而相比之下，北京患者则表现出较大程度的"宽容"，或者说，由于北京医院患者的密度更高，患者已经对此"习惯"或有"心理准备"，而更容易"满意"。

从取药等候时间的"接受阈"来看，北京 20 所医院患者的接受阈为 20 分钟，其他三个省部分医院就诊患者的接受阈均为 10 分钟，北京高于其他三个地区。

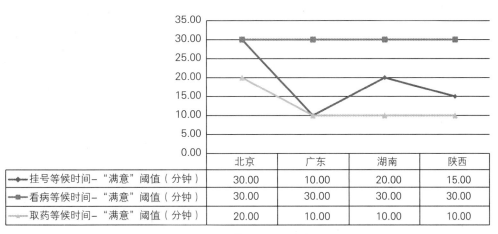

	北京	广东	湖南	陕西
挂号等候时间-"满意"阈值（分钟）	30.00	10.00	20.00	15.00
看病等候时间-"满意"阈值（分钟）	30.00	30.00	30.00	30.00
取药等候时间-"满意"阈值（分钟）	20.00	10.00	10.00	10.00

各地区环节"等候时间"满意阈值

以上仅是以"接受阈"呈现不同患者个体体验上升至判断的群体差异，如果从期望阈、接受阈、容忍阈、抱怨阈、愤怒阈五项阈值探索差异性会更加全面细致，会对于医院如何改善三长一短，以定量的阈值目标进行最有针对性的改进是非常有帮助的。

医院评审评价项目办公室的专家们还做了 112 家护理满意度调查问卷，涉及《三级综合医院评审标准实施细则（2011 年版）》第三章患者安全、第五章护理管理与质量持续改进共 14 个条款，具体内容及发现的问题不再赘述。

通过不同内容的社会评价，还发现了许多问题，专家们酷似"啄木鸟"，从不同维度的评价结果中辛勤地发现着各种问题，不辞劳苦地给医院总结着、讲述着，希望通过独立、客观、公正的自我评价、信息统计评价、现场评价及社会评价帮助医院更好地了解患者需求，把握患者需求的特点，了解医院员工对医院的意见及建议，同时通过专业深入的数据分析与讨论，发现医院服务与管理中存在的医疗质量问题，以便医院针对性地改进工作，为医院医疗服务质量持续改进提供指导和帮助，也为相关部门政策制定提供依据。这四个维度的评价，为我国医院管理与国际接轨奠定了良好的基础，同时促进了医院改进不足，迈上新的台阶。专家们在继续做四个维度评价的同时，还在研究如何利用四个维度的评价对医院进行综合评价，即进行 360 度的评价。

（五）360 度评价

医院评审评价的专家们在卫生计生委医政医管局的指导下，探索如何根据四个维度的评价进行综合评价，研究了医院全面质量管理 360 度评价的可能性。

360 度绩效评价又称"360 度绩效反馈"（360-degree feedback），是爱德华 & 埃文等在 20 世纪 80 年代提出，后经 1993 年美国《华尔街时报》与《财富》杂志引用后，开始得到广泛关注与应用。它是指从与被考核者发生工作关系的多方主体那里获得被考核者的信息，全方位绩效考核或多源绩效考核，对被考核者进行全方位、多维度的绩效评估的过程。这些评价可由上而下地评价（上级），也可由下而上地评价（下属），企业内部职工的评价（内部），或外部客户的评价（服务对象），以及来自本人的自我评价。这种绩效考核过程与传统的绩效考核和评价方法最大的不同是它不再仅把上级的评价作为绩效信息的唯一来源，而是将在组织内部和外部与给患者提供服务的多方主体作为提供反馈的信息来源。

本研究医院全面质量管理 360 度评价是将企业管理的理念方法首次移植到医院管理

中来。因为医院的管理要比一般的企业复杂，仅从一个或两个方面评价是不全面的，也不能反映医院的真实情况，因此必须全方位，多维度也就是 360 度评价，评价结果才能客观真实，具有说服力。

1. 评价依据

国家卫生计生委（原卫生部）关于印发《医院评审暂行办法》的通知卫医管发〔2011〕75 号明确指出：医院周期性评审包括对医院的书面评价、医疗信息统计评价、现场评价和社会评价等方面的综合评审。根据《医院评审暂行办法》的要求，利用部分三级甲等医院年度评价的机会，实践了四个维度的评价。

2. 评价内容

①书面评价（自我评价）的内容和项目包括：对评审申请材料的审核；单项不定期重点评价结果及整改情况报告；接受省级以上卫生行政部门组织的专科评价、技术评估等的评价结果；接受地市级以上卫生行政部门设立的医疗质量评价控制组织检查评价结果及整改情况；考查自我评价的真实性、客观性以及认真的程度与对标准的理解程度。

②医疗信息统计评价的内容和项目包括：各年度出院患者病案首页等诊疗信息；医院运行、患者安全、医疗质量及合理用药等监测指标，医疗护理负性指标等；利用疾病诊断相关分组（DRG）等方法评价医院绩效；这是定量评价的重要依据。

③现场评价的主要内容包括：医院基本标准符合情况，围绕以患者为中心评价质量、安全、服务、管理、绩效。主要是检查医院规范化的管理，促进医院加强内涵建设，保证医疗安全，持续改进服务质量，提高医院管理水平和服务效率。依据标准查看医院各项管理与评审标准符合的情况；以及医院围绕以患者为中心，在保障患者安全、质量、服务、尊重患者、体现患者权益等方面开展各项工作的情况；特别是公立医院在围绕国家卫生体制改革、体现公益性方面所开展的工作情况。

④社会评价的主要内容和项目包括：地方政府开展的医疗机构单项检查如行风评议结果；卫生行政部门开展或者委托第三方社会调查机构开展的患者满意度调查结果；特别是医学飞速发展的今天，就医条件越来越好，新药、新的治疗手段越来越多，老百姓就医体验如何，是否越来越满意，对什么还不满意等问题，受到社会的广泛关注。

国家卫生行政部门提出从这四方面对医院进行综合评价，这四方面的评价对医院全面质量建设有何推进？能不能推进？根据卫生计生委的文件要求，在长达两年的时间里，医院评审评价项目办公室组织专家广泛实践，从中总结出一套行之有效的 360 度全方位评价的方法，并看到这种评价对促进医院全面质量管理发挥的真实的、有效的作用。

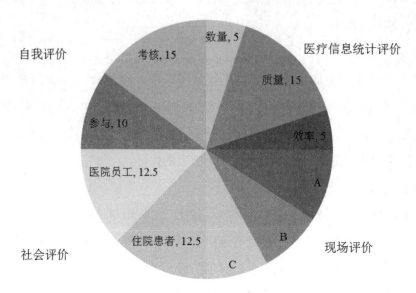

360 度全方位评价结构图（彩图见彩插 2）

3. 评价方法

（1）自我评价

①凡参与医院自我评价工作，提交了自我评价报告，均赋予自评参与分值。

②对自评考核的赋值是依据 Kappa 系数的取值来进行的，Kappa 值是度量自我评价与现场评价结果一致性的指标系数，Kappa 系数取值范围是 0 ～ 1，可分为五组来表示不同级别的一致性：0 ～ 0.20 极低的一致性、0.21 ～ 0.40 一般的一致性、0.41 ～ 0.60 中度的一致性、0.61 ～ 0.80 高度的一致性、0.81 ～ 1.00 几乎完全一致。

③自我结果分析方法见下表。

自我结果分析方法

受评医院			现场评价				
			A	B	C	D	E
			142	251	216	14	14
自我评价	A	355	140	120	88	7	0
	B	166	1	129	36	0	0
	C	94	1	2	90	1	0

注：A 符合率：自评 A 条款中现场检查被专家仍认可为 A 的比例，即 140/355=39.44%，B、C、D 级同理。D 符合率计算时，若自评 D 为 0、现场检查也为 0，结果不可得，以"NA"标记。

④自我评价的真实性、准确性、客观性、完整性要与现场评价的结果对比，因此，未进行现场评价的医院，没有自我评价的评价结果。65 所医院仅 34 所医院进行过现场评价，所以这个维度只有 34 所医院的评价。34 所医院自我评价维度得分情况：Kappa 值最高 0.755，最低 0.079，相差 0.676，说明政府要求医院进行评价的，自我评价与实际的差距较大，特别是大医院自我评价，有的客观，有的不客观，没有看到自己医院做得欠缺的地方，职能部门过高的评价自己医院落实评审标准的情况，以至于 Kappa 值很低，说明越是大医院越要认真对照标准客观地进行自我评价。第一组 34 所医院是政府要求医院进行现场评价的，17 所医院的 Kappa 值在 0.5 以下，占 50%；9 所医院 Kappa 值为 0.3 以下，说明这 9 所医院的自我评价与客观评价一致性一般或极低。第二组共 11 所医院，他们都是自己主动邀请专家去评价的，研究发现，凡是医院主动邀请专家去评价的自我评价的一致性检验值就高，第二组 11 所医院自我评价的 Kappa 值均在 0.5 以上，说明这 11 所医院的自我评价与客观评价均为中度或高度一致性。根据 Kappa 值，0.80 以上为 15 分，0.70 以上为 14 分，0.60 以上为 12 分，0.50 以上为 10 分，0.40 以上为 8 分，0.30 以上为 6 分，0.20 以上为 4 分，0.10 以上为 3 分，0.10 以下为 1 分，以此得出考评分。凡是参与自评就得参与分 10 分，以鼓励医院进行自我评价；将考评分 + 参与分 = 自我评价维度分。

第一组 34 所医院自我评价的评价

医院代码	Kappa 值	考评分	参与分	自我评价维度分
H008	0.755	14	10	24
W023	0.727	14	10	24
C005	0.711	14	10	24
T020	0.709	14	10	24
A005	0.691	12	10	22
A002	0.639	12	10	22
H010	0.639	12	10	22
R018	0.627	12	10	22
E007	0.622	12	10	22
B004	0.605	12	10	22
P005	0.583	10	10	20
K012	0.581	10	10	20
F009	0.548	10	10	20
D004	0.537	10	10	20
W022	0.536	10	10	20
O021	0.522	10	10	20
J010	0.503	10	10	20
G008	0.497	8	10	18
V022	0.439	8	10	18
F006	0.428	8	10	18
N011	0.403	8	10	18
H009	0.365	6	10	16
B003	0.343	6	10	16

医院代码	Kappa 值	考评分	参与分	自我评价维度分
Y024	0.340	6	10	16
O015	0.327	6	10	16
J011	0.297	4	10	14
E008	0.297	4	10	14
X023	0.264	4	10	14
A004	0.257	4	10	14
B006	0.238	4	10	14
S019	0.225	4	10	14
N014	0.224	4	10	14
M010	0.123	3	10	13
U021	0.079	1	10	11

第二组 11 所医院自我评价维度的评价

医院代码	Kappa 值	考评分	参与分	自我评价维度分
HS005	0.88	15	10	25
HH004	0.8	15	10	25
BZ001	0.79	14	10	24
BB002	0.78	14	10	24
BD003	0.78	14	10	24
HK003	0.73	14	10	24
WD001	0.7	14	10	24
HS002	0.66	12	10	22
BZ004	0.58	10	10	20
BD005	0.53	10	10	20
HH001	0.51	10	10	20

这两组的差异：第一组最高分 24 分，最低分 11 分，这所自我评价得分最低的医院

除去参与分 10 分，考评分只得 1 分；第二组最高分 25 分，最低分 20。第二组全部在 20 分以上，而第一组有 17 所医院，占考评 34 所医院的 50%，得分在 20 分以下。由此可看出，医院评审评价工作需要两方面的积极性，当医院产生内在动力时，才会认真对待自我评价；而内在动力的产生主要取决于院长及书记，所以医院一把手的培训就显得十分重要。

（2）医疗信息统计评价

本维度是基于医院近 3～5 年的病案首页的数据统计分析，从医疗数量、医疗质量和医疗效率三个方面分别评价，选择的指标是可以纵向评价，同时也可以横向评价的指标。

①数量方面：根据现有综合医院的数据计算得到每床出院指标、每床手术指标，并分别划分出赋值区间。

每床出院 = 年出院人次 / 医院开放床位数

每床手术 = 年手术人次 / 医院开放床位数

②质量方面：从医院近 3 年总的围手术期死亡率、手术患者非计划重返手术室率、每年可根据具体情况选择 1～2 种单病种进行评价。2013 年选择 2012 年上报的急性心肌梗死死亡率来评价，并结合现有医院的各指标值划分出赋值区间。

③效率方面：从医院的 2012 年住院日中位数和住院费用中位数来评价，仍采取划分出赋值区间的方法进行。

44 所综合医院医疗信息统计评价维度得分

医院代码	出院人数 2012年	手术人次 2012年	床位 2012年	每床出院（例次）	每床手术（例次）	数量得分	3年围期死亡率（%）	3年再手术率（%）	3年心肌梗死死亡率（%）	质量得分	住院日 2012年	住院费用（元）2012年	效率得分	第二维度得分
A004	70 400	38 425	1425	49.404	26.965	5	0.043	0.93	6.80	11	6	8214	4	20
E005	64 296	30 920	1317	48.820	23.478	5	0.029	1.20	2.25	13	9	8541	2	20
J012	79 531	39 000	1624	48.972	24.015	5	0.077	0.82	3.45	12	6	11 783	2.5	19.5
M010	87 886	45 628	2090	42.051	21.832	4	0.021	1.60	1.09	13	8	8589	2.5	19.5
Z025	62 515	23 874	1500	41.677	15.916	3.5	0.051	0.98	7.49	11	5	8068	4.5	19
J011	46 000	28 248	966	47.619	29.242	5	0.074	2.34	1.07	11	6	36 435	2.5	18.5
G009	51 653	29 558	1019	50.690	29.007	5	0.037	1.38	6.76	11	8	11 139	1.5	17.5
E007	56 381	35 728	1602	35.194	22.302	3.5	0.026	3.56	6.09	9	6	7636	4.5	17
E006	76 720	39 690	1552	49.433	25.573	5	0.080	1.76	9.30	8	7	8323	3.5	16.5
K012	92 183	42 500	2618	35.211	16.234	3.5	0.116	2.20	3.26	9	5	10 761	3.5	16
B004	67 454	26 202	1782	37.853	14.704	3	0.066	3.48	1.01	10	9	7974	3	16
Q017	63 961	31 245	2000	31.981	15.623	2.5	0.045	1.22	6.94	10	7	8763	3	15.5
C007	79 705	40 419	1855	42.968	21.789	4	0.077	1.95	10.09	8	8	7160	3.5	15.5
F007	49 381	29 393	1250	39.505	23.514	4.5	0.298	2.35	2.67	9	7	22 424	2	15.5
M003	58 568	23 064	1480	39.573	15.584	3.5	0.066	1.68	6.51	10	8	9615	2	15.5
Y025	81 517	42 500	1803	45.212	23.572	5	0.106	2.16	8.95	7	7	8753	3	15

续表

医院代码	出院人数 2012年	手术人次 2012年	床位 2012年	每床出院（例次）	每床手术（例次）	数量得分	3年围期死亡率（%）	3年再手术率（%）	3年心肌梗死死亡率（%）	质量得分	住院日 2012年	住院费用（元）2012年	效率得分	第二维度得分
H009	62 371	6129	2001	31.170	3.063	1.5	0.080	1.12	5.32	10	7	8008	3.5	15
U021	82 951	30 195	2945	28.167	10.253	1	0.035	2.11	5.61	11	7	9356	3	15
G007	160 770	66 210	4255	37.784	15.561	3	0.120	2.03	6.77	8	8	7563	3.5	14.5
D005	84 565	27 730	2303	36.719	12.041	2.5	0.083	0.08	23.76	8	5	10 183	3.5	14
Z026	28 967	12 816	923	31.384	13.885	2	0.089	2.25	7.00	8	6	8078	4	14
P016	29 585	14 022	867	34.123	16.173	3	0.031	3.35	7.68	8	7	10 589	2.5	13.5
C006	131 367	39 343	4194	31.323	9.381	1.5	0.237	0	6.62	9	7	9053	3	13.5
X024	47 034	16 965	1104	42.603	15.367	3.5	0.088	3.36	8.11	6	6	8048	4	13.5
X023	62 782	28 520	1394	45.037	20.459	4.5	0.044	2.70	13.86	6	7	10 258	2.5	13
M013	93 230	39 268	2547	36.604	15.417	3	0.167	5.56	2.61	7	4	13 328	3	13
C004	6305	745	500	12.610	1.490	1	0.122	8.56	0	7	5	7553	5	13
D007	83 506	30 734	1800	46.392	17.074	4.5	0.100	2.72	9.73	5	8	6825	3.5	13
D008	58 074	28 822	1448	40.106	19.905	4	0.082	2.40	11.34	6	14	8088	2.5	12.5
K013	38 943	28 795	1070	36.395	26.911	4	0.027	6.60	8.78	7	8	14 397	1.5	12.5
I009	83 226	43 260	1902	43.757	22.744	4	0.154	2.11	10.27	5	8	7782	3.5	12.5
S010	70 462	29 003	2315	30.437	12.528	1.5	0.097	1.95	7.56	8	9	6505	3	12.5

续表

医院代码	出院人数 2012年	手术人次 2012年	床位 2012年	每床出院（例次）	每床手术（例次）	数量得分	3年围期死亡率（%）	3年再手术率（%）	3年心肌梗死死亡率（%）	质量得分	住院日 2012年	住院费用（元）2012年	效率得分	第二维度得分
Q008	70 104	28 075	1876	37.369	14.965	3	0.133	2.57	7.33	6	8	8391	3	12
H008	41 664	19 639	1147	36.324	17.122	3.5	0.108	2.45	9.29	7	9	9800	1.5	12
V022	88 982	30 156	2341	38.010	12.882	2.5	0.135	4.95	2.21	7	8	9400	2.5	12
N011	122 987	41 838	3319	37.055	12.606	2.5	0.122	2.92	5.29	7	7	13 337	2	11.5
J010	99 487	38 562	3134	31.744	12.304	2	0.159	2.68	6.83	6	5	9789	3.5	11.5
B006	35 321	17 278	1150	30.714	15.024	2	0.081	2.87	4.86	8	8	11 154	1.5	11.5
K011	91 603	22 706	2220	41.263	10.228	2.5	0.214	2.53	12.68	4	6	8447	4	10.5
C003	44 825	20 114	1484	30.206	13.554	1.5	0.081	2.73	8.64	6	6	10 669	3	10.5
S019	97 756	36 277	3164	30.896	11.466	1	0.084	3.66	2.45	8	9	12 173	1	10
T001	92 802	34 516	2742	33.845	12.588	2	0.087	3.48	11.08	5	7	8566	3	10
L013	52 802	19 799	1969	26.817	10.055	1	0.206	3.80	10.00	3	6	6641	4.5	8.5
L012	105 944	37 563	3823	27.712	9.826	1	0.126	3.92	20.41	3	9	11 807	1	5

（3）现场评价

①现场评价是采用追踪检查的方法，是一种检查过程质量管理的方法学。通过对医疗过程的各个环节进行跟踪检查，以全面评估医院服务的组织系统和程序。"个案追踪"体现以患者为中心的理念。是以患者为线索，从"患者"实际感受诊疗服务的体验，了解与评价医院整体的服务质量。通过追踪患者，了解其在医疗护理服务中的经历评价医院服务的连贯性。追踪患者接受诊疗的服务过程察看环境设施，患者的安全、权益、隐私的保护及医院感染控制。"系统追踪"体现系统管理的理念。通过资料查阅、现场探查、员工访谈、追踪检查评价医院对评审标准、环节要点的落实程度。评价医院对规章制度、管理流程、诊疗常规与操作规范的执行力。考察医院的管理系统是否健全、配套、周密，有无疏漏。实施现场评价的评审员均要经过严格的、规范的培训，不仅是对标准理论的培训与理解，还要有实地的评价实习，以达到评审员之间的同质化，以确保不同评审员对医院评价、对标准的掌握及判读都是同样的，使医院评价公平、科学。

②标准化的基本概念：要正确比较多家医院的条款合计通过率，必须先将多家医院的评价条款数量构成按照统一标准进行校正，然后计算出校正后的标准化通过率再进行比较。这种用统一的内部构成，然后计算标准化率的方法，称为标准化法。用标准化法来评价不同种类的医院，这样趋于更加公平、更加科学。

③标准化法的最终目的：采用某影响因素（评价条款数量）的统一标准构成，以消除构成不同对合计率的影响，使通过标准化后的标准化合计率具有可比性，使评价更公正、更客观。

④标准化率的计算方法：选择标准是根据已有资料的条件，采用不同的方法计算标准化率。当标准组的分组构成 Ni（构成比，Ni/N）和标化组的各分组率 pi 已知时，可采用直接法。

直接法的计算公式：$P' = \dfrac{\Sigma N_{ipi}}{N}$

Ni 为评价条款数量，pi 为实际通过率。

N 为标准评价条款数量。ΣN_{ipi} 是预期通过评价数量，它除以标准评价条款数量 N 即得直接法的标准化通过率。

某一章标准化得分值（满分 100）$= \dfrac{A \times 3 + B \times 2 + C \times 1 + D \times 0}{(A+B+C+D) \times 3} \times 100$

$$总指数 = \frac{sum(A1:A6)\times3 + sum(B1:B6)\times2 + sum(C1:C6)\times1 + sum(D1:D6)\ D\times0}{[sum(A1:A6) + sum(B1:B6) + sum(C1:C6) + sum(D1:D6)]\times3} \times 100$$

34 所医院的现场评价维度得分

排名	医院代码	A数量	B数量	C数量	D数量	E数量	非E条款数量	A×3值	B×2值	C×1值	D×0值	非E条款数合计值	A×3预期值	B×2预期值	C×1预期值	D×0预期值	医院预期合计值	医院标准化通过率指数	分位数
1	X023	256	224	109	5	43	594	768	448	109	0	19 553	25 280.65	14 747.04	3588.01	0	43 615.7	55.77	
2	K012	200	299	131	7		637	600	598	131	0	19 553	18 417.27	18 355.88	4021.1	0	40 794.25	52.16	
3	J010	187	261	169	2	18	619	561	522	169	0	19 553	17 720.89	16 488.96	5338.38	0	39 548.23	50.57	20%
4	S019	196	250	164	15	12	625	588	500	164	0	19 553	18 395.46	15 642.4	5130.71	0	39 168.57	50.08	
5	A004	209	216	164	28	20	617	627	432	164	0	19 553	19 869.9	13 690.27	5197.23	0	38 757.41	49.55	
6	J011	167	225	173	25	6	590	501	450	173	0	19 553	16 603.48	14 913.31	5733.34	0	37 250.12	47.63	
7	M010	160	248	189	16	24	613	480	496	189	0	19 553	15 310.67	15 821.02	6028.58	0	37 160.27	47.51	
8	N011	145	271	199	12	10	627	435	542	199	0	19 553	13 565.48	16 902.27	6205.82	0	36 673.57	46.89	
9	B004	146	236	213	8	34	603	438	472	213	0	19 553	14 202.68	15 305.17	6906.78	0	36 414.63	46.56	
10	V022	142	251	216	14	14	623	426	502	216	0	19 553	13 370.11	15 755.39	6779.21	0	35 904.71	45.91	75%
11	U021	141	248	231	8	9	628	423	496	231	0	19 553	13 170.25	15 443.13	7192.27	0	35 805.65	45.78	
12	B003	129	280	217	13	25	639	387	560	217	0	19 553	11 841.96	17 135.65	6640.06	0	35 617.67	45.54	
13	P005	135	244	201	25	16	605	405	488	201	0	19 553	13 089.2	15 771.68	6496.12	0	35 357	45.21	

续表

排名	医院代码	A 数量	B 数量	C 数量	D 数量	E 数量	非E 条款数量	A×3 值	B×2 值	C×1 值	D×0 值	非E 条款数合计值	A×3 预期值	B×2 预期值	C×1 预期值	D×0 预期值	医院预期合计值	医院标准化通过率指数	分位数
14	G008	156	239	218	32	13	645	468	478	218	0	19 553	14 187.29	14 490.44	6608.61	0	35 286.34	45.12	
15	N014	146	197	194	37	3	574	438	394	194	0	19 553	14 920.23	13 421.4	6608.51	0	34 950.14	44.69	
16	W022	101	233	198	10	7	542	303	466	198	0	19 553	10 930.92	16 811.25	7142.98	0	34 885.15	44.6	
17	H009	129	245	220	21	22	615	387	490	220	0	19 553	12 304.08	15 578.81	6994.57	0	34 877.47	44.59	
18	W023	114	190	173	27	74	504	342	380	173	0	19 553	13 268.11	14 742.34	6711.64	0	34 722.09	44.39	
19	Y024	107	207	156	32	76	502	321	414	156	0	19 553	12 503.01	16 125.38	6076.23	0	34 704.63	44.37	
20	E007	126	222	225	23	41	596	378	444	225	0	19 553	12 401.06	14 566.33	7381.59	0	34 348.98	43.92	
21	H008	116	235	232	18	36	601	348	470	232	0	19 553	11 321.87	15 291.03	7547.91	0	34 160.82	43.68	75%
22	A002	104	177	178	28	28	487	312	354	178	0	19 553	12 526.77	14 213.06	7146.68	0	33 886.51	43.33	
23	C005	123	155	181	39	89	498	369	310	181	0	19 553	14 488.07	12 171.55	7106.61	0	33 766.22	43.17	
24	T020	116	122	221	28	91	487	348	244	221	0	19 553	13 972.16	9796.57	8873.13	0	32 641.87	41.74	
25	R018	100	176	220	27	26	523	300	352	220	0	19 553	11 215.87	13 159.95	8224.97	0	32 600.8	41.68	
26	A005	83	206	154	53	82	496	249	412	154	0	19 553	9815.92	16 241.6	6070.89	0	32 128.42	41.08	
27	D004	116	187	215	56	3	574	348	374	215	0	19 553	11 854.43	12 740.11	7323.86	0	31 918.4	40.81	
28	O015	104	207	208	54	4	573	312	414	208	0	19 553	10 646.66	14 127.3	7097.77	0	31 871.73	40.75	

续表

排名	医院代码	A数量	B数量	C数量	D数量	E数量	非E条款数量	A×3值	B×2值	C×1值	D×0值	非E条款数合计值	A×3预期值	B×2预期值	C×1预期值	D×0预期值	医院预期值合计值	医院标准化通过率指数	分位数
29	E008	94	231	275	30	34	630	282	462	275	0	19 553	8752.3	14 338.87	8535.04	0	31 626.2	40.44	75%
30	B006	72	179	277	49	60	577	216	358	277	0	19 553	7319.67	12 131.67	9386.8	0	28 838.13	36.87	
31	O021	64	135	335	75	12	609	192	270	335	0	19 553	6164.49	8668.82	10 755.76	0	25 589.07	32.72	
32	F009	39	119	271	69	89	498	117	238	271	0	19 553	4593.78	9344.61	10 640.29	0	24 578.67	31.43	
33	F006	39	127	248	84	80	498	117	254	248	0	19 553	4593.78	9972.82	9737.24	0	24 303.83	31.07	5%
34	H010	25	110	321	48	74	504	75	220	321	0	19 553	2909.67	8535.04	12 453.4	0	23 898.11	30.56	

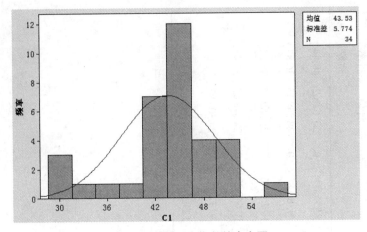

医院标准化通过率指数的直方图

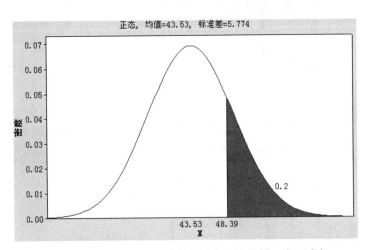

前 20% 医院标准化通过率指数分布图（共计 5 家医院）

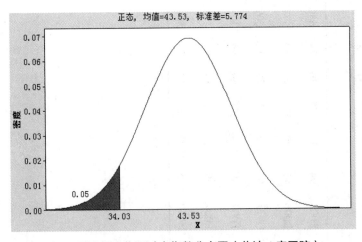

后 5% 医院标准化通过率指数分布图（共计 4 家医院）

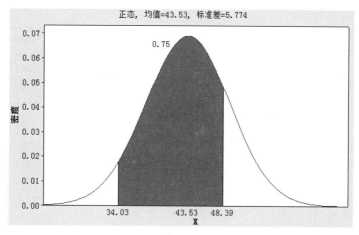

中间 75% 医院标准化通过率指数分布图（共计 25 家医院）

从以上研究可以看到，运用国家医院评审标准评价医院，优秀的和较差的都是少数，大多数均及格，说明这一标准是可以用来评价医院的。2011 年国家颁布的标准是符合国情的，是可以用来管理医院的日常工作的。

⑤现场评价值得注意改进的条款

将 34 所医院现场评价为"D"的条款列出，可从现场评价"D"条款中分析出带有倾向性的问题，可以是医院监管部门制定政策时的依据，也可是医院关注的重点，在持续改进中加以注意；另对"标准"的下一步修改也有参考价值。

34 所医院所查评价结果为 D 的条款排列顺序

项目编号	项目名称	是否核心 （1: 是）	评价结果 D 个数
6.6.2.2	医院实行总会计师制	0	20
4.16.7.6	所有 POCT 项目均应开展室内质控，并参加室间质评	0	14
4.17.6.9	有制度保证尸体检验病理诊断的规范、准确	0	14
4.4.3.1	建立临床路径与单病种质量管理信息平台，定期召开联席会议，总结分析并不断改进临床路径与单病种质量管理	0	12
4.17.1.2	病理科应具有与其功能和任务相适应的工作场所	0	11
4.4.5.1	对执行临床路径管理相关的医务人员和患者进行满意度调查，总结分析影响病种实施临床路径的因素，不断完善和改进路径标准	0	11
6.8.7.3	加强危险品管理	0	11

项目编号	项目名称	是否核心 （1：是）	评价结果 D 个数
4.10.2.1	根据相关法规要求设置感染性疾病科，其建筑规范、医疗设备和设施、人员应符合国家有关规定	0	10
4.16.2.9	实验室建立化学危险品的管理制度	0	9
4.17.6.10	病理实验室应有仪器、试剂的质控管理制度和完善的记录	0	9
4.5.2.4	规范使用与管理肠道外营养疗法	0	9
4.9.1.1.2	重症医学床位设置与人力资源配置符合《重症医学科建设与管理指南（试行）》的基本要求	1	9
6.8.6.1	安全保卫设备设施完好，重点环境、重点部位安装视频监控设施，监控室符合相关标准	0	9
2.1.1.1	实施多种形式的预约诊疗与分时段服务，对门诊和出院复诊患者实行中长期预约	0	8
4.2.7.1	建立医疗质量控制、安全管理信息数据库，为制定质量管理持续改进的目标与评价改进的效果提供依据	0	8
4.23.3.1	对住院患者实施营养评估，接受营养会诊，提供营养支持方案，按照《病历书写基本规范（试行）》的要求进行记录	0	8
4.4.4.1	对执行"临床路径"的病例，将平均住院日、诊疗效果、30 日内再住院率、再手术率、并发症与合并症等指标列入监测范围	0	8
5.2.3.1	根据收住患者特点、护理等级比例、床位使用率，合理配置人力资源	0	8
6.3.3.2	医院建筑符合国家建设标准和消防规范，满足规模适宜、功能完善、布局合理、流程科学、环保节能、安全运行的要求	0	8
1.3.2.1	承担政府分配的为社区、农村培养人才的指令性任务，制定相关的制度、培训方案，并有具体措施予以保障	0	7
3.1.1.1	对就诊患者施行唯一标识（医保卡、新型农村合作医疗卡编号、身份证号码、病历号等）管理	0	7
4.15.7.2	按规定配置临床专职药师	0	7
4.16.1.1.1	临床检验项目满足临床需要	0	7
4.23.1.1	设营养科（室），并配备与其规模相适应的（医师、技师、护士、厨师、护理员等）营养专业人员	0	7
4.23.1.2	开展临床营养工作	0	7
4.27.2.2	为每一位门诊、急诊患者建立就诊记录或急诊留观病历	0	7

续表

项目编号	项目名称	是否核心 （1：是）	评价结果 D 个数
4.8.1.2	急诊科应当配备足够数量受过专门训练，掌握急诊医学的基本理论、基础知识和基本操作技能、具备独立工作能力的医护人员	0	7
6.5.2.2	临床信息系统应用满足医疗工作需求	0	7
6.8.6.2	合理使用视频监控资源	0	7
6.8.7.1	消防安全管理（★）	1	7
2.3.1.1	急诊科布局、设备设施符合《急诊科建设与管理指南（试行）》的要求，实行 7×24 小时服务	0	6
2.8.3.1	就诊、住院的环境清洁、舒适、安全	0	6
3.4.1.1	按照手卫生规范，正确配置有效、便捷的手卫生设备和设施，为执行手卫生提供必需的保障与有效的监管措施	0	6
3.5.1.1	严格执行麻醉药品、精神药品、放射性药品、医疗用毒性药品及药品类易制毒化学品等特殊管理药品的使用与管理规章制度	0	6
4.12.3.3	对康复治疗训练过程有记载	0	6
4.15.2.4	执行"特殊管理药品"管理的有关规定	0	6
4.16.3.1	有明确的临床检验专业技术人员资质要求	0	6
4.17.2.1	病理科的人员配备和岗位设置应满足工作需要，岗位职责明确	0	6
4.17.3.1	有医院感染控制与环境安全管理程序与措施，遵照实施并记录。环境保护及人员职业安全防护符合规定	0	6
4.17.4.1	病理诊断应按照相应的规范，有复查制度、科内会诊制度	0	6
4.17.6.3	有制度保证从病理标本采集、标本运送到病理科不出现差错，除特别要求外，标本需用 10% 中性甲醛缓冲液固定	0	6
4.22.1.2	医、护、技岗位设置满足医院功能与任务要求	0	6
4.23.4.1	为住院患者提供适合其病情治疗需要的膳食，住院患者治疗膳食就餐率≥ 80% 以上	0	6
4.25.1.2	放射治疗设备具有获得国家卫生行政管理部门核准的《放射诊疗许可证》与《大型医用设备配制许可证》	0	6
4.26.3.3	体内检测的实验室须使用合适的质量控制方法和检查设备性能	0	6
4.26.5.1	开展诊断核医学活动应符合 GBZ120–2002《临床核医学卫生防护标准》中的要求	0	6

项目编号	项目名称	是否核心 （1：是）	评价结果 D 个数
4.27.2.6	保持病案的可获得性	0	6
4.8.1.1	急诊科布局、设备设施符合《急诊科建设与管理指南（试行）》的要求	0	6
5.5.1.1.1	手术室建筑布局合理，分区明确，标识清楚，符合功能流程合理和洁污区域分开的基本原则	0	6
6.8.3.2	食品原料采购、仓储和食品加工规范，符合卫生管理要求	0	6
2.2.4.1	有制度与流程支持开展多学科综合门诊，并取得成效	0	5
2.6.2.1	向患者或其近亲属、授权委托人说明病情及治疗方式、特殊治疗及处置，并获得其同意说明内容，应有记录	0	5
3.5.1.2	有高浓度电解质，听似、看似等易混淆的药品贮存与识别要求	0	5
4.11.2.2	充分发挥中医特色，建立并完善中医与西医临床科室的协作机制，为患者提供适宜的诊疗服务	0	5
4.11.3.1	根据医院规模和临床需要，设置规范的中药房与中药煎药室	0	5
4.12.1.1	有康复诊疗指南／规范，康复医师对每位康复患者有明确诊断与功能评估，制订康复治疗计划。开展了临床早期康复介入服务	0	5
4.12.4.2	对康复治疗训练效果、舒适程度、愿望与意见、并发症、预防二次残疾等有评价	0	5
4.12.5.1	由科主任、护士长与具备资质的人员组成质量与安全管理小组，开展质量与安全管理	0	5
4.15.2.3	有药品贮存制度，贮存药品的场所、设施与设备符合有关规定	0	5
4.15.3.3	护士抄（转）录用药医嘱及执行给药医嘱应遵守操作规程，必须经过核对，确保准确无误	0	5
4.16.2.2	实验室进行生物安全分区并合理安排工作流程以避免交叉污染	0	5
4.16.2.4	有消防安全保障	0	5
4.16.7.2	有完整的标本采集运输指南、交接规范、检验回报时间控制等相关制度	0	5
4.19.2.1	有独立建制的输血科，职责明确并执行到位，开展质量与安全管理，持续改进输血工作	0	5
4.21.5.1	环境保护及工作人员职业健康防护符合规定	0	5

续表

项目编号	项目名称	是否核心（1：是）	评价结果 D 个数
4.23.1.3	营养科（室）建立健全并落实临床营养工作管理制度，并对各级人员进行岗位培训	0	5
4.26.4.1	特殊检查室设计及空间区域划分应符合特殊检查需求，保证检查质量。并能将有害光、射线、磁场限制在检查患者所需的范围，避免医务人员及其他人员接触有害物质	0	5
4.5.5.2	用新制定与更新后的临床诊疗工作的指南/规范培训相关人员，并在临床诊疗工作遵照执行	0	5
4.5.8.1	新生儿病室符合规范	0	5
4.7.8.4	建立麻醉质量管理数据库	0	5
4.8.1.3	急诊医务人员经过专业培训，能够胜任急诊工作，考核达到"急诊医师、护理人员技术和技能要求"	0	5
5.2.2.1	有护理单元护理人员人力配置的依据和原则	0	5
6.4.1.5	有人员紧急替代机制，以保持患者获得连贯诊疗	0	5
6.4.2.2	外来短期工作人员的技术资质管理	0	5
6.5.2.1	管理信息系统应用满足医院管理需求	0	5
6.9.7.1	加强医用耗材（包括植入类耗材）和一次使用无菌器械管理	0	5
1.1.3.1	临床科室一级、二级诊疗科目设置，人员梯队与诊疗技术能力符合省级卫生行政部门规定的标准	0	4
1.4.3.1	开展灾害脆弱性分析，明确医院需要应对的主要突发事件及应对策略（★）	1	4
1.6.4.1	依法取得相关资质，并按药物临床试验管理规范（GCP）要求开展临床试验	0	4
2.6.4.1	开展实验性临床医疗应严格遵守国家法律、法规及部门规章，有审核管理程序，并征得患者书面同意	0	4
2.8.1.1	为患者提供就诊接待引导、咨询服务	0	4
2.8.4.1	有保护患者的隐私设施和管理措施	0	4
3.5.2.1	处方或用药医嘱在转抄和执行时有严格的核对程序，并由转抄和执行者签名确认	0	4
4.10.2.3	落实预检分诊制度，实行首诊负责制，及时报告疫情，规范接诊和治疗传染病患者，协助专业公共卫生机构及有关部门进行突发公共卫生事件和传染病疫情调查、采样与处理以及相关控制传播措施	0	4

续表

项目编号	项目名称	是否核心 （1：是）	评价结果 D 个数
4.11.2.3	开展辨证施护，提供具有中医特色的优质护理服务	0	4
4.12.2.1	患者及家属、授权委托人知情同意，主动参与康复治疗	0	4
4.12.3.2	制定康复相关的医疗文书书写要求、质量控制标准、康复意外紧急处置预案	0	4
4.15.7.3	临床药师按其职责、任务和有关规定参与临床药物治疗	0	4
4.16.4.4	检验报告格式规范、统一	0	4
4.17.6.1	病理检查的质量管理措施到位	0	4
4.17.6.2	病理检查申请单必须完整填写患者相关的资料，字迹清晰、内容完整	0	4
4.17.6.7	有制度保证特殊染色操作规范	0	4
4.18.1.3	科室有必要的紧急意外抢救用的药品器材，相关人员具备紧急抢救能力，有与临床科室紧急呼救与支援的机制与流程	0	4
4.19.2.2	输血科人员结构、房屋设施和仪器设备均符合规定要求	0	4
4.19.3.1	开展对临床医师输血知识的教育与培训，开展临床用血评价，促进临床合理用血	0	4
4.20.4.1	执行手卫生规范，实施依从性监管	0	4
4.21.3.2	掌握介入诊疗技术的适应证和禁忌证，履行知情同意，保障患者安全	0	4
4.22.7.2	建立与完善运行中的数据库，做到实时记录，有质量与安全管理指标	0	4
4.23.2.1	医院现行的规章制度，有"住院患者的各类膳食的适应证和膳食应用原则"	0	4
4.24.6.3	定期开展高压氧治疗质量评价	0	4
4.25.4.2	对放射治疗有效果评价	0	4
4.26.2.1	特殊检查室卫生技术人员应依法获得资质，负责日常管理及医疗业务工作	0	4
4.26.5.3	临床核医学诊断时的防护符合要求	0	4
4.26.6.1	科主任、护士长与具备资质的质量控制人员组成质量与安全管理小组或由专人负责，开展质量与安全管理，有明确的质量与安全管理指标	0	4
4.27.2.4	住院病案首页应有主管医师签字，应列出患者所有与本次诊疗相关的诊断与手术、操作名称	0	4

续表

项目编号	项目名称	是否核心 （1：是）	评价结果 D 个数
4.4.2.1	遵照循证医学原则，结合本院实际，制定本院执行文件，实施教育培训	0	4
4.4.6.1	有单病种质量指标信息台账	0	4
4.4.6.2	专人负责上报单病种质量信息	0	4
4.5.2.8	对疑难危重患者、恶性肿瘤患者，实施多学科综合诊疗，为患者制订最佳的住院诊疗计划 / 方案	0	4
4.5.7.2	医院对科室有明确的质量与安全指标，医院与科室定期评价，有持续改进的效果	0	4
4.5.8.2	医护人员配备符合要求，人员梯队结构合理	0	4
4.6.3.1	在患者手术前履行知情同意	0	4
4.7.1.1	实行麻醉医师资格分级授权管理，并有明确的制度	0	4
4.8.4.2	对急性创伤、急性心肌梗死、急性心力衰竭、急性脑卒中、急性颅脑损伤、急性呼吸衰竭等重点病种的急诊服务流程与服务时限有明文规定，能落实到位	0	4
4.8.6.2	医院对急诊有明确的质量与安全指标，医院与科室能定期评价，有能够显示持续改进效果的记录	0	4
5.2.1.4	有全院护理人员的人员名册、薪酬、享有福利待遇、参加社会保险等信息，落实同工同酬。薪酬向临床一线和关键岗位倾斜，体现多劳多得，优绩优酬	0	4
5.5.2.2.1	实施集中管理，合理配备工作人员，符合卫生部管理消毒供应中心管理规范要求	0	4
6.11.3.1	建立社会评价质量控制体系与数据库，确保社会评价结果的客观公正	0	4
6.4.5.1	贯彻与执行《劳动法》等国家法律法规的要求，建立与完善职业安全防护与伤害的措施、应急预案、处理与改进的制度，上岗前有职业安全防护教育	0	4
6.6.1.1	执行相关法律法规，财务管理制度健全，财务管理体制和机构设置合理	0	4
6.8.8.1	遵守国家法律、法规要求，相关岗位操作人员应具有上岗证、操作证，且操作人员应掌握技术操作规程	0	4
6.9.3.2	有大型医用设备成本效益、临床使用效果、质量等分析	0	4
1.1.2.1	主要承担急危重症和疑难疾病的诊疗医学影像。介入诊疗部门可提供 24 小时急诊诊疗服务	0	3

项目编号	项目名称	是否核心（1：是）	评价结果 D 个数
1.1.4.1	医技科室服务能满足临床科室需要，项目设置、人员梯队与技术能力符合省级卫生行政部门规定的标准	0	3
1.2.5.1	按照《国家基本药物临床应用指南》《国家基本和药物处方集》及医疗机构药品使用管理有关规定，规范医师处方行为，确保基本药物的优先合理使用	0	3
1.3.7.1	根据《统计法》与卫生行政部门规定，完成医院基本运行状况、医疗技术、诊疗信息和临床用药监测信息等相关数据报送工作，数据真实可靠	0	3
1.4.3.2	编制各类应急预案（★）	1	3
2.1.3.1	建立与挂钩合作的基层医疗机构的预约转诊服务	0	3
2.2.3.1	根据门诊就诊患者流量调配医疗资源，做好门诊和辅助科室之间的协调配合	0	3
2.3.1.2	急诊科应当配备足够数量，受过专门训练，掌握急诊医学的基本理论、基础知识和基本操作技能，具备独立工作能力的医护人员	0	3
2.3.2.2	建立急性创伤、急性心肌梗死、急性心力衰竭、急性脑卒中、急性颅脑损伤、急性呼吸衰竭等重点病种的急诊服务流程与规范（★）	1	3
2.4.1.1	完善患者入院、出院、转科服务管理工作制度和标准，改进服务流程，方便患者	0	3
2.4.4.1	加强出院患者健康教育和随访预约管理，提高患者健康知识水平和出院后医疗、护理及康复措施的知晓度	0	3
2.6.1.1	患者或其近亲属、授权委托人对病情、诊断、医疗措施和医疗风险等具有知情选择的权利。医院有相关制度保证医务人员履行告知义务（★）	1	3
2.6.3.1	对医务人员进行知情同意和告知方面的培训，主管医师能够使用患者易懂的方式、语言，与患者及其近亲属沟通并履行书面同意手续	0	3
2.7.2.1	公布投诉管理部门、地点、接待时间、联系方式以及投诉电话，建立健全投诉档案	0	3
2.7.3.1	根据患者和员工的投诉，持续改进医疗服务	0	3
3.3.3.1	有手术安全核查与手术风险评估制度与流程（★）	1	3
3.4.2.1	医务人员在临床诊疗活动中应严格遵循手卫生相关要求（手清洁、手消毒、外科洗手操作规程等）	0	3

续表

项目编号	项目名称	是否核心 （1: 是）	评价结果 D 个数
3.9.1.1	有主动报告医疗安全（不良）事件的制度与工作流程（★）	1	3
4.10.3.2	按照《医疗废物管理条例》要求，规范处理医疗废物	0	3
4.12.4.1	有定期的康复治疗与训练效果评定标准与程序	0	3
4.13.2.1	依据服务范围，建立疼痛评估、疗效评估与追踪随访等相关制度，规范开展诊疗活动	0	3
4.15.2.8	有肠外营养液和危害药物等静脉用药的调配规定	0	3
4.15.3.1	临床药物治疗执行有关法规、规章制度，遵循相关技术规范	0	3
4.15.3.2	医师开具处方应按照《处方管理办法》的要求执行	0	3
4.16.2.3	实验室配置充分的安全防护设施	0	3
4.16.7.3	常规开展室内质控	0	3
4.17.1.3	病理科有必需的专业技术设备	0	3
4.17.6.8	有制度保证免疫组织化学染色操作的规范和准确	0	3
4.18.1.2	根据医院规模和任务配备医疗技术人员，人员梯队结构合理	0	3
4.18.4.2	有受检者和工作人员防护措施	0	3
4.19.5.1	有血液贮存质量监测与信息反馈的制度（★）	1	3
4.2.4.1	有医疗风险管理方案	0	3
4.20.3.1	医院感染专职人员和监测设施配备符合要求，开展目标性监测、全院综合性监测	0	3
4.20.6.2	有细菌耐药监测及预警机制，各重点部门应了解其前五位的医院感染病原微生物名称及耐药率	0	3
4.20.7.1	根据国家法规，结合医院的具体情况，制定全院和不同部门的消毒与隔离制度	0	3
4.22.1.3	分区布局，设施设备符合相关规定	0	3
4.22.2.4	有紧急意外情况与并发症的紧急处理预案	0	3
4.23.5.1	科室有质量管理小组或专人负责质量管理，开展质量与安全管理	0	3
4.24.1.1	医用氧舱的准入、设置与布局符合规范	0	3
4.25.1.3	具备开展放射治疗的基本技术	0	3
4.26.3.2	放射性分析程序除符合临床生物化学的质量控制要求外，还应有书面质量控制流程	0	3

项目编号	项目名称	是否核心 （1：是）	评价结果 D 个数
4.27.3.1	医院有保护病案及信息安全的相关制度，有应急预案	0	3
4.27.5.1	采用卫生部发布的疾病分类 ICD10 与手术操作分类 ICD9-CM-3，对出院病案进行分类编码（★）	1	3
4.27.7.1	医院有电子病历系统的建设方案与计划，电子病历符合《电子病历基本规范》	0	3
4.3.1.1	依据法律法规开展医疗技术服务，与功能任务相适应	0	3
4.3.4.1	有临床科研项目中使用医疗技术的管理制度与审批程序，充分尊重患者的知情权和选择权	0	3
4.5.2.5	遵守激素类药物与血液制剂的使用指南或规范	0	3
4.5.2.6	肿瘤化学治疗等特殊药物的规范使用	0	3
4.5.2.7	开展单病种过程质量管理	0	3
4.5.8.3	新生儿室感染管理符合规范	0	3
4.6.1.1	有手术医师资格分级授权管理制度与规范性文件	0	3
4.6.1.2	有定期手术医师能力评价与再授权的机制	0	3
4.6.2.1	有患者病情评估与术前讨论制度	0	3
4.7.1.2	对麻醉医师有定期执业能力评价和再授权制度	0	3
4.7.4.1	执行手术安全核查，麻醉的全过程在病历／麻醉单上得到充分体现	0	3
4.7.7.1	建立麻醉科与手术科室和输血科的有效沟通，严格掌握术中输血适应证，合理、安全输血	0	3
4.8.1.4	急诊抢救工作由主治医师以上（含主治医师）主持与负责，急诊服务及时、安全、便捷、有效，提高急诊分诊能力	0	3
4.8.2.1	落实首诊负责制，与挂钩合作的基层医疗机构建立急诊、急救转接服务制度	0	3
4.8.3.2	有急诊留观患者管理制度与流程，控制留观时间原则上不超过 72 小时	0	3
4.8.3.3	有急诊患者优先住院的制度与机制，保证急诊处置后需住院治疗的患者能够及时收入相应的病房	0	3
4.8.4.1	实施急诊分区救治、有与医院功能任务相适应的急诊服务流程与规范，各科室职责明确	0	3
4.8.5.2	医护人员能够熟练、正确使用各种抢救设备，掌握各种抢救技能，包括高级心肺复苏技能	0	3

续表

项目编号	项目名称	是否核心 （1：是）	评价结果 D 个数
4.9.1.1.1	重症医学科布局、设备设施符合《重症医学科建设与管理指南（试行）》的基本要求	1	3
5.5.1.3.1	手术室执行《手术安全核查》制度，有患者交接、安全核查、安全用药、手术物品清点、标本管理等安全制度，遵医嘱正确用药，有突发事件的应急预案	0	3
5.5.2.1.1	建筑布局合理，设施、设备完善，符合相关规范要求。工作区域划分符合消毒隔离要求	0	3
5.5.3.2.1	新生儿室护理人力资源合理配备，经专业理论与技术培训，考核合格，实施责任制护理	0	3
5.5.3.3.1	有护理专项质量管理考核标准、培训及记录。安全措施落实到位	0	3
5.5.3.4.1	对医务人员手卫生进行培训，提高依从性；新生儿暖箱、奶瓶、奶嘴消毒规范；有传染病患儿隔离护理措施	0	3
6.2.2.3	加强管理部门的效能建设，实行目标管理责任制	0	3
6.4.1.2	医院有人力资源发展规划、人才梯队建设计划和人力资源配置方案	0	3
6.4.1.4	专业技术人员具备相应岗位的任职资格	0	3
6.5.4.1	加强信息系统的安全保障和患者隐私保护	0	3
6.8.4.2	工作人员的安全防护符合规定	0	3
6.9.2.1	建立医学装备管理组织技术队伍，人员配置合理	0	3
6.9.4.1	加强医学装备安全有效管理，对医疗器械临床使用安全控制与风险管理有明确的工作制度与流程。建立医疗器械临床使用安全事件监测与报告制度	0	3
6.9.8.2	有明确的质量与安全指标，科室能开展定期评价活动，解读评价结果，有持续改进效果的记录	0	3
5.5.3.1	有新生儿病室工作制度、岗位职责、突发事件应急预案	0	2
5.5.3.3	有护理专项质量管理，分级护理措施到位，患儿安全制度落实到位	0	2
5.5.2.1	建筑布局合理，设施、设备完善，符合规范要求，工作区域划分符合消毒隔离要求	0	2
4.2.2.3	有临床技术操作规范和临床诊疗指南	0	2
1.1.1.1	医院的功能、任务和定位明确，保持适度规模，符合卫生行政部门规定三级医院设置标准	0	2

续表

项目编号	项目名称	是否核心 （1：是）	评价结果 D 个数
1.2.2.1	按照规范开展住院医师规范化培训工作，做到制度、师资与经费落实，做好培训基地建设	0	2
1.2.3.1	将推进规范诊疗、临床路径管理和单病种质量控制作为推动医疗质量持续改进的重点项目	0	2
1.3.3.1	根据《中华人民共和国传染病防治法》和《突发公共卫生事件应急条例》等相关法律法规，承担传染病的发现、救治、报告、预防等任务	0	2
1.3.4.1	建立院前急救与院内急诊"绿色通道"有效衔接的工作流程	0	2
1.4.4.1	开展全员应急培训和演练，提高各级、各类人员的应急素质和医院的整体应急能力	0	2
1.4.4.2	医院有停电事件的应急对策	0	2
1.5.2.1	承担本科及以上医学生的临床教学和实习任务	0	2
2.4.2.2	为患者提供办理入院、出院手续个性化服务和帮助	0	2
2.6.5.1	保护患者的隐私权，尊重民族习惯和宗教信仰	0	2
3.1.2.1	在诊疗活动中，严格执行"查对制度"，至少同时使用姓名、年龄两项等项目核对患者身份，确保对正确的患者实施正确的操作（★）	1	2
3.1.3.1	完善关键流程（急诊、病房、手术室、ICU、产房、新生儿室之间流程）的患者识别措施，健全转科交接登记制度	0	2
3.9.3.1	定期分析医疗安全信息，利用信息资源改进医疗安全管理	0	2
4.1.2.2	医院质量与安全管理委员会及各质量相关委员会能在质量与安全管理中发挥作用	0	2
4.10.3.1	为医务人员提供符合国家标准的消毒与防护用品，根据标准预防的原则，采取标准防护措施	0	2
4.11.4.1	科主任、护士长及具备资质的人员组成的质量管理小组，根据中医特色，应用质量管理工具开展质量管理与持续改进活动	0	2
4.12.3.1	康复治疗训练人员具备相应的资质	0	2
4.12.5.2	开展质量与安全的教育与培训	0	2
4.13.4.1	有疼痛治疗常见并发症的预防规范与风险防范程序，有相关培训教育	0	2
4.15.1.3	根据医院功能任务及规模，配备药学专业技术人员，岗位职责明确	0	2

续表

项目编号	项目名称	是否核心 （1：是）	评价结果 D 个数
4.15.2.7	制剂的配制与使用符合有关规定	0	2
4.15.3.5	药师应按照《处方管理办法》对处方进行适宜性审核、调配发药，对临床不合理用药进行有效干预。医院有可行的监督机制与措施	0	2
4.17.2.2	由具备病理学诊断所规定资质的医师从事术中快速病理、常规组织病理、细胞病理、免疫病理、超微病理及分子病理的诊断工作	0	2
4.17.2.3	由具备病理专业资质的技术人员制作细胞涂片、冰冻切片、石蜡切片、免疫组化、电镜切片和各种分子检测，其质量与时限符合相关规定	0	2
4.18.3.1	医学影像诊断报告及时、规范，有审核制度与流程	0	2
4.19.1.3	制订医院用血计划，实行用血申请分级管理，建立临床用血评价公示制度	0	2
4.19.3.4	医疗机构应当积极开展血液保护相关技术,建立自身输血、围手术期血液保护等输血技术管理制度	0	2
4.19.4.2	建立输血管理信息系统，做好血液入库、贮存和发放管理	0	2
4.2.4.3	开展防范医疗风险确保患者安全的相关知识、技能的教育与培训	0	2
4.2.5.1	医院与职能部门领导接受全面质量管理培训与教育，至少掌握1～2项质量管理改进方法及质量管理常用技术工具，改进质量管理工作	0	2
4.20.7.2	有满足消毒要求的合格设备、设施与消毒剂	0	2
4.21.3.1	有介入诊疗医师资质的授权管理	0	2
4.22.5.1	有透析液和透析用水质量监测制度与执行的流程，有完整的水质量监测记录	0	2
4.24.3.1	掌握高压氧治疗的适应证、禁忌证，执行医嘱，有完整的工作流程及记录	0	2
4.24.4.1	由经培训并具备相应资格的医师负责，操作人员、维护人员取得相应资格证书	0	2
4.25.6.2	放射诊疗工作人员能掌握心肺复苏基本技能	0	2
4.26.3.1	由具备专业资质的执业医师出具诊断报告，解读检查结果	0	2
4.26.5.2	有明确的事故应急预案	0	2
4.27.2.1	按规定为门诊、急诊、住院患者书写病历记录	0	2

项目编号	项目名称	是否核心 （1: 是）	评价结果 D 个数
4.27.2.3	为每一位住院患者建立并保存病案	0	2
4.27.2.5	病程记录及时、完整、准确，符合卫生部《病历书写基本规范》	0	2
4.27.7.2	由文字处理软件编辑、打印的病历文档，病历记录全部内容、格式、时间、签名均以纸版记录为准，而非模版拷贝生成的病历记录	0	2
4.3.5.1	实行高风险技术操作的卫生技术人员授权制度（★）	1	2
4.3.5.2	建立相应的资格许可授权程序及考评标准，对资格许可授权实施动态管理（★）	1	2
4.5.2.3	规范使用与管理抗菌药物	0	2
4.5.3.2	每一位住院患者均有适宜的诊疗计划，由高级职称医师负责评价与核准	0	2
4.5.4.1	有院内会诊管理制度与流程	0	2
4.5.5.1	制定与更新医院临床诊疗工作的指南 / 规范	0	2
4.6.2.2	根据临床诊断、病情评估的结果与术前讨论，制订手术治疗计划或方案	0	2
4.6.4.1	有重大手术报告审批制度	0	2
4.6.7.1	制订患者术后医疗、护理和其他服务计划	0	2
4.6.8.2	医院对手术科室有明确的质量与安全指标，医院与科室能定期评价，有能够显示持续改进效果的记录（★）	1	2
4.7.3.1	履行麻醉知情同意	0	2
4.7.5.1	麻醉后复苏室合理配置，管理措施到位（★）	1	2
4.7.5.2	有麻醉复苏室患者转入、转出标准与流程（★）	1	2
4.8.3.1	加强急诊检诊、分诊，及时救治急危重症患者，有效分流非急危重症患者	0	2
4.9.3.1	医护人员实行资格、技术能力准入及授权管理	0	2
5.1.4.4	能提供体现适时修订并有修订标识的护理制度，修订部分均遵守相关法律、法规和规章	0	2
5.3.1.1	根据分级护理的原则和要求，实施护理措施	0	2
5.3.6.1	执行查对制度，能遵照医嘱正确提供治疗、给药等护理服务，及时观察、了解患者用药及治疗反应	0	2
5.4.3.1	有针对护理安全（不良）事件案例成因分析及讨论记录	0	2

续表

项目编号	项目名称	是否核心 （1：是）	评价结果 D 个数
5.5.1.2.1	建立手术室各项规章制度、岗位职责及操作常规，有考核及记录，工作人员配备合理	0	2
6.1.1.1	院及科室命名规范，提供的诊疗项目与执业许可证上核准的诊疗科目全部相符。凡医院内命名为"中心""研究所"等机构者，均持有省级及以上卫生行政部门批准的文件	0	2
6.1.3.1	在医院执业的卫生技术人员全部具有执业资格，注册执业地点在本院或符合卫生行政部门相关规定（如多点执业、对口支援等），具有执业资格的研究生、进修人员在上级医师（含护理、医技）指导下执业（★）	1	2
6.2.4.1	医院与科室领导掌握现行的有关法律法规和部门规章，并能够定期参加管理技能培训，掌握管理技能	0	2
6.4.4.2	重点专科带头人专业技术水平领先	0	2
6.6.7.2	严格执行预算，加强预决算管理和监督	0	2
6.8.10.1	制定外包业务管理制度	0	2
6.8.2.2	有完善的物流供应系统，物资供应满足医院需要	0	2
6.8.3.1	有专职部门或专人负责医院膳食服务，并建立健全各项食品卫生安全管理制度和岗位责任	0	2
6.8.7.2	加强特种设备管理	0	2
6.8.9.1	环境卫生符合爱国卫生运动和无烟医院的相关要求，环境美化、绿化，道路硬化，做到优美、整洁、舒适	0	2
6.9.3.1	制定常规与大型医学装备配置方案	0	2
6.9.4.2	放射与放疗等装备相关机房环境安全符合要求	0	2
6.9.4.4	加强计量设备监测管理	0	2
6.9.6.2	用于急救、生命支持系统仪器装备要始终保持在待用状态（★）	1	2
6.9.6.3	建立全院保障装备应急调配机制	0	2
6.9.8.1	成立科室医学装备质量与安全管理的团队	0	2
4.7.6.1	建立术后、慢性疼痛、癌痛患者镇痛治疗管理的规范与流程，能有效地执行	0	2
5.5.1.3	手术室执行《手术安全核查》制度，有患者交接核查、安全用药、手术物品清点、标本管理等安全制度，遵医嘱正确用药，有突发事件的应急预案	0	1
5.5.1.1	手术室建筑布局合理，工作流程符合要求	0	1

项目编号	项目名称	是否核心 （1：是）	评价结果 D 个数
5.5.1.4	有消毒隔离制度，各项措施落实到位	0	1
5.5.3.2	新生儿室护理人力配备合理，护理人员经过专业理论与技术培训及考核合格，实施责任制护理	0	1
5.5.1.2	手术室有工作制度、岗位职责及操作常规，有培训。工作人员配备合理	0	1
5.5.2.2	实施集中管理，合理配备工作人员，建立与其相适应的管理体制，符合规范要求	0	1
4.9.1.1	重症医学科布局、设备设施、人力资源配置符合《重症医学科建设与管理指南（试行）》的基本要求（★）	0	1
4.2.2.2	执行医疗质量管理制度，重点是核心制度	0	1
1.3.1.1	将对口支援县医院和乡镇卫生院（以下简称受援医院）及支援社区卫生服务工作纳入院长目标责任（★）	1	1
1.4.5.1	制订应急物资和设备储备计划且有严格的管理制度及审批程序，有适量应急物资储备，有应对应急物资设备短缺的紧急供应渠道	0	1
1.5.1.1	教学师资、设备设施符合医学院校教育要求，承担研究生学历教育，具备研究生学位授权点	0	1
1.5.3.1	承担住院医师规范化培训和县级医院骨干医师培养任务	0	1
1.6.3.1	医院有将研究成果转化实践应用的激励政策，并取得成效	0	1
2.2.1.1	优化门诊布局结构，完善门诊管理制度，落实便民措施，减少就医等待，改善患者就医体验，有急危重症患者优先处置的制度与程序	0	1
2.3.2.1	加强急诊检诊、分诊，落实首诊负责制，及时救治急危重症患者（★）	1	1
2.3.3.1	根据重大突发事件应急医疗救援预案，制定大规模抢救工作流程，保障绿色通道畅通	0	1
2.5.3.1	保障各类参加基本医疗保障人员的权益，强化参保患者知情同意	0	1
2.7.1.1	贯彻落实《医院投诉管理办法(试行)》，实行"首诉负责制"，设立或指定专门部门统一接受、处理患者和医务人员投诉，及时处理并答复投诉人（★）	1	1
2.7.4.1	对员工进行纠纷防范及处理的专门培训，有记录	0	1
2.8.2.1	急诊与门诊候诊区、医技部门、住院病区等均有明显、易懂的标识	0	1

续表

项目编号	项目名称	是否核心 （1: 是）	评价结果 D 个数
2.8.5.1	执行《无烟医疗机构标准（试行）》及《关于 2011 年起全国医疗卫生系统全面禁烟的决定》	0	1
2.8.6.1	落实创建"平安医院"九点要求有措施，构建和谐医患关系，优化医疗、执业环境有成效	0	1
3.1.4.1	使用"腕带"作为识别患者身份的标识，重点是重症监护病房、新生儿科（室）、手术室、急诊室等部门，以及意识不清、语言交流障碍患者等	0	1
3.10.2.1	主动邀请患者参与医疗安全活动	0	1
3.2.1.1	按规定开具完整的医嘱或处方	0	1
3.2.2.1	有紧急情况下下达口头医嘱的相关制度与流程	0	1
3.3.2.1	有手术部位识别标示相关制度与流程	0	1
3.9.2.1	有激励措施鼓励医务人员参加《医疗安全（不良）事件报告系统》网上自愿报告活动	0	1
4.1.1.1	有健全的质量管理体系，院长是第一责任人	0	1
4.1.1.3	科主任是科室质量与安全管理第一责任人，负责组织落实质量与安全管理及持续改进相关任务	0	1
4.12.1.2	住院患者康复治疗	0	1
4.13.3.1	依据服务的范围，为患者提供疼痛知识教育，履行知情同意手续	0	1
4.13.5.1	有质量与安全管理小组或专人负责科室质量与安全管理工作	0	1
4.14.2.1	建立患者入院评估、住院说明、诊疗规范疗效评估以及病历书写等相关制度，用临床路径指导诊疗活动	0	1
4.14.5.1	为精神残障者提供出院康复指导与随访	0	1
4.15.1.2	有药事管理工作制度	0	1
4.15.2.10	建立完善的药品管理信息系统，与医院整体信息系统联网运行	0	1
4.15.2.2	建立药品质量监控体系，有效控制药品质量	0	1
4.15.2.5	对全院的急救等备用药品进行有效管理，确保质量与安全	0	1
4.15.4.1	医师、药师按照《国家基本药物临床应用指南》《国家基本药物处方集》，优先合理使用基本药物，并有相应监督考评机制	0	1

续表

项目编号	项目名称	是否核心 （1：是）	评价结果 D 个数
4.15.5.1	抗菌药物管理有适当的组织，并制定章程，明确职责，对抗菌药物的不合理使用有检查、干预和改进措施（★）	1	1
4.15.7.1	开展以患者为中心、以合理用药为核心的临床药学工作	0	1
4.16.1.1.2	能提供 24 小时急诊检验服务	0	1
4.16.1.3	检验项目、设备、试剂管理符合现行法律法规及卫生行政部门标准的要求	0	1
4.16.2.7	实验室废弃物、废水的处置符合要求	0	1
4.16.3.2	不同实验室组织有针对性的上岗、轮岗、定期培训及考核，对通过考核的人员予以适当授权	0	1
4.16.4.1	保证每一项检验结果的准确性	0	1
4.16.4.2	严格执行检验报告双签字制度	0	1
4.16.7.1	由科主任与具备资质的质量控制人员组成质量与安全管理小组，制订质量与安全管理计划和质量控制指标，开展质量管理工作	0	1
4.16.7.4	参加室间质评或能力验证计划	0	1
4.16.7.7	实验室信息管理完善	0	1
4.17.1.1	病理科应具有与其功能和任务相适应的服务项目	0	1
4.17.4.5	建立规范的院际病理切片会诊制度	0	1
4.17.5.1	有病理医师与临床医师随时沟通的相关制度与流程，解释病理检查结果，为临床诊断与外科手术方案提供支持	0	1
4.17.5.2	支持下级医院解决病理诊断问题	0	1
4.17.6.11	参加行业内组织的各种实验室质控活动	0	1
4.17.6.5	常规病理制片应按照相应的规范，有质量控制措施和记录	0	1
4.17.6.6	有制度保证术中快速病理（含快速石蜡）诊断的规范、准确	0	1
4.18.1.1	医学影像科通过医疗机构执业诊疗科目许可登记，符合《放射诊疗管理规定》，取得《放射诊疗许可证》，提供诊疗服务满足临床需要	0	1
4.18.2.2	定期校正放射诊疗设备及其相关设备的技术指标和安全、防护性能，并符合有关标准与要求	0	1
4.18.3.2	有重点病例随访与反馈制度，有疑难病例分析与读片会	0	1
4.18.4.1	有医学影像设备定期检测、放射安全管理等相关制度，医学影像科通过环境评估	0	1
4.18.4.3	制定放射安全事件应急预案并组织演练	0	1

续表

项目编号	项目名称	是否核心 （1: 是）	评价结果 D 个数
4.18.5.1	有科室质量与安全管理小组，能够用质量管理工具开展质量与安全管理，持续改进科室医疗质量	0	1
4.19.1.1	建立临床输血管理委员会并履行工作职能	0	1
4.19.1.2	依据输血管理的法律、法规和临床输血技术规范制定输血管理文件	0	1
4.19.2.3	具备为临床提供 24 小时供血服务的能力，满足临床工作需要	0	1
4.19.3.3	有临床用血前评估和用血后效果评价制度，严格掌握输血适应证，做到安全、有效、科学用血	0	1
4.19.4.1	落实临床用血申请、申请审核制度，履行用血报批手续	0	1
4.19.4.3	建立输血标本采集流程，执行输血前核对制度（★）	1	1
4.19.5.2	有临床输血过程的质量管理监控及效果评价的制度与流程（★）	1	1
4.19.5.4	有控制输血严重危害（SHOT）的方案与实施情况记录（★）	1	1
4.2.1.1	有医疗质量管理和持续改进实施方案及相配套制度、考核标准、考核办法、质量指标、持续改进措施	0	1
4.2.1.2	有医疗质量关键环节重点部门管理标准与措施	0	1
4.2.5.2	科室质量与安全管理小组成员具有相关质量管理技能，开展质量管理工作	0	1
4.2.6.1	有全员质量与安全教育和培训	0	1
4.20.2.1	有医院感染管理培训计划、培训大纲和培训教材，实施全员培训	0	1
4.20.3.2	有重点环节、重点人群与高危险因素的监测。对下呼吸道、手术部位、导尿管相关尿路、血管导管相关血流、皮肤软组等主要部位感染有具体预防控制措施并实施（★）	1	1
4.21.1.2	有满足介入诊疗需求的导管室、大型影像诊断设备及诊断技术人员	0	1
4.21.2.2	医师、医技和护理人员经介入治疗专业技术培训合格	0	1
4.21.3.4	有消毒隔离制度	0	1
4.21.6.2	有质量与安全指标，定期开展评价	0	1
4.22.2.2	有血液透析患者登记及病历管理制度	0	1
4.22.3.3	医疗废弃物管理符合有关规定	0	1
4.22.4.1	血液透析机符合国标要求	0	1

项目编号	项目名称	是否核心（1:是）	评价结果 D 个数
4.22.6.1	医院对透析器复用有管理制度和流程，患者知情同意有明确的规定	0	1
4.22.6.2	对从事血液透析器复用的人员资质有规定	0	1
4.24.2.3	有控制氧浓度的制度与流程	0	1
4.24.6.1	有科室质量与安全管理小组并履行职责	0	1
4.25.1.1	具有卫生行政部门核准的"放射治疗"诊疗科目。机房建筑应取得国家的合格证书	0	1
4.25.2.1	根据需求配备相应的资质专业技术人员，结构合理	0	1
4.25.2.2	有放射诊疗各级各类人员岗位职责与技术能力标准，实行授权管理	0	1
4.25.3.1	放射治疗前由主管医生、物理师共同制订放射治疗计划	0	1
4.25.3.2	放射治疗过程中根据患者情况及时调整放疗计划，有放射治疗后患者随访	0	1
4.25.6.3	放射诊疗工作场所、放射性同位素储存场所的辐射水平符合有关规定	0	1
4.27.1.1	按照《医疗机构病历管理规定》等有关法规、规范的要求，设置病案科，由具备专门资质的人员负责病案质量管理与持续改进工作，配备相应的设施、设备与人员梯队	0	1
4.27.4.2	有病历质量控制与评价组织	0	1
4.27.6.1	有病案服务管理制度，为医院医务人员及管理人员、患者及其代理人、有关司法机关及医疗保险机构人员提供病案服务	0	1
4.3.2.1	建立医疗技术管理制度，实行医疗技术分级分类管理，不应用未经批准或已经废止和淘汰的技术	0	1
4.3.3.1	有医疗技术风险预警机制和医疗技术损害处置预案，并组织实施	0	1
4.3.3.2	有新技术准入与风险管理	0	1
4.4.1.1	有临床路径工作组织体系，将实施"临床路径与单病种质量管理"工作纳入规范临床诊疗行为的重要内容之一，有协调机制	0	1
4.5.1.1	由具有法定资质的医务人员为患者提供病情评估/诊断	0	1
4.5.2.1	按照医院现行临床诊疗指南、疾病诊疗规范、药物临床应用指南、临床路径，规范诊疗行为	0	1

续表

项目编号	项目名称	是否核心 （1：是）	评价结果 D 个数
4.5.2.2	根据病情，选择适宜的临床检查	0	1
4.5.3.1	加强住院诊疗活动质量管理	0	1
4.5.4.2	有医师外出会诊管理制度与流程	0	1
4.5.6.1	医院对患者的出院指导与随访有明确的制度与要求	0	1
4.5.6.2	对特定患者采用多种形式定期随访	0	1
4.5.7.3	根据《病历书写基本规范》，对住院病历质量实施监控与评价	0	1
4.6.6.1	按照《病历书写基本规范》完成手术记录与术后首次病程记录	0	1
4.6.7.2	手术后并发症的风险评估和预防措施到位	0	1
4.6.8.1	由科主任、护士长与具备资质的人员组成质量与安全管理小组，并有开展工作的记录	0	1
4.6.8.3	有"非计划再次手术"的监测、原因分析、反馈、整改和控制体系（★）	1	1
4.7.1.4	手术麻醉人员配置合理	0	1
4.7.2.2	由具有资质和授权的麻醉医师进行麻醉风险评估，制订麻醉计划	0	1
4.7.8.2	开展质量与安全管理培训	0	1
4.7.8.3	定期开展麻醉质量评价	0	1
4.8.4.3	有保证相关人员及时参加急诊抢救和会诊的相关制度。其他科室接到急诊科会诊申请后，应当在规定时间内进行急诊会诊（★）	1	1
4.8.5.1	仪器设备及药品配置符合《急诊科建设与管理指南（试行）》的基本标准	0	1
4.8.6.1	由科主任、护士长与具备资质的质量控制人员组成质量与安全工作小组，并有开展工作的记录	0	1
5.1.1.2	医院有护理工作中长期规划、年度计划和年度总结	0	1
5.1.2.1	执行三级（医院–科室–病区）护理管理组织体系	0	1
5.1.2.2	按照《护士条例》的规定，实施护理管理工作	0	1
5.1.3.1	实施护理人员分级管理，落实岗位责任制，明确临床护理内涵及工作规范	0	1
5.2.1.1	有护理人员管理规定，对各项护理工作有统一、明确的岗位职责和工作标准，有考评和监督	0	1

续表

项目编号	项目名称	是否核心 （1:是）	评价结果 D 个数
5.2.1.2	对各级护理人员资质进行严格审核	0	1
5.2.1.3	有聘用护理人员资质、岗位技术能力及要求、薪酬的相关制度规定和具体执行方案，并有执行记录	0	1
5.2.3.2	对护理人力资源实行弹性调配	0	1
5.2.4.1	建立基于护理工作量、质量、患者满意度、护理难度及技术要求的绩效考核办法与评优、晋升、薪酬挂钩	0	1
5.3.11.1	按照《病历书写基本规范》书写护理文件，定期质量评价	0	1
5.4.2.1	有主动报告护理不良事件制度与激励措施	0	1
5.5.2.3.1	规章制度、工作职责、工作流程健全，建立与相关科室的联系制度，根据需要及时改进工作	0	1
5.5.2.4.1	建立清洗、消毒、灭菌效果监测制度，加强质量管理。消毒供应中心行业标准要求，专人负责质量监测工作	0	1
5.5.3.1.1	有护理管理制度、规范、岗位职责、工作流程、护理常规，有突发事件的应急预案或流程	0	1
6.1.2.1	在国家医疗卫生法律、法规、规章、诊疗护理规范的框架内开展诊疗活动（★）	1	1
6.1.5.1	制定完整的医院管理规章制度、岗位职责和诊疗规范。定期对职工进行培训与教育，提高职工认真履行本岗位职责及执行相关规章制度自觉性	0	1
6.10.1.3	向患者提供查询服务或提供费用清单	0	1
6.10.2.1	院务公开内容完整，信息发布及时	0	1
6.4.1.1	设置人力资源管理部门，人事管理制度健全	0	1
6.4.2.1	卫生专业技术人员资质的认定与聘用	0	1
6.4.3.2	实施住院医师规范化培训	0	1
6.4.4.1	加强重点专科的学科建设和人才培养	0	1
6.5.1.3	有保障信息系统建设、管理的规章制度	0	1
6.5.4.2	加强信息系统运行维护	0	1
6.5.5.1	信息化建设有经费保障	0	1
6.5.6.1	图书馆基本设置和藏书数量能满足临床科研教学需求，实施支持网上预约、催还、续借和馆际互借，能提供网络版医学文献数据库检索服务	0	1
6.6.3.2	控制医院债务规模，加强资产管理，提高国有资产使用效益	0	1

项目编号	项目名称	是否核心 （1：是）	评价结果 D 个数
6.6.4.2	健全、完善医院内部医药价格管理机制和医药价格管理制度	0	1
6.6.4.3	积极开展并不断改进医院内部价格管理工作	0	1
6.6.5.1	按照相关规定建立详细的药品及高值耗材采购制度和流程，有严格管理和审批程序	0	1
6.7.4.1	开展医院文化建设	0	1
6.8.2.1	水、电、气等后勤保障满足医院运行需要。严格控制与降低能源消耗，有具体可行的措施与控制指标（★）	1	1
6.8.3.3	有突发食品安全事件应急预案	0	1
6.8.4.3	医疗废物处置和污水处理符合规定	0	1
6.8.5.1	安全保卫组织健全，制度完善；保卫科人员配备结构合理，岗位职责明确	0	1
6.9.1.1	建立医学装备管理部门	0	1
6.9.2.2	制定相关工作制度、职责和工作流程	0	1
6.9.4.3	加强特殊装备技术安全管理	0	1
6.9.6.1	建立保障装备的管理制度与规范	0	1

（4）社会评价

社会评价即引进第三方评价，以保证评价的客观、公正、公平。该维度分值由住院患者满意度和员工满意度两部分标化后的分值相加所得。结合研究目标，社会评价满分为25分，住院患者满意度和员工满意度分别为12.5分。以住院患者为例，其分值由提交信息合格的医院依据实际得分标化而成，标化的依据是满分100分折算为12.5分（即原分值除以8）；员工满意度标化得分计算同上。若住院患者满意度或者员工满意度有一方数据缺失或没有参加调查，就丢失12.5分，只计算合格一方的满意度。

64 所医院的社会评价维度得分表

医院代码	两者	医院员工	住院患者	折算合计（分）
Q017	有			23.86
E005	有			23.71
G009	有			23.53
T001	有			23.41

续表

医院代码	两者	医院员工	住院患者	折算合计（分）
X023	有			23.39
W023	有			23.25
I009	有			23.19
K012	有			23.15
C003	有			23.11
N011	有			23.06
J010	有			23.00
M010	有			22.90
J011	有			22.84
Y025	有			22.75
C007	有			22.73
A002	有		*精神病专科	22.69
D006	有			22.60
H009	有			22.51
Z026	有			22.48
Q008	有			22.42
A005	有			22.16
N014	有			22.11
S019	有			22.05
Z025	有			21.96
S010	有			21.87
V022	有			21.87
D004	有			21.86
O015	有			21.79
P016	有			21.70
A004	有			21.69
G008	有			21.67

续表

医院代码	两者	医院员工	住院患者	折算合计（分）
J012	有			21.48
G007	有			21.46
B002	有			21.43
D008	有			21.12
B003	有			21.01
E008	有			20.99
F007	有			20.89
M013	有			20.72
M003	有			20.70
E007	有			20.67
F006	有			20.66
X024	有			20.66
L013	有			20.64
Y024			有	12.03
W022			有	11.68
O021			有	11.65
B004		有		11.55
H008			有	11.50
D005		有		11.49
C006			有	11.45
D007		有		11.36
T020			有	11.32
K011			有	11.29
L012		有		11.16
K013		有		11.10
R018			有	11.06
H010		有		10.69

医院代码	两者	医院员工	住院患者	折算合计（分）
C005		有		9.88
F009		有		9.71
U021		有		9.66
H008		有		9.54
C004		有		9.01
B006		有		8.40

360度评价是全方位的评价，每个模块评价的方法不同，根据情况可以加入四个维度不同的评价内容，2013年的360度评价内容及示意如下。

4. 评价结果

评价的医院是国家卫生计生委医政医管局委托医院评审评价项目办公室2013年开展的全国65所三级甲等医院年度质量安全情况年度评价结果，对其中的34所医院进行四个维度的评价，由于专科医院数量少且难找出同样的单病种评价，因此本研究仅对34所中的14所综合医院和1所心血管专科医院进行了360度评价研究，相关结果如下。

15所医院360度评价研究结果

单位代码	维度一	维度二	维度三	维度四	总分
K012	18.0	16.0	23.4	23.2	80.5
A004	13.0	20.0	22.2	21.7	76.9
E007	19.0	17.0	19.7	20.7	76.4
M010	12.0	19.5	21.3	22.9	75.7
J011	13.0	18.5	21.4	22.8	75.7
J010	18.0	11.5	22.7	23.0	75.2
X023	13.0	13.0	25.0	23.4	74.4
N011	17.0	11.5	21.0	23.1	72.6
H009	14.0	15.0	20.0	22.5	71.5
V022	17.0	12.0	20.6	21.9	71.5

续表

单位代码	维度一	维度二	维度三	维度四	总分
S019	13.0	10.0	22.5	22.0	67.5
B004	19.0	16.0	20.9	11.6	67.4
H008	23.0	12.0	19.6	9.5	64.1
U021	11.0	15.0	20.5	9.7	56.2
B006	13.0	11.5	16.5	8.4	49.4

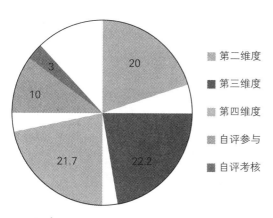

医院 A004　76.9 分（彩图见彩插 3）

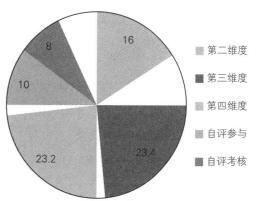

医院 K012　80.5 分（彩图见彩插 4）

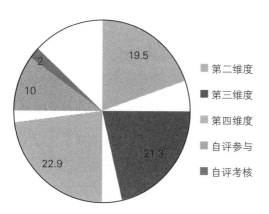

医院 M010　75.7 分（彩图见彩插 5）

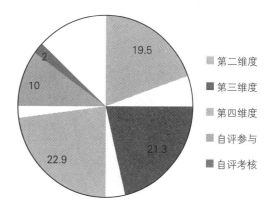

医院 J011　75.7 分（彩图见彩插 6）

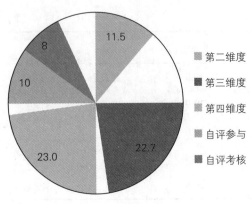

医院 J010　75.2 分（彩图见彩插 7）

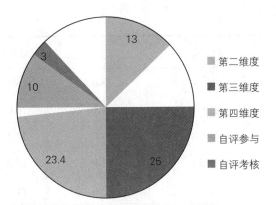

医院 X023　74.4 分（彩图见彩插 8）

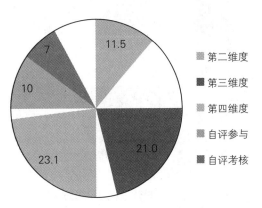

医院 N011　72.6 分（彩图见彩插 9）

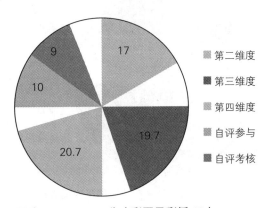

医院 E007　76.4 分（彩图见彩插 10）

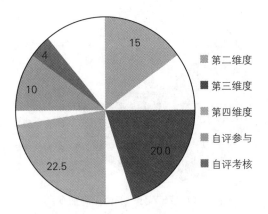

医院 H009　71.5 分（彩图见彩插 11）

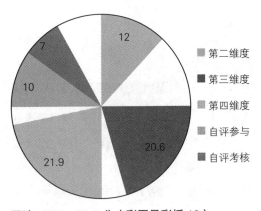

医院 V022　71.5 分（彩图见彩插 12）

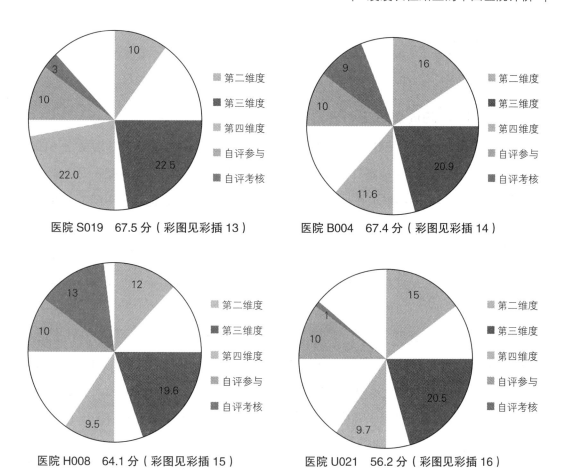

医院 S019　67.5 分（彩图见彩插 13）

医院 B004　67.4 分（彩图见彩插 14）

医院 H008　64.1 分（彩图见彩插 15）

医院 U021　56.2 分（彩图见彩插 16）

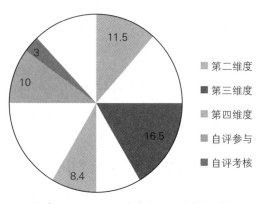

医院 B006　49.4 分（彩图见彩插 17）

　　评价结果如图所示，每一所医院一看便知在哪个维度不足多些，哪个维度做得好些。也可以说明一所医院做得再好也有不足，都需持续改进。关键就在于医院是否能看到自己的不足，这个关键问题取决于院长的管理理念有多先进。

四、PDCA

PDCA 不是陌生的缩写，是读过有关书的人都懂的 PDCA。

（一）PDCA 的简要历史

20 世纪 20 年代，"统计质量控制之父"、美国著名统计学家沃特·阿曼德·休哈特提出了"计划－执行－检查"（Plan-Do-See）的雏形。1927 年，威廉·爱德华·戴明在耶鲁大学读博期间结识了在贝尔实验室工作的休哈特博士，他对戴明产生了重大影响。此后，戴明对 PDS 循环进一步完善，发展成为"计划－执行－检查－处理"（Plan-Do-Check/Study-Act，PDCA），形成 PDCA 理论。戴明（W. Edwards. Deming）（1900—1993）博士是世界著名的质量管理专家。戴明博士提出了 PDCA 循环的概念，所以又称其为戴明环。PDCA 循环是能使任何一项活动有效进行的一种合乎逻辑的工作程序，特别是在质量管理中得到了广泛的应用。P、D、C、A 四个英文字母所代表的意义如下：P（Plan）——计划，包括方针和目标的确定以及活动计划的制订；D（Do）——执行，执行就是具体运作，实现计划中的内容；C（Check）——检查，就是要总结执行计划的结果，分清哪些对了，哪些错了，明确效果，找出问题；A（Act）——行动（或处理）。

戴明博士（W. Edwards. Deming）的著作：《Out of The Crisis》（走出危机）出版于 1982 年，其背景是美国正处在经济大萧条之中，戴明的管理思想也趋于成熟，形成的观点对改善美国经济产生了重要的影响，这一理念及观点也很适合医院的管理，其核心思想在这本书中得以体现，摘录要点如下：

（1）Constancy of purpose（永恒的追求目标）。Create constancy of purpose toward improvement of product and service, with the aim to become competitive and to stay in business, and to provide jobs.（企业要把提高产品和服务的质量作为持续不断的追求目标，以使自己能够具有竞争力，能持续生存下去并提供工作机会）。

（2）The new philosophy（新的经营理念）。Adopt the new philosophy.（采用新的管理思想。其背景主要是指美国面对当时的日本经济的重大冲击，其传统的管理面对新的挑战，必须采用质量管理的新思想）。

（3）Cease dependence on mass inspection（停止依靠大量的检查来提高质量）。Cease dependence on inspection to achieve quality. Eliminate the need for inspection on a mass basis by building quality into the product in the first place. (停止靠检查来达到提高质量的目标。取消检查作为质量基准，而是在设计产品的第一时间就建立质量保证）。

（4）End lowest tender contracts（结束以最低价格为标准来签约合同）。End the practice of awarding business on the basis of price tag, Instead, minimized total cost. Move toward a single supplier for any one item, on a long-term relationship of loyalty and trust.（结束以价格为标准来选择商业伙伴的行为。相反要节约总成本，不能总是以最低价来选择供应商，那其可能造成接下来高昂的维修、改造，甚至替换成本，那么加上低廉的采购成本而得到的总成本往往是十分高昂的。最好是在建立长期忠诚和信赖的基础上来选择供应商）。

（5）Improve every process（改进每项流程）。Improve constantly and forever the system of production and service, to improve quality and productivity, and thus constantly decrease costs.（要持之以恒地提高生产和服务的系统，以提高质量和生产效率，进而不断地降低成本。也就是要有系统的思考，对于一个产品而言，从研发到售后企业要关注的是一个系统，如果这个系统是稳定的，那其产出也是稳定的，比如成品总是有10%的次品率，只有不断地改进这个系统才会不断使次品率降下来）。

（6）Institute training on the job（建立岗位培训。包括上岗前培训、在岗培训、转岗培训）。

（7）Institute leadership（建立领导力）。The aim of supervision should be to help people and machines and gadgets to do a better job. Supervision of management is in need of over-haul, as well as supervision of production workers.（建立领导力。监管的目的应该是帮助人和机器设备更好地工作。监管型管理是需要改变的，管理不是监管，而是帮助下属更好地工作）。

（8）Drive out fear, so that everyone may work effectively for the company（消除恐惧，这样使每个人尽可能为公司更有效地工作）。

（9）Breaking down barriers between departments. People in research, design, sales, and production must work as a team, to foresee problems of production and in sue that may be encountered with the products or service.（打破部门的界限。在研究、设计、销售和生产等不同部门的人可以像一个共同团队的形式来工作，以预测产品或服务在生产中可能会遇到的问题。实际上体现群策群力团结协作的思想）。

（10）Eliminate slogans, exhortations, and targets for the work force asking for zero defects and new levels of productivity. Such exhortations only create adversarial relationships, as the bulk of the causes of low quality and low productivity belong to the system and thus lie beyond the power of the work force.（消除那些要求工人零缺陷和新生产效率水平的口号、警告和指标。这些警告只会产生敌对关系，因为大量的质量和生产效率低下的原因是由于系统的问题，其超出了工人的能力范围）。

（11）a. Eliminate work standards（quotas）on the factory floor. Substitute leadership.（消除工作指标，代之以领导力）。b. Eliminate management by objective. Eliminate management by numbers, numerical goals. Substitute leadership.（消除目标管理方式，消除只凭数字和数字目标的管理方式，代之以领导力）。

（12）a. Remove barriers that rob the hourly worker of his right to pride of workmanship. The responsibility of supervisors must be changed from sheer numbers to quality.（消除那些剥夺临时工为自己工作技术而骄傲的障碍。管理者的职责必须从调整数字改变到关注质量）。b. Remove barriers that rob people in management and in engineering of their right to pride of workmanship. This means, inter alia, abolishment of the annual or merit rating and of management by objective.（消除那些剥夺在管理和工程岗位上的人为自己工作技术而骄傲的障碍。这就意味着放弃每年的评比和目标管理。充分调动员工的主观能动性，通过员工自发的努力和创新来提高质量和生产效率，这实际上比单纯的物质激励更有效和更持久）。

（13）Institute a vigorous program of education and self-improvement.（建立一个强有力的教育和自我发展项目）。

（14）Put everybody in the company to work to accomplish the transformation. The transformation is everybody's job.（让公司里的每个人都参与到这场变革中，变革是每个人的工作。变革是指从传统的以命令控制为特点的目标管理转变为质量管理的思想。戴明学说的核心可以概括为：以质量为永恒的追求目标，领导层理念的创新与群策群力的团队精神，通过教育培训来增强质量意识，改进技术与训练；制定衡量质量的尺度标准，对质量成本分析及讨论；促使全员参与不断持续改进的质量活动）。

（二）PDCA 的简要过程

PDCA 需要运用管理工具来完成每一个阶段。工具（英语：Tool，Implement，Instrument）汉语词语，原指工作时所需用的器具，后来引申为达到、完成或促进某一事物的手段。工具可以是机械性的，也可以是智能性的，不同的行业或领域有不同的工具。使用工具（Tool using）不仅是人的特长，也是动物利用外界物体作为身体功能的延伸，以达到某种目的。工具的使用促进了动物的进化。动物使用工具既有先天的本能因素，又有后天的学习因素，但在大多数情况下是通过学习获得的。人之所以能从低级到高级，最终进化成有别于低级动物的现代人类，就在于人能一代又一代的传承先人的知识和经验，学习与汲取并超越先人的知识和经验。超越先人的过程，就是学习、分析、总结和创新的过程，这是人类所独有的过程。人类对工具的学习、制造、使用与创新，不仅加深了对物质世界的认识，而且也大大促进了人类社会的进步与发展。航天器的使用，使人们加深了对宇宙的了解；飞机的问世缩短了国与国之间的距离；语言文字的交流，增进了人们之间的了解与感情；微创外科的发展，减轻了病人的创伤；3D 打印技术在医学上的应用，进一步改善了医疗效果，促进了医疗质量的提高。同样管理工具的使用，将会进一步促使医院建设与发展向着标准化、规范化、科学化迈进。

新一周期的医院评审标准开头就引用了 PDCA 的管理理念。新的标准在设计思路上是按照基本标准、核心标准与优质标准，呈螺旋式递进关系。采纳 PDCA 循环的管理思想，在标准条款结果判定与 PDCA 管理对接，要求学会使用管理工具来科学化的管理医院，以保持医院的各项工作不断的持续改进。在使用标准与评价方法上采用审核自查报告、现场追踪检查、数据分析、社会评价与周期性评价及专项检查相结合的方法。在实践 PDCA 的过程中，最基本的要掌握 7 个常用的管理工具。①检查表（Worksheet）；②鱼骨图（因果图 Cause-Effect diagram）；③控制图（Control Chart）；④排列图（Pareto）；⑤散布图（Scatter）；⑥直方图（Histogram）；⑦分层法（Stratification）。在运用管理工具的同时要熟悉及掌握 PDCA 的流程，这是解决问题的一种方法，这就好比老师教医学生查体一样，老师会告诉学生，检查患者要先从头开始，最后查到脚。没有经过严格训练的医学生，给患者查体由于没有养成良好的习惯，想从哪查起就从哪查起，结果难免查了这忘了那，经过严格训练的医学生，总会按老师教给的查体步骤进行，什么也落不下，对患者的正确诊断率就会高。学习 PDCA 也是一样的，遇到问题首先要依据 PDCA 的步骤进行思考如何解决问题。

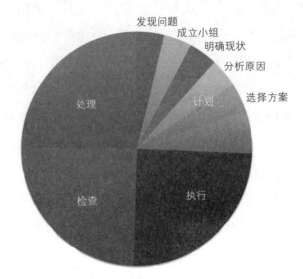

PDCA 实践程序（彩图见彩插 18）

FOCUS–PDCA 循环的 9 个阶段。

P 阶段——"F"步骤(Find a process to improve)——发现问题。依据什么发现问题呢？在这个阶段可以用标杆分析法，依据医院管理标准，查找到医院问题的所在，可以运用检查表（调查表）、趋势图（绘制折线图）、直方图及其他管理工具，将在发现问题时收集的数据加以整理、展示、分析。

P 阶段——"O"步骤（Organize a team that knows the process）——成立 CQI 小组。CQI（Continuous Quality Improvement）小组，是为解决同一个问题，以患者为中心，打破行政壁垒，将涉及此问题的有关部门、科室的代表共同组建成质量持续改进小组，这小组是为各部门及科室搭建合力研究、分析、解决问题的平台，成员一般由 6 ～ 10 人组成，任务非常明确，主要围绕发现的某一问题，运用质量管理工具解决这一问题，达到改进医院管理质量、降低消耗，提高医院服务品质，确保患者安全之目的；通过 CQI 小组改变目前医院管理中存在的各管各的事，各进各的门，孤立"烟囱"到处在，行政壁垒随处见，致使以患者为中心的服务难以落实的现象。

P 阶段——"C"步骤（Clarify the current knowledge of the process）——明确现行流程和规范。在这个阶段查找最新制度、标准、流程及要求，政府的、行业的、我国的、国际的关键质量特性、目标，作为问题改进及目标设定的依据。

P 阶段——"U"步骤（Understand the causes of process variatio）——进行问题根本原因分析。在做根因分析时可以应用头脑风暴法听取方方面面的意见及建议，将问题绘制成因果图（Cause-Effect diagram）（鱼骨图或石川图），也可运用 2 / 8 法则，用排列图（"巴雷特图"或"柏拉图"），找出根本原因，还可用散点图等管理工具进行分析。

P 阶段——"S"步骤（Select the process improvement）——选择改进的方案。可用美国创造学家 A·择流奥斯本于 1939 年首次提出的头脑风暴法，这是一种激发性思维的方法，可以采用结构化头脑风暴法、非结构化（或自由式）头脑风暴法或沉默头脑风暴法，以选择最佳的、针对性强的、可实施的改进措施。

P 阶段——"P"步骤（Plan the improvement and continued data collection）——计划阶段。在计划阶段可以采用的管理工具有甘特图（Gantt chart），又叫横道图、条状图（Bar chart）。它是在第一次世界大战时期发明的，以亨利·L·甘特先生的名字命名，是一个完整地用条形图表示进度的标志系统。这个步骤将 CQI 小组在整个 P 阶段所做的查找问题、组成 CQI 小组、明确现状定目标、进行根因分析、选择改进方案均绘制成一个图表，即甘特图，以此完成整个 P 阶段——计划阶段。

在这个步骤可运用分层法（Stratification）用 5W1H 制定对策分层措施，一目了然。

"D"阶段（Do the improvement, data collection, and analysis）——实施阶段。在此阶段，CQI 小组组长都是兼职，要完成自己的工作外，还要定期检查改进计划实施情况，定期收集相关数据，组织小组成员定期分析讨论收集的数据及情况，解决落实过程中的问题及困难；根据实际情况修改对策措施，并按新的对策措施实施。这个阶段可根据具体情况选择适用的管理工具记录及表达工作的进展情况。

"C"阶段（check）——检查总结执行计划的结果。CQI 小组组长在每条对策措施实施完毕后，要组织小组成员检查有关数据与对策表中的目标对比、检查对策措施实施是否彻底并达到要求。在这个阶段常用的基本工具有柱状图、控制图（Control Chart）、折线图等。

"A"阶段（Act to hold the gain and to continue to improve process）——处理阶段是使流程标准化，标准化的流程要制度化，取得的成果要固化，需要在全院推广的做法要进一步总结，进入行政工作流程。如取得的成果是涉及感控管理的问题，就报医院感控管理委员会研究后，报办公会研究，报院长审批后方可从单一部门推广至全院，整个过程确保医院整个系统流程稳定运行，有条不紊地开展工作。这个 PDCA 循环中尚未解决的问题，转到下一个 PDCA 循环继续持续改进。

（三）照猫画虎

很多人都知道 PDCA，但要用 PDCA 解决日常工作的问题就不会了。在日常管理中，遇到问题、发现问题或发生医疗纠纷、不良事件，大多数医院还是以惩罚为主，点名批评，扣罚奖金。某些医院管理者对 PDCA 似懂非懂，要想运用 PDCA 解决日常工作中的问题，一是不会用，二是没习惯用，三是没有氛围用，四是不知道怎样组织。国家 2011 年颁发的 10 部医院评审标准及 8 部实施细则中有 18 处提到要求运用管理工具；2016 年国家卫生计生委下发了《医疗质量管理办法》有 2 处提到要求运用管理工具，并列出 7 个管理工具，其中之一是质量环（PDCA 循环）。《标准》、《办法》中明确提出要求，专家们认为医院渴望运用管理工具来管理，所以要潜心帮助院长们如何组织管理工具的运用，帮助各级医院管理者学会如何运用管理工具，到目前培训 PDCA 的运用已近万人。另 PDCA 的运用不是为 PDCA 而 PDCA，而是医院系统管理链条上的一个齿轮。按照国家卫生计生委医政医管局的设想，现代医院管理首先以先进的理念为支撑，第一步是以发现问题为导向，发现医院管理中存在的问题，因为如医院不知晓存在的问题，就谈不上运用管理工具解决问题，所以发现问题是运用管理工具的前提；第二步是运用 PDCA 的工具解决已发现的问题；第三步是持续改进，不断进步，使医院管理得更加安全，更加规范。

改革开放以来我国医院建设得越来越好，在医院建筑上可与发达国家媲美，购买的大型仪器设备基本都是进口的，在医疗技术上很多大医院也可与国外相比，目前最主要的是在管理上如何与国际接轨。需要改进的地方太多太多，医院管理者有时也知道存在的问题，但就是改不了。例如，医院管理者都知道手术室是医疗资源最集中的地方，也是耗费各种资源较大的科室，只要一位主刀不到，患者及所有配合的医务人员如麻醉师、台上护士、台下巡回护士都得等着。关键是很多接台的患者，不能尽快手术，一等就是半天。医生、护士、卫生员也都要顺延，有的因顺延而加班，耗费大量的人力资源，加班费、水电消耗费、误餐费等开支不小。麻醉医生及手术室护士疲惫不堪。这些问题都是明摆着的，但全国有几所医院能按医院的规定准时"刀碰皮"呢？一所医院又有几台手术是可以准时"刀碰皮"呢？很多医院早上手术室开台时间都不能按医院要求落实，有的患者甚至在手术台上等 2 个多小时，在这期间内，由于手术床很窄患者有坠床的危险。这一问题就那么难解决吗?

再有急诊来了疑似脑卒中的患者,护士看了,请急诊医生看,急诊医生会说等着神经内科医生来看吧,等神经内科医生来了,开了一堆化验单、检查单等。患者家属不禁要问:患者等了这么半天为什么不可以先开了单子去缴费、去检查,等神经内科医生来了就能做诊断了,就可以争分夺秒地救治患者了。其实作为医院的管理者太明白应该如何改进了,但是为什么改不了呢?

医院不会没有不良事件,对不良事件的管理各部门管各部门的,如在门诊有问题要去门诊部反映,有时问题不归门诊管,就会告诉患者去医务部,到了医务部可能也不该这个部门管,就让患者去急诊,急诊说不归急诊管,请患者去护理部,护理说也不是护理部的事,让患者去找后勤部门吧。反映一个问题,站在患者的角度感受,就会真的感到很难。这样一个问题,医院难以解决,医院管理者会说应该哪个部门的事哪个部门管。那你会问医院管理者,贵院是以患者为中心吗?医院管理者说,我院当然是以患者为中心。可是具体的做法却不是以患者为中心,而是以工作分割为中心,让患者跑来跑去。这样的问题应该如何改进呢?

患者在病区摔倒,在卫生间滑到,要承担责任的护士们非常委屈,认为这是后勤的工人把菜汤洒在地上所致,是因为打扫卫生间的师傅把地弄湿所致,护士不可能看着每一个患者,后勤的师傅认为哪有那么巧,洒了一点汤正好患者踩上,卫生间不用水冲就打扫不干净。真是公说公有理,婆说婆有理,患者说倒霉,难道就没有解决的办法吗?

其实,在医院以患者为中心,大部分的工作是跨部门的工作。例如,胸痛的患者到急诊,接诊护士高度怀疑是心肌梗死,这时医院的急诊绿色通道需畅通,有的医院成立了胸痛中心,面对这样的患者,只是急诊科的医生、护士着急是远远不够的。需要急诊科、心内科、检验科、介入科、放射科、药剂科、收费处、住院处、电梯工、外送工等凡是在急诊绿色通道链条上的科室及工作人员都需急起来,使这一急诊绿色通道才能真正畅通起来。从不畅通到畅通,改变了医院急诊管理的理念及方法,从胸痛患者到急诊室叫这个,催那个,直到做上介入打开导管内的伞端需要 2 个多小时。通过评价辅导,有的医院已经明显改变,从胸痛患者到急诊,到做上介入打开导管内的伞端仅需 80 多分钟,比国际标准 90 分钟还短,可见有效的管理及科学的流程会挽救患者的生命,提高抢救成功率;也使患者的管理从粗放转变为精细化管理,评价辅导过的医院,在辅导以前,患者几点到达医院,几点做完检查等各个环节的时间节点都不知,也无记录,各个环节上的科室的表及机器上的时间都不一致，辅导后，医院逐一整改，使急诊流程顺畅，并有应有的记录，为抢救患者争得了时间，提高了患者的抢救成功率，并为临床研究积攒了数据。

医院的管理更多的是协调，是协作，但在医院管理的过程中最常见的是各部门都说自己的工作完成得很好，一涉及多部门的工作，都在"踢皮球"，这是你的，那是他的，医院管理者也非常头痛。特别是多发伤、胸痛、脑卒中的患者到了急诊，协调就成了一大难事，往往急诊科主任都难以协调。在医院日常管理中也是同样，明明看着是问题，怎么就解决不了呢？按照目前的管理方法，各打五十大板，结果没有一个部门主动来解决跨部门的事，所以问题年复一年仍然存在着，还是难以解决。

新一周期医院评审评价引入持续改进的理念。在三级综合医院评审标准中有 19 处提到使用管理工具，290 处提到质量持续改进，这是与国际的理念及内容接轨的标准。因此，在新一周期医院评审评价辅导的过程中，大力倡导医院管理者学习管理工具，运用管理工具持续改进。在这其中最重要的是打破行政壁垒，倡导合作精神，共同在一个平台上以患者为中心共同解决一个。一些医院开始尝试运用管理工具解决身边的问题，这些医院的员工遇到问题就十分习惯地想起来运用 PDCA 方法解决，本部门的问题运用 PDCA 能解决的就解决了。跨部门的问题，一个部门不能解决的问题就上报医院，医院制定牵头单位和人员，组成质量持续改进小组，通过 PDCA 循环取得了很好的成效。

委属委管北京大学口腔医院，尤为可贵的是已将运用 PDCA 循环解决日常管理工作形成习惯，所做的 PDCA 不是闭门造出来的，也不是编出来的，而是干出来的，是医院实践出来的，他们不是为了给别人看，也不是为了参加什么比赛，而是成为医院文化的一部分。该院从 2012 年就开始了医疗质量持续改进（PDCA）项目，三年间该院运用 PDCA 循环改进规章制度类的问题 63 个，改进流程管理问题 72 个，改进不良事件 16 个，改进专项工作 167 个，共计改进 318 个问题，使医院的管理从经验管理走向科学管理。

案例一：某口腔医院建立纠纷风险预警制度，降低阶段性典型医疗纠纷的发生率。该院根据口腔医院医疗纠纷发生具有阶段性和专业性的特点，通过数据收集、分析，得出初步结论：暑期为医疗投诉高发时期，特别是正畸科、儿童口腔科、放射科为最重要投诉科室，占到全院投诉量的 37%～69%，为此他们成立了由医务处牵头的专题 CQI 研究小组，进行了头脑风暴，寻找根本原因，运用 2/8 法则，做出柏拉图，找出无患者分流措施、人员调配不合理、辅助科室应对不足三个主要原因，用 5W1H 做出对策措施表，针对这三个问题进行改进，建立纠纷风险预警制度，监督科室落实，收到显著成效，暑期投诉明显下降，特别是相关科室投诉下降。

案例二：某医院由一本病历丢失所引起的追踪。一位患内科系统性疾病合并有肺栓塞／多发性骨坏死／感染性关节炎……的住院患者，2014年3月3日收住某病房，病情危重，2014年5月20日转入MICU，之后行骨科手术，2014年5月30日由MICU转回某病房，2014年6月1日发现其老病历丢失，为什么病历丢失了？怎么丢失的？追踪的结果是清洁工把病历当废品扔掉了，而垃圾车已运走了，难以找回。清洁工为什么会把病历当废品扔掉呢？原来一方面这位清洁工是新来的替班清洁工，未接受过培训；另一方面病历散片装在放射片子袋里，办公室环境混乱，办公用品摆放无序，装病历的袋子就放在墙角的地上；办公室为什么混乱呢？正值假期无人归整；为什么清洁工会扔掉病历呢？难道不知病历不能扔？当时清洁工请示谁了？清洁工回答说是问了在场的医生，医生说没听清清洁员说的是什么，也没看，以为是废纸，就说没用了。这位医生是刚转科的医生，不太清楚科里的具体情况。为什么医生分不清楚什么是病历，什么是废纸呢？因为没有专门存放老病历的柜子，只能放在靠墙的杂用柜底层，放的太多，就溢出来了，病历就散在地上，结果当废纸丢掉。质量持续改进小组（CQI小组）一起分析原因，问了很多为什么，做了根因分析，找到发生问题的主要原因：管理不到位。具体表现在：办公室物品摆放零乱；无医生办公室病历存放制度；病历无固定存放位置、无标识；新员工培训不到位。针对以上四个问题，采取了针对性的有效措施：一是明确医生办公室管理责任人；二是建立有关制度，如建立办公室整洁制度、建立病房病历存放制度；三是增加专门的病历存放柜子，明显标识；四是落实培训工作，要做到医护人员、清洁员人人皆知病历不管多旧都不能丢弃。将这些做法在全院推行，自此之后再未发生过清洁员将病历当废纸扔掉的事。

案例三：某医院进行抗菌药物持续改进专项管理工作。住院患者抗菌药物使用率、Ⅰ类切口手术患者预防使用抗菌药物比例、住院患者外科手术预防使用抗菌药物术前0.5～2小时内给药百分率、Ⅰ类切口手术患者预防使用抗菌药物时间≤24小时的比例、抗菌药物使用强度均达不到卫生计生委的要求。他们成立了医务处牵头，多个有关科室参加的CQI小组，进行了根因分析，研究了对策，提出以下改进措施并组织落实：一是明确职能部门监管职责，医务处、药剂科、院感科、检验科各负其责；二是加大奖惩，分病区考核抗菌药物使用监测指标，每月分病区汇总，通报用药情况，并每月实施奖惩；

三是加强全员培训，提升医务人员对抗菌药物合理使用的认识；四是加强处方点评，每月汇总分析用药情况及其合理性，指导用药，并将用药信息公示于全院。经过五年的努力，2015 年住院患者抗菌药物使用率、Ⅰ类切口手术患者预防使用抗菌药物比例、住院患者外科手术预防使用抗菌药物术前 0.5～2 小时内给药百分率、Ⅰ类切口手术患者预防使用抗菌药物时间≤24 小时的比例、抗菌药物使用强度均达到国家卫生计生委的要求。五年的持续改进，使医院管理者深深体会到：一项工作的持续改进需要时间，需要科学的管理方法。2016 年该院已将抗菌药物管理逐步由专项管理转变为常态化管理。

案例四：口腔专科医院外科病房的特点是大专科、小综合。医生的专业性很强，但缺乏大临床全身急症的急救系统培训，短板很明显。有的医生、护士不会实施心外按压等急救技术，但口腔颌面外科病房面临的全身急症并不少，需要紧急抢救的患者时有发生，如心脑血管意外、肺栓塞、感染性休克等。人多力量不大，遇到情况不知所措，缺乏急救经验，无院级联动机制，缺少人员协调、缺少必要的急救设备，这些问题告诉我们，加强急救技术培训是多么重要，内容包括急救常规普及、急救专家讲座、急救病历点评等。建立急救流程、明确各类人员职责，健全包括谁指挥、谁通知有关急救人员，谁通知辅助科室人员，各急救岗位如何到位等细节，也是必需的培训内容。科主任、护士长组织所有医护人员参加培训，医护分训＋医护合练，技术培训＋流程培训，培训后进行演练，达到急救全员培训、全员知晓。口腔专科医院通过培训，心肺复苏技术掌握百分率由 71% 上升至 96%，急救流程掌握率由 78% 提高到 100%，培训成效十分明显，在实际工作中也接受了检验。某一天，一位 88 岁男性患者，实施左颊癌扩大切除术＋颏下瓣修复术后第一天，患者突然出现烦躁、呼吸困难，心率 90 次／分，血氧 90%～95%，双肺湿啰音，结合患者生命体征及心电监护情况，初步判断：急性左心衰竭，并立即展开抢救。结果生命体征慢慢平稳，后转综合医院治疗。整个抢救过程紧张有序，忙而不乱，各司其职，有效急救仅用 48 分钟。医生、护士十分感慨地说，真是磨刀不误砍柴工，平时练得好，关键时刻用得上，患者救治质量有保障。

案例五：某医院口腔门诊 2014 年 2 个月之内接连发生两例患者误吸事件，患者刘＊＊，男，65 岁，体健，高年医师诊治，门诊固定种植单冠螺丝，种植工具螺丝吸入气管。另一个患者王＊＊，女，63 岁，体健，副主任医师诊治，门诊试戴种植覆盖义齿，基底冠吸入气管。这两起误吞误吸不良事件的发生，引起科主任及科室质量控制小组的关注，为防范类似事件的发生，科室成立 CQI 小组，科主任挂帅，进行主要原因分析，小组一致认为，一是医护防范意识不足；二是医护未采取预防误吸措施；三是容易滑脱的器械、修复体固定、种植修复增多；四是老年患者反应慢，容易误吞误吸。小组经过多次的讨论、分析、研究，制定了对策：强化防范意识，组织全科深入讨论应对措施、制度、预案、流程修订，核心组讨论，征求专家意见，明确医护责任；同时小组研究如何从根本上预防误吞误吸事件的发生，改进临床操作，包括医护配合、操作方法、材料、器械、患者体位、常规预备小毛巾等环节。科室调动大家的积极性，设计并研发了咽障，形成一道物理隔断，以确保杜绝误吞误吸。通过针对性的培训、演练，整改效果明显，全员防范意识明显提升，医疗操作规范，咽障使用规范，连续 2 年再未出现过误吞误吸事件，为确保患者安全做出了实际的贡献，其经验可推向全院、全行业及全国。

案例六：手卫生是预防院内感染的一项重要措施。某医院员工的口号是：患者的安全在我们手中，关注手卫生人人有责。医院针对手卫生依从性低，开展了手卫生合格率的基线调查，分别对门诊科室、住院病区、工勤人员、总体情况进行调查。该医院手卫生依从性基线值三类人员合格率均在 40% 以下，合格率住院病区最高，工勤人员最低。针对手卫生依从性差的问题，医院成立了 CQI 小组，找出了导致手卫生依从性差的根本原因，并针对这些原因，采取综合改进措施。首先全院员工参加了手卫生宣传周活动，院领导带头参加手卫生的培训，各科领导签订了手卫生承诺书，进行全院、全员的"预防感染，安全在手"的手卫生知识培训。通过宣传、培训，全院、全员对手卫生认知度明显提高，依从性有所增强；针对缺乏监管问题，医院制定制度，实施定期检查的监管措施，形成讲究手卫生的氛围，形成工作习惯；完善手卫生设施配备，以保障手卫生实施的便利；配备快速手消毒液，供工作量大、来不及洗手的医护人员使用。通过改进，手卫生依从性提高了 30%，但距离医院评审的要求还有一定差距，他们继续进行下一个 PDCA 循环，持续改进手卫生工作，以减少院内感染的途径。

案例七：运用 PDCA 方法监测合理用药，降低住院患者药费负担项目。2015 年 1 月，国家卫计委发布《进一步改善医疗服务行动计划》，要求加强合理用药，控制抗菌药物不合理应用，规范激素类药物、抗肿瘤药物、辅助用药临床应用，加强临床使用干预。2015 年 10 月，国家卫生计生委等 5 部门联合印发《关于控制公立医院医疗费用不合理增长的若干意见》。某医院经过数据分析，经过努力改进，加强监管，医院每门诊人次药费有明显的下降趋势，但住院患者药费却有明显上升的趋势，因此决定，2015 年重点工作之一是降低住院患者药费，减轻患者负担。该院的药剂科对住院患者药费增高做了鱼骨图分析原因，查找金额增长的主要药物类别。统计分析 2014 年金额增长较高的药物类别共 7 种，药品费用最高增长率是 707.47%；2014 年金额增长较高的药物品种共 10 种，金额增长率最高是 432.07%；纳入 3 种金额增长较高的辅助用药，最高增长率是 58.99%。药剂科每月统计 3 种药品使用量报医务处，药剂科采取进一步干预措施，医务处、药剂科每月分析干预效果，各病区严格按药品适应证用药，医务处向外科主任通报每月用药情况。2015 年，3 种药品金额较 2014 年降低 177 万元，占住院患者药费降低的 97.4%。医院体会只有加强合理用药，才能降低住院患者药费负担。

案例八：运用 PDCA 持续改进护理工作，以降低正颌外科患者术后呕吐发生率。正颌外科患者疾病特点是口内伤口，颌间牵引，术中操作时难免会有血液从口中流入食管，再流到胃里，术后颌面肿胀，留置胃管。术后回到病房，护理安全最重要的是确保围手术期呼吸道的通畅。在某种意义上说，护理质量管理是保证手术成功、患者安全的重要而关键的环节。患者术后临床中常见的问题是恶心、呕吐，由此有引发误吞、误吸的危险，有患者因呕吐窒息而死亡的案例。所以说术后科学护理至关重要。经护士们调查，正颌外科术后的患者约 40% 出现恶心、呕吐的症状；数据显示 55.5% 患者都有主诉恶心、呕吐，严重影响患者舒适度。是什么原因引起患者的恶心呕吐呢？护士们运用管理工具研究分析，柏拉图显示因胃内积血刺激，胃内陈旧性积血，在胃酸作用下形成酸性血红蛋白，刺激胃黏膜而引起恶心、呕吐。另外，胃管刺激（患者对胃管的耐受性差）、药物因素（麻醉镇痛药、抗生素……）这三个问题占到 80% 的原因。她们针对胃内陈旧性积血这个问题，与医生一起研究，用少量温的低渗溶液洗胃，可清除误咽入胃的血液，同时口服葡萄糖氯化钠（等渗溶液）不但可补充水分，还可以补充钠和氯，保证肠道蠕动。用 5% 葡萄糖氯化钠溶液清洗患者胃部后，再进行首次鼻饲。这样一来，出现了很明显的临床效果，患者原来呕吐 10 多次，变得几乎不呕吐了，大大改善了患者舒适度，有效地降低了正颌外科患者术后因呕吐导致发生呼吸道梗阻的危险性。同时，护士工作量减轻（清洁、更换病服、给药、记录……）。降低正颌外科患者术后呕吐发生率项目成功申请医院的新技术新疗法，获重点资助项目，成果汇报获优秀奖，论文发表于《中华护理杂志》。

案例九：一些经过辅导的医院已开始学习运用 PDCA 的方法解决日常工作中的问题。在某医院不但医疗管理者运用，后勤管理者也运用科学管理工具持续改进后勤管理的工作，收到很好的成效。例如，该院运用 PDCA 循环解决医疗废物管理中的问题就是一个很好的案例。这所医院的后勤部门 2014 年度统计医疗废物处置量时发现，2012—2014 年医疗废物处置量整体呈上升趋势，仅 2014 年 1—8 月医疗废物产生量较同期增长 2 万 kg，2014 年度就诊住院人均医疗废物处置量较 2013 年涨 10.3%。医疗废物处置量增多，导致院内转运人手紧张；医疗废物暂存空间有限，难以放置；医疗废物处置费用较高。北京市两个医疗废物处置厂已不堪重负，不利于环境保护。为此他们成立了跨部门的 CQI 小组，目的是多部门合作共同降低医疗废物处置量。小组开始分析原因，实地调查，医疗废物的增多主要是很多生活垃圾投入医疗废物袋。为什么生活垃圾会投入医疗废物袋？小组用头脑风暴法及实地调研寻找问题产生的原因，用数据表明 80% 的相关员工不清楚医疗废物的界定，把本不该是医疗废物的当成医疗废物放入医疗废物袋。另一个原因是生活垃圾袋较少，大多是医疗废物袋，所以随手丢弃，感到方便，也没想到会带来这么多的问题。再则，没有医疗废物与生活垃圾不能混放的监管；员工对垃圾分类放置没有意识，更没有习惯。小组根据主要原因的分析，开始下一步的行动，一是小组成员之一的医院感染管理科与各临床科室沟通，请特殊科室提出详细的医疗废物分类的申请，感染管理科、医务处依据国家有关要求确定一些以前模糊不清的问题，如骨科、口腔科等用的石膏模型及石膏托等不再列入医疗废物焚烧处置等。二是医院感染管理委员会制定下发《××××× 医院医疗废物管理制度》附件《医疗废物分类要求》，感染管理科制定并下发《关于加强医疗废物和生活垃圾分类的通知》（附《生活垃圾和医疗废物分类目录》）。2014 年 10 月，医院感染管理委员会在全院开展加强医疗废物及生活垃圾分类宣传培训，下发医疗废物管理知识培训试题，提高医疗废物分类意识，经过培训，使什么是医疗废物、什么是生活垃圾的知晓率提升到 98%。三是小组成员之一的医学装备处按照科室实际需求，增设生活垃圾桶，调整医疗废物垃圾桶的放置位置，并张贴标识。四是加强监督管理，将此问题纳入医院感染管理科及后勤部门的常态化管理。通过一年多的改进，CQI 小组将医院每千人次医疗废物处置量进行两年的对比，2015 年每千人次（kg）较 2014 年每千人次（kg）下降 18.1%，就医疗废物处置经费为医院节约 10 万余元。

案例十：某医院手术室准时开台成为老大难问题，医院为此也制定了制度，明文规定 9 点"刀碰皮"，但几乎没有准时开台的手术。为此职能部门又制定了奖惩规定，结果使管理者与被管理者对立起来，你扣你的，你惩你的，我干我的，我行我素，仍然解决不了问题。医院有关人员都索性睁一只眼闭一只眼，但手术室资源浪费极大，大家看在眼里但是没办法。通过专家们的辅导，医院成立了运用 PDCA 循环解决准时开台问题的 CQI 小组，小组成立之时融入跨学科、打破行政壁垒的理念，CQI 小组由医务处、护理部、手术室、麻醉科、后勤处有关领导和手术最多、最不准时开台的一线主任、护士长共同组成，大家共同研讨这一顽疾。开始时，大家还是公说公有理，婆说婆有理，吵得一塌糊涂。经过培训，大家共同找原因，不是针对哪个部门，也不是针对哪个科室，是同心协力搭建一个解决问题的平台。这时科主任们也转变了角色，自己也成为管理者的一员，积极发表意见，分析不能准时开台的主要原因：一是团队意识不强，总是认为，"反正是我的手术日，我想几点开就几点开，没有顾忌整个手术团队，这个团队还有兄弟科室"。二是手术科室手术当天一早工作安排欠妥当，如安排大交班，讲的事多，时间长；而有的医生换药、开医嘱时间过长，有的高年资医生或者主任约门诊患者到病房办公室看病等原因，耽误手术室准时开始的时间；三是护士接送患者等电梯时间长，拖延了到手术室的时间。大家查找问题的积极性调动起来了，你争我抢，气氛融洽，居然忘记吃饭的时间。在接下来小组多次的活动中，他们针对要因制定了对策：一是宣传、教育、培训团队精神。小组成员之一胸外科主任说，通过调查、研究、分析，使我懂得了团队是确保医院正常运转的基石，明天开始，胸外科带头准时开台。二是通过科主任的作用，要求手术日提前上班换药、查房、开医嘱，尽量早进手术室，准时开台。三是保障电梯的畅通运行，前一天拿到手术通知单，了解、掌握哪些科室有手术患者，以便科学安排。小组成员之一后勤处长说，以前没觉得开电梯工作这么重要，今天明白了，以患者为中心改进工作，电梯工的岗位也非常重要，手术电梯要保障接送患者、接送医生护士顺畅，准点开台不能耽误在电梯这个环节。通过 6 个月的第一个 PDCA 循环的改进，手术室准时开台率从 8% 上升至 98%，职能部门及科室都深有感触地说，运用 PDCA 解决问题效果比扣罚奖金见成效。

医院在如何发现问题、如何解决问题过程中，做出很多改进的典型案例。但发现这种持续改进的方法在有的医院可以坚持，有的医院坚持得不好，什么原因呢？专家们仔细调研，发现有的医院没有将运用 PDCA 持续改进作为医院常态化管理的一部分，专家们又开始设计课程帮助医院把运用好的方法固化下来。一是建立有效内部管理体系。有效的管理体现在不另搞一套；有效的管理构架的试金石表现在决定的事落实得好，需解决的事无扯皮现象；需各部门配合解决的事能主动商量，各部门协调顺畅；医院有很好的协调机制，使职能部门最大限度地克服各管各的事、各进各的门、孤立做事的习惯。医院搭建一个平台，多部门共同研究协作，以提高工作效率及效果。二是医院指定 PDCA 项目的负责部门。各科室及各班组发现问题需向医务处、护理部、人力资源部、后勤部等职能部门申请 PDCA 项目，职能部门报告医院负责 PDCA 的主管部门，继续上报主管副院长、院长，立项后可以开始运行 PDCA。三是建立项目制团队或发挥各种管理委员会的作用。PDCA 开始即成立持续质量改进小组（CQI），以小组形式运用管理工具追踪问题根源，寻求问题发生的根本原因，并找准解决问题的对策。与以往不同的是，在明确职能部门职责、明确科室及班组职责、明确个人职责的情况下，大力提倡团队精神，必须团队一起工作，没有团队协作难以解决很多跨部门的问题。如药品管理问题、院感管理问题、护士管理问题、医疗质量问题等，均需要多部门协作方可解决。医院形成以事业凝聚团队，以形式形成团队解决日常问题的医院文化。四是建立 PDCA 小组活动期间的监管机制。明确小组任务、分工；明确解决问题的路径；明确解决问题期限。定期召开小组会议了解问题解决的情况，使小组成员熟悉标准、理解标准、掌握标准、落实标准。运用 PDCA 方法按照时限要求解决问题，然后向负责部门汇报，负责部门要根据小组上报的计划定时监督管理。五是建立与 PDCA 相适应的管理方式方法。PDCA 提倡团队精神，问题的解决依靠团队，取得的成效一定是团队智慧的结晶。所以院领导应注重表扬 CQI 小组，以注重培育团队理念、团队精神、团队行为。当小组完成一个 PDCA 循环，有了一定的成效，院领导要给小组展示成果的机会，请小组长在周会上向全院报告真改、真做、真变的成果，然后小组全体与主管院领导照相，将照片张贴在医院建立的 PDCA 展示板上，贴在全院最显眼的墙上，展示小组解决问题的成绩，以此给予奖励。员工的自豪感、成就感油然而生，从被动地接受管理成为主动地参与管理。循环往复，使持续改进在全院形成习惯，成为一种医院文化，员工都来发现问题、正视问题、检讨问题、分析问题、解决问题，只有这样才能变碎片管理为系统管理，变粗放管理为精细化管理，变经验管理为科学管理，变科室被动接受管理为科室主动参与管理，真正达到以评促改、以评促建、评建结合重在内涵，促使医院不断前行。

五、夜话医院排名

夜静静的，淅淅沥沥的雨声迈着轻盈的脚步在窗户外面行走，生怕打扰患者的梦。我陪母亲住院，晚上没有其他事了，就在值班室里和医生交谈着。看着有医院排名的报纸，顺口向医生问道：你院不是很好嘛，怎么排名没你们医院呀？医生说，谁知道怎么排出来的，我们医生也不关心。这时电视里传出奥运赛场的捷报：中国女排获冠军！这位医生接着说，医院排名如果向奥运会一样才能令人信服，每四年都站在同一个起跑线上评，这才能激发向上的精神，结果才能令人信服。像现在这个医院排名，都不用看就知道名次，谁第一，谁第二，谁第三，玩家就那么几个，其他医院都望尘莫及，如果奥运会像这个样子，参加的人就会越来越少，大多数人不跟你玩了。说到这时护士来叫医生，医生飞快地跑出去。我望着医生的背影思索着，医院排名从什么时候开启的？医院排名到底给医院带来什么好处？给患者带来什么好处？排名是否能起到初衷的设想？

医院评审及排名起源于美国，随之在欧洲、亚洲实施，迄今已有 90 余年的历史。国外医院评审工作在制度建设、标准制定和具体做法上已趋于成熟。医院评审排名是建立在医院科学评价的基础之上，是目前国际上盛行的一种非政府的具有同行评议性质的医院质量评估制度。在美国最佳医院排名是一个客观简明的、面向公众、以临床专科医疗水平为评价对象的指标体系，主要对各医疗机构的专业水平进行横向比较，为患者提供指导信息，告诉患者哪家医院在处理疑难杂症方面能提供更好的医疗服务。芝加哥大学全国民意研究中心（National Opinion Research Center，NORC）和 Triangle Research Institute 等第三方评价机构先后负责进行评价工作。每年由美国新闻与世界报道（US News&World Report）对外发布医院排名，其数据来源于美国最佳医院采用的数据，主要来自美国医院协会（AHA）。AHA 利用医院数据库每年从各医院获取数据，若缺少当年数据则用前 2 年的平均值替代。目前已涵盖全美 6000 多家医院数据库。还有部分数据来自美国国家癌症研究院（NCI）、美国护士认证中心（ANCC）、细胞治疗认证基金会（FACT）、国家老年学研究所（NIA）、国家癫痫中心协会（NABC）和美国医疗保障与医疗救助服务中心（cMs）等外部组织。汤森路透百佳医院排名主要致力于创立行业标准，利用公开数据源，主要包括医疗提供者分析与总结（Med-PAR）数据集、医疗保险成本报告（Medicare Cost Report）和 CMS 医院对比数据集。此外，还用到了医疗供方系统的医院消费者评估（HCAHPS）调查数据、住院医师项目信息（来自美国医学会和美国骨病协会）等。其目的是帮助医院和卫生系统领导人客观地比较类似医院之间的绩效表现，制定均衡发展规划。该评价由美国 HCIA-Sachs 研究所于 1993 年创立，每年研发者会依据情况变化对个别指标做出调整，目前主要由汤森路透公司实施完成并发布有关信息。20 世纪 50 年代初由美国医院协会、医学会、医师学会等团体发起组织的医院评审联合委员会（JCAH），1987 年更名为美国医疗机构评审联合委员会（Joint on Accreditation of Healthcare Organization，JCAHO）。在美国，如果一家医院在 JCAHO 检查中能够获得较高分数，即为达到国家标准且能够提供高质量医疗服务的象征。JCAHO 是一个独立的第三方非营利性、非政府组织，是国家权威的医疗行业标准制定和认证机构，迄今已评审了近 17 000 个卫生保健项目。美国当地时间 2016 年 8 月 1 日，《美国新闻与世界报道》（u.s. new& world report）公布了 2016—2017 年度最佳医院排名，同时也公布了 16 项专科医院排名。具有百年历史的梅奥诊所再次位居榜首，克利夫兰诊所位居第二，麻省总医院位居第三。《美国新闻与世界报道》是美国最具权威的新闻报道之一。该报道公布的最佳医院排行榜的评分标准为：在全美范围内，医院在 16 个专科中的排名直接影响医院的总分，专科排名越高，得分越多。从 2015—2016 年度开始，该报道把一些重要疾病的治疗如心脏搭桥、心力衰竭等 5 个项目也被纳入评分标准；2016—2017 年度还把结肠癌、肺癌和主动脉瓣膜手术等 4 项内容纳入其中。16 个专科排名和 9 项手术得分的总和便是医院总分，前 20 名医院被列入今年的荣誉榜单。梅奥医学中心又称梅奥诊所，虽然被称为诊所，但却是美国规模最大的综合医院。梅奥诊所位于明尼苏达州罗切斯特，是一个全面的医疗保健系统，包括门诊、医院、医学研究及医学教育机构。梅奥诊所在胃肠类疾病治疗、肾病治疗、内分泌疾病治疗方面一直是全美最权威的，同时梅奥在胃癌等胃肠癌症治疗方面也是美国最权威的。百年来梅奥诊所形成了包括 2500 名医生和科学家在内与 42 000 多名医护人员组成的庞大精英团队。

克利夫兰诊所是美国综合性大型医院，创办于 1921 年 2 月 28 日，位于美国俄亥俄州的克利夫兰市。是一所集临床治疗、患者护理、研究和教育为一体的非盈利性多专科学术医疗中心。心脏和血管中心是克利夫兰诊所最负盛名的专科，是美国最大的心血管专科医院，1995 年以来，在《美国新闻和世界报道》的心脏专科排名中，克利夫兰诊所一直位居第一。世界上第一例冠状动脉造影、第一例冠状动脉搭桥手术、第一例成功的咽喉移植手术、第一例近似全脸的移植手术都是由克利夫兰诊所完成的。

哈佛大学医学院附属麻省总医院（MGH）建立于 1811 年，拥有百年历史，是新英格兰地区建立最早、规模最大的医院，也是哈佛医学院建立最早、规模最大的教学医院。麻省总医院在癌症、心血管、神经、脑血管、消化、风湿免疫、血液、内分泌等疾病临床治疗方面世界领先。MGH 是美国最大的研究型医院，具有全球最先应用癌症全基因检测技术，在癌症的基因定位治疗、proton 治疗、放疗手术等方面全球闻名，共产生了

13 位诺贝尔奖获得者。每年投入研究的预算高达 4.63 亿美元。

继美国之后，加拿大等国家都开展了医院评审评价。1980 年后扩展到欧洲、亚洲、澳洲；独立的非营利组织通过与医务人员合作，共同推进服务质量的提高，促使医疗卫生机构向社会提供更优质的服务。医疗机构评审排名的目的是政府希望能有一个针对医疗机构的国家标准，建立医疗服务的质量保证与改进制度，实现资源优化配置；医疗机构则希望通过评审发现自身工作的问题及弱点，借助相关咨询解决存在问题，促进全员参与并加强员工间人际关系的沟通，同时借助评审传递患者有关服务质量的信息，提高患者的满意及信任，以巩固医疗机构在社区中的地位及竞争力；患者希望评审能反映他们对医院服务质量等方面的综合要求，并最终获得适宜服务。20 世纪 80 年代中期日本的医师会和厚生省先后成立了医院质量评审研究会，开始讨论医院质量评审问题，并出台医院自我评审体系。由于社会各界越来越关注医院医疗质量和所提供的医疗服务的适宜程度，依据客观信息对医院运作进行客观评价的管理已经成为时代的要求。1993—1994 年，研究会确定在日本建立作为事业单位的第三方评审组织，采用一套合理的标准对医院进行公正的评审工作，明确了设立财团法人的方向，日本第三方医院质量评审组织由此发展起来。日本进行医院医疗质量评审的主要目的是"对医疗机构的功能进行学术的、中立的评审"。拟根据评审标准，通过全面完整的评审体系，对医院所具有的各方面功能，使用具体数据多角度地进行评审，以了解被评价医院现存的问题，据此提出相应的改进意见或建议。该评审不等同于星级评比或排位次，而是期望通过评审促使被评审对象了解医院客观状况，发现自身存在的问题并及时加以解决，这既是被评审医院所需，也是向居民提供适宜医疗服务所必要的。通过评审，希望达到医疗机构能够客观地把握自己所处的位置，更加具体、现实地了解所需要解决的问题；医疗机构依据自身在发展过程中积累的大量基础数据，接受评审者的意见和建议，能够更加有效地提高医院医疗质量。所有的排名均在评价的基础上进行，没有精准的评价就不会有精准的排名。

国内对医院排名，是复旦大学医院管理研究所从 2010 年开始的。具体有《××年度中国最佳医院综合排行榜》《××年度中国最佳医院专科汇总排行榜》和《××年度中国医院最佳专科声誉排行榜》。具体是通过借鉴美国医院排行榜的评选标准，探索出适合中国的医院排名标准。来自 28 个专业的 1359 名专家，根据专科声誉、科研水平为评估内容，忽视医院规模、设备、专科差异，以学科建设、疑难杂症为主要引导方向。以上工作属于公益性项目，不收取费用。中国医学科学院医学信息研究所 2015 年开始对医院排名，榜单为《中国医院科技影响力排行榜》。2015 年，中国医院科技影响力评价以全国 1324 家三级医院为评价对象，以国家标准《学科分类与代码》为分类依据，学科范围为该标准"临床医学"下的二级类目，以及"内科学"和"外科学"两个二级类目下的三级类目，针对医院的 25 个学科开展科技影响力评价。目的是通过持续跟踪医院重要的科技活动及其进展，深入分析反映医院科技影响力的相关要素，构建合理的评价指标体系，开展系统、客观、综合的医院科技影响力评价研究，从而为医院科技管理工作提供新的手段和工具，并发挥引导和诊断作用，形成激励医学科技创新的正确导向，推动医院学科建设，促进医学科技成果向临床应用转化，为提高医疗质量水平提供更有力的科技支撑。还有香港艾力彼医院管理研究中心于 2010 年开始对县级医院进行排名，逐步发展为"三横两纵"五个榜单："三横"为《×× 中国县级医院·竞争力 500 强》《×× 中国地级城市医院·竞争力 500 强》《×× 中国省会市属医院·竞争力 100 强》，"两纵"为《×× 中国中医医院·竞争力 100 强》和《×× 中国非公立医院·竞争力 100 强》，主要目的是为分级诊疗体系的建立提供一个可分层评价的参照标准，从而能够助力分级诊疗的实施与落地。

国内外都有排名，国际很多国家的排名是建立在以评价为基础的排名，其目的是告诉公众哪家医院某一方面做得更好，以便公众选择；评价的结果也告诉医院的不足，以便促使医院持续改进。

思绪在医院排名的路上跑的越来越远，回放到眼前却逐渐清晰，历历在目。抬头看，窗外的雨还在下，医院排名给人以无限的遐想，只希望我们现在所做的一切，对患者的诊疗质量、安全、服务有所促进及帮助，无论怎样的排名，方向都始终如一。

六、实现梦想

医院管理界的前辈们从 20 世纪 70 年代就朝着开展我国医院定期评审评价的理想飞奔，一代一代，飞奔到 21 世纪。现任的国家卫生计生委领导、医政医管局的领导、综合评价处的领导及医院评审评价项目办公室的专家们，接过接力棒，还在一直追梦。医院管理有标准可依，医院定期以标准评价，持续改进不足，不断迈上新的台阶，使医院管理越来越规范。但是国际成熟的经验在我国实行时，仍然会出现这样那样的问题，为如何解决这些问题思索着、探讨着、改变着，渴望能尽快建立起我国医院的评价体系。

（一）彻底改变评审、评价的目的

新一轮医院评审评价的根本目的是评价医院的安全、质量、服务做得怎样，这一评价需要定期邀请第三方评价，评价与医院规模大小无关，与床位多少无关，与医院性质无关，与医院等级无关，与医院收费也无关。医院评价紧紧围绕安全、质量、服务，这三点是所有医院均具有的共性问题，故可以用同一个标准评价。这也是为什么国际上医院评价标准每个评价组织只有一个，既可评价大医院，也可评价小医院；既可评价综合医院，也可以评价专科医院；既可评价本国的医院，也可评价国外医院的奥秘所在。某年中国反兴奋剂检验实验室被世界反兴奋剂机构宣布暂停工作，令人想问的问题是中国反兴奋剂检验实验室是否进行定期评价？是谁评价的？存在怎样的管理系统问题？魏则西之死引发的思考也是同样的问题，政府要求医院依法执业，但医院是否依法执业？谁来监管呢？

2017 年 2 月 9 日 23:13 中国新闻网报道：青岛一医院透析室违反操作导致 9 人感染乙肝，院长等人被免职。2017 年 2 月 14 日上午 7:20:16 国家卫计委官网发文"国家卫生计生委高度重视浙江省 X 医院医源性艾滋病病毒感染事件"。国家卫生计生委主任李斌等负责同志立即批示。

从医院管理的角度不禁会问这两所医院为什么会发生这样的问题？这两所医院的日常管理出了什么问题？这两所医院有定期评价吗？有谁给这两所医院提出过医院管理中存在的问题？……医院不是什么病都能医好，但安全的底线如同陈冯富珍在 2016 年世界医疗安全大会所讲：请不要伤害。国际成熟的经验告诉我们，要确保医院的安全、质量、服务，最好的方法就是定期评价医院或实验室，及时发现问题，及时改进发现的问题，这样就可以避免类似问题的发生。会使医院管理越来越规范，患者越来越安全，服务越来越周到，医疗护理质量越来越好，政府执政为民的理念就能在医院得以充分体现，一些医院管理中最基础的问题就不会出现，就不会给患者带来本可以避免的伤害。既然医院评审评价可以提升医院规范化管理，最大限度地减少医疗中的差错，那就要坚定不移地开展医院定期评价。这种医院评价不为任何利益，只作为一种国家强制性评价，切断所有与医院评价相关的利益关系，仅收取第三方评价所需的正常费用，只为确保医院的安全、质量及提高服务水平。

（二）多部门助力奔向未来

我国医院评审、评价工作到底应该怎样做？怎样做才能促进医院的规范化管理？怎样做才能将我国医院评审、评价方法固化下来、持续改进、坚持下去并达到与国际接轨？一句话：需要多部门的助力。将来医疗付费绝大部分将由医疗保险支付，无论是社会保险的一部分，还是商业保险，都会对医院的医疗质量及患者诊疗的管理提出要求，都会对医疗成本提出控制的要求。因为医疗质量好，合理诊疗、合理用药、合理收费，医疗成本就低，反之，费用花费就多，成本就高，保险支付的就多。所以将来医院规范化管理需经第三方评价，积极性不在医疗主管部门，更强烈的需求将来自医疗保险部门。形势发展逼迫医疗主管部门与保险部门一起联手要求医院定期评价，经过第三方评价意味着医院管理的规范及持续改进，所以定会受到医疗主管部门及保险机构的共同欢迎。

设想一下将来医保主管部门请求卫生计生委将发出通知，要求医院必须经过定期评价，将评价结果报卫生计生委及医保部门才能允许接受医保患者；医院可以选择医院评价机构评价自己的医院；评价机构是受到卫生计生委及医疗保险部门的联合认可，中国国家认证认可监督管理委员会规范医院申请认可的条件，并将要求医院必须按卫生计生委制定的医院评价标准落实工作；国家认可委有系列的工作程序，包括评价员的认证、标准的认证等。所有可以去检查医院的评审员必须持有国家第三方医疗认证机构颁发的证书。国家认可委还可对医院评价组织进行认可，有这些评价组织帮助政府监管医疗质量，使大量繁杂的医疗质量管理工作有人去做，而且是细致的做，不是粗放式的管；是系统地做，不是想起一点做一点；是由第三方客观的做，不是随意地做；这种评价就有公信力，就有说服力，促进我国医院评审评价工作很快跟上国际的步伐。

（三）评审员队伍走向专业化、国际化

卫生计生委领导曾对我国建立评审员队伍提出要求，希望我国评审员将来朝着专业化、职业化、现代化、国际化的方向迈进。

2004年，医院等级评审恢复"名誉"。如何在新的历史条件下将恢复的医院评审工作做起来？如何将医院评审工作与医院日常管理相结合？如何将医院评审工作作为医院科学管理强有力的抓手？这是一场严峻的考验。随着国际交流的加强，我们学习了许多国际先进的医院评价的方法，也学习了许多医院精细化管理的方法，改变了以往医院评价的理念。医院评审评价的专家们一边研究国际的方法，一边根据我国的实际情况摸

索着适宜自己国家的评价方式，慢慢丰富着我国的医院评审评价的方法。"穿新鞋，走新路"，建立新的医院评价体系，希望得到各级政府的认可，得到行业的认可，得到医院的认可。

起步是艰难的，先要逐步建立专业化的医院评审员队伍。五年前我们还在彷徨，苦苦寻找如何使医院评审、评价工作受到医院的欢迎，追踪方法如何运用到日常的医院评审、评价工作中去，医院评价方法如何与国际接轨。那么今天，通过五年的实践，从不知到知，从不懂到懂，从不会到会，从人数甚少到队伍的建立，从无评审员的教学到目前可以教学及带教，从无评审员的认定标准到已有认定标准，只差国家认证认可机构对评审员的认可，有多艰辛不得而知，多么希望能尽早实现这一关键的一步啊！这一步不那么容易，需要国家认证认可委与国家卫生计生委沟通，这一沟壑的距离渴望不要太遥远。

目前医院评审评价项目办公室培训出的评审员不但可以评审医院，也可以评价医院，还可以做自己医院的内审员，对医院的管理、对医院的评价、对医院以问题为导向的文化氛围的建设都起到了积极的作用。有人说只用数据评价医院不到现场评价医院，经过300多所医院现场评价证明是不可以的，如不走进医院，难以发现数据背后的问题，有很多日常管理中的问题也是难以发现的。软科学的评价需要评审员衡量，所以我们需要同质化的"裁判"，把握评审的方向。欢迎高年资、中青年的医院管理者加入评审员队伍，还可以引入国外、境外评审员，如美国的、德国的、澳大利亚的、台湾和香港地区的，最终的理想是建立国际化独立于政府的第三方评审机构，由政府倡导，具有公信力的机构进行医院的定期评价。

评审员在用自己的实际行动向全国各医院展示新的理念、新的方法，使医院感受着全新的评审、评价。评审员们在经历着不同的培训及实践的历程，虽然很辛苦，大家都说累并快乐着。就是这样一群有理想、有抱负、有追求、不怕苦、不怕累的医院管理者，在学习着、实践着、摸索着，为国家评审员队伍的建立默默地奉献。虽然距离国际化还有一定的距离，但专业化已初露端倪。

（四）评审员智慧的结晶

以前追踪方法对于我国大陆评审员是陌生的，是崭新的课题，评审员从不懂到懂得什么是追踪方法，从不会到会学习并实施追踪方法，从检查不出什么问题到可以看到诸多问题，进步、提高、创新在伴随着评审员们成长，评审员的进步就是国家新一周期医院评审、评价成功的希望。接下来让我们分享评审员们从不同的角度、不同的路径，评价医院现存问题的几个案例。

医疗案例分享一：评审员追踪检查患者住院病历，查找规范和流程缺陷。采样地点：骨科、医务科、财务科。采样内容：一位骨科患者治疗经过。患者陈女士，79 岁，病案号：320002。外伤性 L2 压缩性骨折，入院待手术。入院记录诊断：L2 压缩性骨折，冠心病。入院首程诊断：L2 压缩性骨折，冠心病，左肺癌双肺转移。经麻醉科会诊，建议心内科会诊，给予冠脉造影后，诊断为冠脉狭窄。经术前谈话签字后，局麻下行后椎体成形术，术后情况良好，待出院。评审员根据《三级医院评审标准实施细则 2011 版》作为衡量标准，依据评价标准 4.5.1.1 条款检查发现，该病例未做入院评估；依据标准 4.5.7.3 条款检查发现入院记录和首程诊断不符，住院期间新增诊断（下肢动脉硬化伴钙化）没有修改入院诊断。依据 2.6.2.1、2.6.1.1、4.6.3.1 条款检查，发现术前谈话中手术方式没有替代治疗内容。依据 4.6.2.1 条款检查，发现术前小结未包含病情评估。依据 4.7.4.1 条款检查时发现虽然局麻下完成手术，有生命体征监护（患者收费记录证实已收费），但没有监护记录单。依据标准 4.5.3.2 检查发现，肺部恶性疾病没有请呼吸科会诊，也没有肺功能、血气等相关肺部检查。依据 4.6.7.2 条款检查发现术后没有并发症风险评估。依据 4.6.7.1 条款检查发现术后没有诊疗计划。依据评审标准 4.6.4.1 条款，查到麻醉科认为该手术风险极大，但未经过重大手术审批，询问有关员工，不知晓有重大手术审批要求及培训，由此检查到 4.2.6.1、4.2.4.3、2.6.3.1、4.7.8.2 等条款均未落实，医院未做全员质量与安全教育培训；未做医疗风险评估培训；质量与安全管理培训不到位；知情同意告知做得不到位，归根结底还是培训不到位，监管不到位。以上问题是由于什么造成的呢？再追踪，可以检查到 4.2.2.1、4.2.2.2、4.2.5.2、4.5.7.1、4.6.8.1 等条款的质量安全管理制度、执行医疗质量管理制度未全覆盖；科室质量安全小组工作未落实，很多科室不知如何运用 PDCA 管理医疗质量。再继续追踪管理系统中的问题，依据 4.1.1.1、4.1.2.1、4.1.2.2、4.1.1.2 等条款，可以看到医院顶层管理、医院质量与安全管理委员会在医疗质量管理方面并没有发挥应有的作用。职能科室管理职责、制度、流程中存在的问题，医院有关医疗质量管理不规范。

医疗案例分享二：从医疗纠纷小结中查找流程与规范缺陷。采样地点：医务科。采样内容：一个已经处理的医疗纠纷事件。患者，男性，65 岁，糖尿病 20 余年，右足感染，门诊换药后未见好转收治入本院内分泌科病房。患者既往因糖尿病行左下肢截肢。入院后，经常规检查后，请外科会诊，同意择期清创术，患者不转科，由会诊医师手术。数日后经管医生与患者本人及儿子谈话并签署手术同意单，在手术同意签字单上，手术方式为"清创术"，麻醉方式填写为腰麻，但麻醉医师在麻醉知情告知签字单上的麻醉选择在"其他"一栏打钩，但未注明具体何种麻醉。次日手术，由麻醉师监护，麻醉记录单上的麻醉方式是局麻强化，实际完成的手术为右足拇趾清创＋坏死趾骨截除术。手术记录上为硬膜外，内部证实，该记录为经管医生书写，手术医师签字认可。术后当日出现心力衰竭，病危通知其儿子，签字认可，抢救后好转，一周后再次出现气急胸闷等状态，积极抢救无效死亡。家属提出异议，与医院发生医疗纠纷，医院经与家属沟通后，给予补偿后调解。按照医院评审标准评价，入院后没有行入院评估，不符合标准4.5.1.1条款；手术前知情告知签字由经管医生（内分泌科医生）谈话，没有由手术医生（主刀或一助）完成手术前知情告知，没有术者的签字，未提供替代治疗方式，未做到标准2.6.2.1、2.6.1.1、4.5.7.3、4.6.3.1条款的要求；手术知情告知签字单上有麻醉方式的选择填空应该由麻醉医师决定，否则容易造成手术医师和麻醉医生的意见不一致，给患者带来信息混乱，这条未达到标准4.7.2.2条款的要求。没有单独的授权委托单，仅仅在手术知情告知签字单上有儿子签名，只注明与患者的关系，但没有注明是否委托，不符合标准2.6.2.1、2.6.1.1的要求。该病例麻醉知情告知签字单上"其他"麻醉，应注明是何种麻醉，而不能单单在"其他"栏上打钩，否则无法落实标准4.5.7.3、2.6.2.1、2.6.1.1条款的要求。该患者根据病情、术前会诊意见，该手术可能要截趾，根据医院规定，截趾手术属于致残手术，必须要报重大手术审批，但未报，未做到标准4.6.4.1条款要求。手术通知单和与家属沟通都写明清创术，但术中手术改为清创＋截趾术，涉及手术方式更改，未做术中谈话；术中麻醉方式更改，未获得家属签字认可，事实上，由于没有委托流程，获得的家属签字也不被认可，这些不足都不符合标准2.6.1.1、2.6.2.1条款的要求。继续检查发现，手术记录非手术医师书写，其对手术经过不熟，导致麻醉方式写错，手术医师签字时没有校对；截趾的标本没有送检，手术后并发症的风险评估未做，手术后医疗计划未做，手术后发生心力衰竭，病危通知由儿子签字，但没有授权委托书等问题——一对应，查看标准4.5.7.3、4.6.6.1、4.6.6.2、4.6.7.2、4.6.7.1、2.6.1.1、2.6.2.1等条款都没有落到实处，存在着安全、质量隐患。依据标准4.6.4.1、4.2.6.1、4.2.4.3、2.6.3.1、4.7.8.1、4.7.8.2、4.2.2.1、4.2.2.2、4.2.5.2、4.6.8.1、4.5.7.1、4.1.1.1、4.1.2.1、4.1.2.2、4.1.1.2条款，继续追踪，仍可追踪到重大手术审批、医疗风险制度的建立及完善问题；

手术记录非主刀医师撰写，无人监管问题；全员质量与安全教育培训问题；知情同意落实监管问题，需要医院顶层设计，统一规范化管理。

医疗案例分享三：从一个微创治疗追踪医院诊疗管理流程。采样地点：疼痛科、住院药房、病案科、放射科、医务科。采样内容：椎间盘突出症臭氧消融术的实施。评审员查看疼痛科病房，发现治疗室有氧气瓶，上面挂臭氧标识牌和蓝色"正常运行"标识牌，询问陪同人员，被告之这是臭氧瓶，评审员请院方再确认，找来科主任回答是氧气瓶，该标识是旁边的臭氧发生器的标识。询问科主任，"正常运行"牌子意义，科主任回答：说明臭氧发生器（德国进口，2006 年）能够正常运行。询问何人来挂，谁来检测这个机器运行正常？设备科是否派人定期检测？无人回答。实际是没有年检标识，没有设备编号，没有操作流程牌，只有科室财产登记标识。追踪到设备科，未找到该设备的登记档案。询问该设备可以进行何种治疗。回答可以进行椎间盘突出症臭氧消融治疗。请提供最近一份接受过该项治疗患者的病历，科主任从病案室调取一份进行了椎间盘突出症臭氧消融治疗的病历，发现病程记录中，有副主任医师查房同意进行椎间盘突出症臭氧消融术的治疗记录，但实际操作的病程记录是椎间盘臭氧消融术＋胶原酶注射术，与术前确定的方式不一致；与医院规定中要求的实施椎间盘臭氧消融需科主任同意不一致。查看病历中知情告知情况，发现与患者沟通的知情告知仅限于讲述椎间盘突出症将进行臭氧消融治疗，未涉及胶原酶注射治疗情况。查看临时医嘱，发现该项治疗没有体现，也没有开具胶原酶药品的医嘱；查看病程记录，发现该项治疗在放射科做，但操作记录中没有放射定位的记录；没有患者评估记录；没有治疗后并发症预防措施记录。评审员接着就没有开具胶原酶药品的医嘱问题进行追踪，到住院药房，询问胶原酶采购情况，药学部否认本院采购该药，再询问该院三产药店，否认该药从药店购买，最后，医生证实该药是外购，是由患者自行到医生指定的药店采购，这个流程存在医疗风险；追踪到医疗处如何监管此项技术，无任何有关规定，院方表示患者外购药到医院用的事情不知情；到病案室调取该治疗的患者病历，发现所有的臭氧消融治疗均未在临时医嘱中开具；查到该项治疗已在医院备案，医院技术分级目录有该项技术，但注名为"椎间盘臭氧注射术"，没有"椎间盘胶原酶注射术"；查看疼痛科诊疗规范，发现该科诊疗规范中含有"椎间盘臭氧注射术"的操作常规，并注明需放射科直视下定位，没有胶原酶注射的操作程序；医生护士未做入院病情评估、没做系统的疼痛评估，也没做术后并发症风险评估。这些都说明医院职能部门及科室日常管理不规范，监管不到位。根据三级综合医院评审标准实施细则（2011版）条款核查，以上问题均不符合6.8.2.1、6.9.6.1、6.9.5.1、4.5.3.2、2.6.1.1、2.6.2.1、4.13.3.1、3.2.1.1、4.2.2.3、4.2.2.3、4.3.2.1、4.5.1.1、4.6.2.1、4.13.2.1、4.6.7.2等条款要求。医生确认该药是到医生指定的药店采购，违反医院关于自购药品需通过审批的管理制度，同时涉及6.7.3.1条款医德医风监管问题。继续追踪，依据6.9.4.1、6.9.2.2、6.9.6.1、2.6.3.1、4.2.6.1、6.9.1.1、6.9.2.1、6.7.2.1、4.2.2.1、4.2.2.2、4.2.2.3、4.13.5.1、4.1.2.1、4.1.2.2、4.1.1.2、6.7.1.1等条款寻找医院管理系统中存在的问题，如设备安全控制和风险管理中的问题，医学装备保养管理问题，医学装备管理人员配置问题，医学装备委员会工作制度知情同意告知培训的问题，全员质量与安全教育培训问题，医德医风规章制度建设问题，这些问题都需要规范及监管。继续追踪及分析，归根结底是医疗质量管理制度、科室质量安全小组工作等有关制度不健全，有关部门对临床技术操作规范和临床诊疗指南未组织学习、培训，特别是无监管，致使医院在开展椎间盘臭氧注射术时存在诸多违反规定的问题。医院需加强质量与安全管理委员会体系建设，落实其工作职责；职能科室管理及监管职责、制度、流程要清晰；医德医风组织体系建设及监督有漏洞，需加以改进。

医疗案例分享四：高风险技术操作授权制度管理追踪。采样地点：急诊室、内科病区、外科病区、手术室等临床科室和医务科。采样内容：检查医院高风险技术操作授权制度的制定、实施和监管，依据三级医院评审标准（4.3.2.1、4.3.5.1★、4.3.5.2★，急诊科建设4.8.1.1，急诊医师能力4.8.1.3、4.8.5.2）的条款检查急诊科，急诊科医生不会做气管插管，要请麻醉科医生插管，不符合《急诊科建设与管理指南》（试行）要求，《急诊科建设与管理指南》要求急诊科医生必须具备气管插管能力。在医院医务科查阅医院《高风险技术操作授权制度》发现，该院在制定与实施过程欠规范，不符合标准中高风险授权4.3.5.1条款及授权管理4.3.5.2条款；高风险技术操作授权制度的内容无制定流程及监管内容。继续依据4.2.3.1、4.2.6.1、4.7.8.2、4.2.1.2、4.2.2.1、4.2.2.2、4.2.2.3、4.2.4.3、4.2.5.2、4.5.7.1、4.6.8.1、4.7.8.1、4.8.6.1等标准进行追踪，发现"三基"培训、全员质量与安全教育培训及医疗风险培训均不到位，有的甚至无培训；临床技术操作规范和临床诊疗指南及医疗质量管理制度落实不好，科室质量安全小组未开展工作。涉及医院顶层管理的4.1.1.1、4.1.2.1、4.1.2.2、4.1.1.2条款，都需要医院加以重视，持续改进，只有从顶层设计开始规范管理，才能系统解决高风险技术操作授权制度管理工作，才能打牢医疗质量的基础，使医院质量与安全得到很好的保障。

评审员们的"慧眼"不但能发现医院医疗管理中的问题，而且还能发现护理、药事、院感、后勤管理中的问题，评审员运用人、机、料、法、环、测检查标准的落实情况，目的是便于记忆，不会落下要评价的方方面面。这里的人、机、料、法、环、测分别有所指，人是指追踪过程中涉及的各类人员。机是指仪器、设备，评审员要查看仪器设备的使用、保养、维护、报警值设置、异常情况处理等。料是指物品、药品和血液等，评审员要检查物品、药品和血液的保存、使用与管理等。法是指常规、制度、规范、流程、预案。评审员通过访谈或现场查看，若发现问题，则追踪有无相应的规范、流程，若已有规范、流程，则评估是否具体、量化、操作可行，是否及时修订、有无修订痕迹等；亦可通过查看常规、制度、规范、流程、预案等，再去现场验证常规、制度、规范、预案等是否落实到位。环是指环境与环节，环境包括医院的各个诊室、病房及不同的用房（含后勤用房）的管理，评审员要检查环境是否安全、安静、整洁，隐私保护措施是否落实等。测是指质量控制、培训与考核等情况。

护理案例分享一：患者×××，女，88岁，因"反复胸闷十余年，加重二周"收入院。门诊诊断"1.冠心病心绞痛；2.扩张型心肌病。"围绕这一患者，评审员开始检查。

检查内容之一：一是评价人——患者。患者是个案追踪过程中首要关注的对象。评审员通过常规访谈患者接受服务的感受，关注患者的护理措施落实情况，如体位、吸氧、管道护理、健康教育等。本案例中评审员访谈了患者对护理服务的满意程度，护士给予的入院介绍内容、当日的饮食原则、具体可以食用的食物品种、当日用药的作用。现场查看了基础护理、体位、管道等情况，从而验证各项护理措施是否落实到位。二是评价的人——护士。评审员访谈责任护士的资质、对病情了解的程度，查看护士的操作技能，对相关护理常规、制度、规范、流程、预案的落实情况。本案例中，评审员访谈了责任护士的能级，发现责任护士为N1级护士，随后追踪了科室能级管理规定；询问了责任护士如何评估该患者，尤其是如何进行Braden评分、防跌倒评分和疼痛评分，患者现存的护理问题、针对护理问题提出的护理措施，现场查看了各项评分、护理问题掌握的是否准确，采取的措施是否有效；该患者有便血，评审员访谈了护士对患者的出血量评估的方法，发现护士对出血的评估未能完全掌握，则追踪了有无出血评估相关的规范、有无相关培训及考核；该患者皮下注射依诺肝素钠注射液，评审员访谈了护士注射依诺肝素钠注射液注意事项、向患者及家属交代的用药后注意事项有哪些；评审员发现患者出现了危急值，访谈了护士危急值报告流程。三是评价人——护士长。评审员会关注护士长的人力资源管理、弹性排班、质量控制、培训等情况。本案例中评审员访谈了护士长排班原则以及护士的分级培训、人力资源应急管理情况，并追踪了该科室的人力资源调配记录。

检查内容之二：评价——机。本案例中，患者有心电监护和微量泵，评审员访谈了护士心电监护黑屏的应急预案、心电监护报警值设置范围，并请护士现场调节心电监护报警值，发现护士不会调节报警值，追踪了心电监护仪使用的培训与考核记录；访谈了心电监护仪和微量泵维护方法、停电应急预案等。

检查内容之三：评价——料。本案例中患者鼻导管吸氧，评审员访谈了护士，询问了患者的鼻导管更换时间，并查看了有无标识；访谈了护士输血流程、输血反应处理流程，追踪查看输血过程记录和输血质控管理。此外，还访谈了护士高危药品管理规定，现场追踪了高危药实际管理情况。

检查内容之四：评价——法。本案例中，患者入住心血管内科，检查者追踪了有无消化道出血护理常规，查看了心电监护报警值设置规范、停电等故障应急预案及有关输血的规章制度等资料。

检查内容之五：评价——环。本案例中，现场查看了病室是否整洁、安静；关注了护士是否注意保护患者的隐私。在这个内容中还包括患者转科、患者手术交接、交接班环节等。本案例中因患者直接从门诊入院，没有涉及的环节未追踪。

检查内容之六：评价——测。本案例中，访谈了护士长如何开展质量改进活动，查看了质量控制改进记录（了解质量改进项目、方法、数据收集、分析及改进效果）；专科相关培训与考核内容；护士分级培训内容与记录；疑难病例讨论、护理查房、护理会诊记录等。

以上检查涉及条款如下：

1.4.4.2、2.4.1.1、2.6.5.1、2.8.3.1、2.8.4.1、3.1.3.1、3.2.3.1、3.5.1、3.6.1、3.7.1、3.8.1、3.8.2、4.16.1.2、4.19.3、4.19.4、5.1.4.2、5.1.4.3、5.2.2、5.2.3、5.2.5、5.3.3.1、5.3.7、5.3.8、5.3.12、5.4.1、5.4.6。

护理案例分享二：患者×××，男，57岁，车祸后由120急救人员送至急诊，护士与120急救人员迅速将患者推送至抢救室，120急救人员向急诊医生护士介绍了现场及转运途中情况，一名护士立即为患者开放静脉通路，另一名护士评估患者。患者意识不清，右侧耳朵流出血液，右侧头顶部约3cm×5cm大小的皮肤破裂出血，无菌纱布覆盖头皮破损处。医生详细体格检查后开具医嘱：吸氧，心电监护，甘露醇250ml快速静滴，血常规、生化全套等检查，头颅及胸腹部CT检查，护士遵医嘱执行。10分钟后头颅CT报告"蛛网膜下腔出血，右侧颞骨岩部骨折，脑挫裂伤，颅底骨折"。工作人员立即为其办理住院手续，转入神经外科继续治疗。急诊检查过程如下。

检查的内容之一：一是评价人——患者。患者是个案追踪过程中首要关注的对象。评审员通常会访谈患者接受服务的感受，关注患者的护理措施落实情况，如体位、吸氧、管道护理、健康教育等。本案例中患者为急诊入院，意识不清，家属暂未到达，检查者重点是现场查看急救措施落实情况，病情观察、基础护理、体位、输液管道、伤口护理等情况，该患者静脉输注甘露醇，现场查看输注速度，从而验证各项护理措施是否及时、准确落实到位。二是评价人——护士，检查者访谈责任护士的资质、对病情的了解，查看护士的急救操作技能，查看相关护理常规、制度、规范、流程、预案的落实情况。本案例中，检查者现场查看了急诊护士对患者的病情评估内容，医护密切合作的状态，对患者实施抢救措施，如吸氧、监护、用药等是否及时准确、规范，患者身份识别如何落实，腕带使用情况，氧气、监护仪的正确使用情况，急诊护士如何协助该患者完成CT等检查，何时通知神经外科医生会诊，如何执行医嘱。追踪访谈了护士对患者病情观察重点内容。现场查看急诊医护人员在患者转运前对病情的评估，怎样完成患者转运。追踪至神经外科查看转运交接过程。三是评价人——护士长，检查者会关注护士长的人力资源管理、弹性排班、质量控制、培训等情况。本案例中检查者访谈了护士长急诊护士的人力资源配置情况，配备的急诊护士是否经过专业培训，是否具备资质，根据情况追踪急诊医生护士准入制度及落实情况。急诊排班原则以及护士的分级培训、人力资源应急管理情况，并追踪了急诊的人力资源调配记录。

检查的内容之二：评价——机。本案例中，评审员现场查看了抢救车管理，每一层的摆放，药物的种类，抢救车是开放还是封闭管理，如是封闭管理如何迅速打开；急救仪器设备，如除颤仪、吸氧、吸引装置、泵等的管理情况，配置标准化，设备摆放是否满足急救需要，急救仪器的维护及使用记录，查看该患者使用中的监护仪报警值设置，若设置不符合要求则继续追踪报警规范要求。访谈急诊护士除颤仪维护保养方法，查看维护保养记录，发现护士未能做每日放电检查、未见维护保养记录，则追踪维护保养规定。访谈急诊护士仪器故障应急预案，评审员记录下该设备型号，追踪至医学工程部或设备科。

检查内容之三：评价——料。本案例中检查者查看了急诊急救物品配置及管理，无菌物品储存与管理，特殊管理药品（麻、精、放）的管理。

检查内容之四：评价——法。本案例中，评审员重点检查患者急诊入住急诊抢救室有关制度，危重患者管理制度、追踪急诊护士准入制度、查对制度、交接制度；药品管理，特别是抢救药品管理制度；仪器保养、维护及使用制度、操作流程等。

检查内容之五：评价——环。本案例中现场查看急救物品摆放布局是否合理，位置是否固定、可取，以防忙中出错；环境是否安静、整洁，特别是急诊卫生间情况，是否有风险防范措施，如护栏及扶手是否齐全，地面有无积水等；门、隔帘、窗帘合理使用等隐私保护措施落实情况。还包括患者转科交接环节等。本案例中，评审员现场查看了急诊患者诊治流程是否顺畅，实施急诊分区救治情况，有无建立住院和手术患者的"绿色通道"，交接班环节，与 120 工作人员交接内容，与神经外科交接情况。

检查内容之六：评价——测。本案例中，访谈了护士长如何开展专科急救技能培训及考核，有无根据考核结果持续改进培训效果。急诊质量改进活动如何开展，查看了急诊护理质量控制改进记录。

追踪神经外科的检查过程，仍然按照人、机、料、法、环、测检查。如追踪一患者，从急诊入神经外科病房，10分钟后意识恢复，烦躁不安，呕吐两次，均为宿食，头部胀痛。护士测量体温、脉搏、呼吸、血压均在正常范围内，双侧瞳孔等大等圆，直径约 3.0mm，对光反应灵敏，右侧耳朵见血液流出，右侧头顶部有一个 3cm×5cm 大小裂伤。观察心电监护、氧气吸入，将病床头抬高 30°，头偏向右侧。医生开具了以下医嘱：神经外科护理常规；禁食；一级护理；甘露醇 250ml 静脉点滴 q8h；巴曲酶（立止血）1 单位静脉推 q12h，0.9%NS 500ml+KCl 10ml+ 维生素 $B_6$0.1g 静脉点滴，护士遵医嘱执行等。就以上问题与病房护士、急诊护士进行交接；评审员同时从上向下，从外向内，从身体到心理，从整体到局部查看护理措施是否全面准确落实到位，基础护理落实是否到位，体位与病情是否相符，吸氧管道、静脉输液管是否通畅，翻身前后检查导管是否牵拉或受压，腕带规范使用情况。接着查看护士核心制度如分级护理制度、查对制度、交接班制度等的落实情况；护士根据患者的护理级别和医生的诊疗计划开展护理工作，实施责任制整体护理，有专科特色的分级护理内容，能落实到位，护士的能力与患者病情相符。访谈护士病情知晓该患者的 BI 指数、Braden 评分、防坠床评分、疼痛评分及预防措施的落实情况；检查该患者的责任护士对岗位职责、绩效考核及护理不良事件的知晓情况；

接受"三基三严"培训及考核、继续教育、神经外科优质护理服务开展情况;同工同酬、五险一金、福利待遇等情况。若查看患者过程中发现护理措施与常规、规范、流程不符,则追踪访谈护士对常规、规定、流程的知晓情况。任何护理操作体现遵医嘱,规范执行操作流程,知晓操作常见并发症的预防和处理措施。评审员还访谈护士长,关于护士专业技术档案、绩效考核制度的落实情况。查看排班表,是否可以应急调配护士。护理不良事件和缺陷管理,落实绩效考核制度情况,追踪是否实行按岗位、工作量、服务质量和工作绩效取酬的分配机制。访谈护士长医院护理管理体系,以及自己在该体系中所处的位置。

评审员在追踪的过程中,查看监护仪、抢救车管理情况,床旁护理车内物品是否归类放置,查看清洁、污染区域,查看冰箱管理是否遵循冰箱管理制度进行管理。在患者床旁查看患者吸氧、吸引装置情况。查看病区无菌物品归类保存是否有效期,是否按效期顺序放置,是否正确合理使用;检查药品分类放置,醒目标识,特殊管理药品(毒、麻、精、放)保管及药品基数保管情况等。

在追踪的过程中还根据患者情况追踪危急值管理制度等颅脑损伤患者的护理常规。查看病区布局合理、整洁、安静,各类标识规范。检查转科交接、出入院流程的落实,医疗废物处理情况,还关注风险防范措施、隐私保护措施等。

评审员还查看了神经外科护理质量管理资料,访谈护士长病区护理质量管理思路,护理质量管理与控制体系的架构、小组成员职责,了解是否运用科学的管理工具持续改进。总之,评审员跟踪一个患者,紧紧围绕标准,关注所有与患者安全、质量、服务有关的问题。

以上检查涉及条款如下:

2.3.1.1、2.3.1.2、2.3.2.1、2.3.2.2、2.4.1.1、2.4.2.1、2.4.3.1、2.6.5.1、2.8.3.1、2.8.4.1、3.1.1.1、3.1.2.1、3.1.3.1、3.1.4.1、3.1.3.1、3.2.3.1、3.4.1、3.5.1、3.6.1、3.7.1、3.7.2、3.8.1、3.8.2、3.9.1、3.9.2、3.9.3、4.8.1.1、4.8.1.3、4.15.3.3、4.16.1.2、5.1.2.1、5.1.3、5.1.4.1、5.1.4.2、5.1.4.3、5.1.4.4、5.1.4.5、5.2.1、5.2.2、5.2.4、5.3.1.1、5.3.2.1、5.3.3、5.3.8、5.4.1、5.4.2、5.4.3、5.4.5、5.4.6。

护理案例分享三。患者,×××,女性,45岁,因"进油腻食物后右上腹突发剧烈绞痛,伴恶心、呕吐和发热"来医院门诊,查体示:右上腹部有压痛和肌紧张,T 38.6℃,P 90次/分,R 20次/分,P130/75mmHg。B超检查示:胆囊增大,囊壁增厚,可见结石影像，以"胆石症"收住病房。入院第 3 天，9：00 在全身麻醉下进行了"腹腔镜下胆囊切除术"，10：00 回到病房，氧气吸入，心电监护，静脉输液，主诉伤口轻微疼痛。

检查过程：一是检查人——患者，患者是个案追踪过程中首要关注的对象。评审员通常会访谈患者接受服务的感受，关注患者的护理措施落实情况，如体位、吸氧、管道护理、健康教育等。本案例中评审员访谈了患者对护理服务的感受，是否知晓责任护士，护士给予的饮食或活动注意事项指导内容，静脉输注药物名称、作用（2.4.1.1），有无不适，是否及时解决。现场查看了三短六洁，病员服，体位，看腕带上血型标识、字迹、信息准确、腕带松紧度，看药物输注途经选择、工具选择是否合适，留置针留置时间、贴膜更换情况，看输液滴数是否与病情相符，巡回卡记录是否及时、清晰，从而验证各项护理措施是否落实到位（5.3.3.1）。评审员还会访谈责任护士的资质、对病情的了解，查看护士的操作技能，对相关护理常规、制度、规范、流程、预案的落实情况（5.1.4.2、5.1.4.3）。本案例中，评审员访谈了责任护士的能级，发现责任护士为 N1 级护士，随后追踪了科室能级管理规定；询问了责任护士如何评估该患者，尤其是如何进行 Braden 评分（3.8.1）、防跌倒评分（3.7.1）和疼痛评分，患者现存的护理问题、针对护理问题提出的护理措施，现场查看了各项评分、护理问题是否找得准确，采取的措施是否有效（3.8.2）；该患者主诉疼痛，评审员现场查看了护士对患者的疼痛评估方法，发现护士对疼痛的评估不全面，则追踪了有无疼痛评估相关的规范，科室有无相关培训及考核（5.2.5）；访谈责任护士，询问该患者是否有危急值以及危急值报告流程（3.2.3.1、3.6.1、4.16.1.2）；层级高的护士在该患者护理上的指导内容；护士是否属于规培期，有无带教计划。会关注护士长的人力资源管理（5.2.2）、弹性排班（5.2.3）、质量控制、培训（5.2.5）等情况。本案例中评价员还访谈了护士长排班原则以及护士的分层级培训（5.2.5）、人力资源应急管理情况，并追踪了该科室的人力资源调配记录（5.2.2）。要求护士长提供疼痛评估规范，检查该责任护士接受相关内容的培训及考核情况，该护士规范化培训的计划。二是查机。机包括仪器的使用、保养、维护、报警值设置、异常情况处理等。本案例中，患者有心电监护和微量泵，检查者现场查看了患者使用中的吸氧装置完好性、湿化瓶有效期、液体多少、流量大小；访谈了护士，询问医院的停电事件应急对策（1.4.4.2）、心电监护黑屏的应急预案（5.4.6）、心电监护仪维护方法（5.3.8），心电监护报警值设置范围，并请护士现场调节心电监护报警值，发现护士不会调节报警值，继续追踪了心电监护仪使用的培训与考核记录（5.2.5）。三是查料。料是指物品、药品和血液的保存、使用与管理等。本案例中患者鼻导管吸氧，评审员访谈了护士患者的鼻导管更换时间，并查看了有无标识；访谈了护士高危药品管理规定，现场追踪了高危药实际管理情况（3.5.1）。四是查法。通过访谈或现场查看，若发现问题，则追踪有无相应的规范、流程，若已有规范、流程，则评估是否具体、量化、操作可行，是否及时修订、有无修订痕迹等；亦可通过查看常规、制度、规范、流程、预案等，再去现场验证常规、制度、规范、预案等是否落实到位。本案例中，患者入住肝胆外科，评审员追踪了有无腹腔镜下胆囊切除术患者围手术期护理常规（5.1.4.2、5.1.4.3），查看了心电监护报警值设置规范、停电等故障应急预案（5.4.6）等资料。五是查环。环是指环境与环节。环境包括治疗室、诊查室等病区各室的管理，环境是否安全、安静、整洁，隐私保护措施是否落实。本案例中，现场查看了病室是否整洁、安静（2.8.3.1）；关注了护士是否注意保护患者的隐私（2.6.5.1、2.8.4.1）。环节包括患者手术交接、交接班环节等（3.1.3.1）。本案例中追踪了患者手术交接环节。六是查测。测是指质量控制、培训与考核等情况。本案例中，访谈了护士长如何开展质量改进活动、查看了质量控制改进记录（了解质量改进项目、方法、数据收集、分析及改进效果）（5.4.1）；专科相关培训与考核内容；分层次培训内容与记录（5.2.5）；疑难病例讨论、护理查房、护理会诊记录等（5.3.12）。

以上是与大家分享的护理检查的案例，下面是药事检查的案例，与大家分享。

药事管理案例一：管理要求药品是预防、治疗、诊断疾病的特殊商品，保障用药安全，是医院药品管理面临的严峻挑战，尤其应关注药学部门之外的药品，在医院药品流通的全过程中，进行规范的过程管理。评审员在一所医院进行检查时发现，医院影像科CT室、磁共振室有4种不同规格造影剂数十箱，各有数百瓶堆积在库房，未规范放置，亦无登记；另外有美托洛尔（倍他乐克）片25mg十余盒，1000多支地塞米松注射剂堆放在橱子里，250ml的生理盐水200多瓶放置在地上，管理人员不能准确说明所有药品的品种、数量，不能提供领用与消耗记录，医院对影像科药品无基数管理的要求。评审员追踪到临床科，发现病区对备用药也未实施基数管理，为确保质量与安全，医院应对存放在临床科室的药品、备用药品进行基数管理，建立使用、领用、补充管理制度，科室有备用药品目录及数量清单，有专人负责管理，保证药品效期安全；药学部对备用药品管理情况定期检查，对存在问题及时整改。追踪路径：评审员运用追踪法，需了解、验证CT室、磁共振室所有药品的领用、使用等环节是否规范，是否符合国家相关法律法规的管理要求。通过个案追踪发现，CT室、磁共振室的造影剂和其他药品直接从药库领取，放置在科室小仓库备用；管理人员未经过相关培训，药品领用计划与药品消耗无对应关系，未建立每月药品领用、消耗盘点制度，不知晓盈亏情况，随意领用，管理缺失；医院相关部门对CT室、磁共振室药品使用情况无监管。

该案例揭示医院管理工作中存在的问题：

（1）医院药事管理与药物治疗学委员会未规范履职，未真正做到对临床用药全过程进行有效的组织实施与管理，未有效行使监管职能，未明确责任主体，存在监管盲点，不符合标准4.15.1.2[C]1.2条款要求。

（2）药学部门对医院临床科室备用药品数量、品种不了解、不掌握，存在用药安全隐患，职能部门监管不到位，未对存在的问题进行督导整改，不符合标准4.15.2.5[C]2、[B]条款要求。

（3）药品使用科室未对药品建立基数管理，账物不符，存在隐患。药品储存不符合规定，堆放在地上，不符合标准4.15.2.5[C]1、4.15.2.3[C]8、9条款要求。

（4）备用药品未进行基数整理，目录未经医院相关药事管理和药物治疗学委员会规范审核批准，备用品种、数量未在医院药学部门备案，没有进行有效监管，不符合标准4.15.2.5[C]2条款要求。

药事管理案例二：特殊管理药品的管理情况。药事管理要求按《药品管理法》第三十五条规定：国家对麻醉药品、精神药品、医疗用毒性药品、放射性药品实行特殊管理。医疗机构使用的麻醉药品及精神药品具有重要的医疗价值，被广泛应用于临床，但药物本身存在一些特殊毒性，即药物依赖性。麻醉药品、精神药品具有双重特性，使用得当为药品，使用不当为毒品。麻醉、精神药品是医疗实践中不可缺少的一类重要药品，对于特殊管理药品的管理，不断有国家新的管理法规、条例出台，医务人员需要认真学习、掌握麻醉药品和精神药品有关管理规定，正确合理使用麻醉、精神药品，保证麻醉药品和精神药品的合法、安全、合理使用。评审员追踪检查，发现医院麻醉药品管理存在的系统缺陷。评审员在一所医院门诊药房抽查麻醉药品处方时发现，医师开具的吗啡控缓释口服制剂处方，多为30mg bid、30mg qd等不规范用法；在病房药房抽查麻醉处方时发现，住院患者麻醉药品未逐日开具；在肿瘤科住院患者床边小橱中发现数盒吗啡控缓释片；抽查肿瘤科住院患者病历，未见病程记录中有按照诊疗规范做剂量滴定后确定用药剂量的相关记录。评审员在检查中访谈医师，发现有麻醉处方权的医师未接受过规范培训，不熟悉相关的法律、法规、部门规章，未按《处方管理办法》规范开具处方；访谈门诊药房、病房药房的药师，发现药师未规范履行审方职责。访谈肿瘤科护理人员，发现护士未对患者的麻醉药品规范管理，麻醉药品发给患者自行服用，未逐日、逐顿发患者使用。以上发现的问题都存在安全隐患，应加以改进。

该案例揭示医院存在的问题有以下几项：

（1）医院药事管理与药物治疗学委员会未对全院医务人员进行规范培训，医师、药师、护士等相关管理环节人员未规范履职，未真正做到对临床用药全过程进行有效的组织实施与管理，未有效行使监管职能，存在监管盲区，不符合标准 4.15.1.2【B】1、2 条款要求。

（2）医师未按照《处方管理办法》逐日开具麻醉药品，未严格按照诊疗规范做剂量滴定后调整用药剂量；不符合标准 4.15.2.6【C】1 条款中《处方管理办法》第二十五条规定：为住院患者开具的麻醉药品和第一类精神药品处方应当逐日开具，每张处方为 1 日常用量的要求。

（3）药学部门未对处方进行规范审核，对错误处方进行干预，同时反映出药事管理与药物治疗学委员会及药剂科对此项工作监管不到位。

护理人员未经过特殊管理药品的规范培训，不知晓相关管理要求，未做到标准 4.15.1.2【B】2 条款的要求。

药事管理案例三：评审员在检查中发现，医院病区医用冰箱内发现数包盛有白色粉末的塑料袋，无标签、无标识，病房护士长介绍说是葡萄糖无水粉，患者做糖耐量试验用的。糖耐量试验所需无水葡萄糖，应作为药品进行规范管理。因目前市场上难于购买到 75g 小包装的药用无水葡萄糖。故许多医疗机构都是购买大包装（500g、1000g）合格药用无水葡萄糖，应由有资质的药学专业技术人员，按照医院相关药品分装制度，自行分装，满足临床用药需求，保证用药安全。评审员运用追踪方法，了解、验证该葡萄糖粉的使用、发放、分装、购买等环节是否规范，是否符合国家相关法律法规的管理要求。

评审员首先看药品来源，通过个案追踪发现，医院糖耐量试验所需无水葡萄糖，从采购、分装至使用等环节均存在严重问题。该医院由后勤部门购买一大袋（25kg）食用葡萄糖（一水葡萄糖），由临床检验科负责分装，分装人员无资质，使用的天平未经校验，未将无水葡萄糖 75g 换算为一水葡萄糖 82.5g，存在称量错误；分装药品袋上无标准药品标识（如药品名称、规格、分装日期、有效期、储存条件等），无规范分装记录；

药品外包装上无任何标识。

该案例揭示医院存在以下几项问题。

（1）医院药事管理与药物治疗学委员会未规范履职，未真正做到对临床用药全过程进行有效的组织实施与管理，未有效行使监管职能，未明确责任主体，存在监管盲点。未做到标准4.15.1.1【C】1、4.15.1.2【C】1、2条款的要求。

（2）患者用药知情权未得到有效保护。做糖耐量试验患者所服用葡萄糖外包装袋上无药品名称、规格、分装日期、有效期、储存条件等有效信息，存在用药安全隐患。没有做到评审标准3.10.2.1【C】1、3.10.1.1【C】3及4.15.2.6【B】1条款的要求。

（3）药学部门未对临床用药进行有效技术监管。患者用一水葡萄糖75g做糖耐量试验，影响试验结果准确性。应给予换算。根据4.15.2.2【C】3条款要求药学部门应保证每个环节的药品质量，医院没有做到。没有将糖耐量试验中所用的葡萄糖按药品管理，给患者服用的葡萄糖与做糖耐量所需的葡萄糖不一致，不但存在检验结果不准确的问题，同时还存在安全隐患。

（4）医院计量部门未对天平等进行定期校验，不符合标准6.9.4.4【C】1、2、3的要求，管理不规范，需加以改进。

院内感染管理案例：评审员依据标准追踪检查医院的血液透析工作，评审员到血液透析室，依据人、机、料、法、环、测的思路进行检查。检查——人。评审员访谈医生、护士、保洁人员。询问：重点环节与高危因素引起院内感染的预防与控制措施、院内感染发生情况及感染部位构成情况、血液性传播疾病透析前筛查、定期监测以及隔离透析情况、职业暴露防护等；病房环境清洁、空气、物体表面、医务人员手卫生、透析液、透析用水等监测、使用及结果判定情况、一次性用品的使用管理、职业暴露与职业安全防护、医院感染核心制度及相关知识掌握情况；消毒液配置使用及监测情况，还包括透析患者发生意外的急救措施等。检查——机。评审员检查了透析机、水处理设备、抢救车、体重秤等；检查了透析机、水处理设备等清洁消毒情况、维护、维修情况。检查——料。评审员检查了血液透析需使用的各种材料，包括：透析液、透析用水、消毒液、干湿仓库管理、一次性用品的使用及管理、防护用品、有无复用用品及管理、医疗废物分类收集处置情况。检查——法。评审员检查了验收合格证书、各级各类人员的资质证书、工作人员定期体检报告单、医院感染病例和传染病上报登记、多重耐药菌病例记录、院感相关知识学习培训记录，医院感染管理小组活动记录，科室自查及持续改进记录，重点环节与高危因素的清单、相关风险评估、风险管理计划与实施进展、各种质量监测记录和报告单。评审员还检查了医院制定的制度、操作规程、下发的法律法规、医院感染预防与控制相关制度及标准操作规程，如医院感染监测和报告制度、消毒隔离与无菌技术规程、医务人员职业安全管理等。检查——环。评审员还检查了医院的建筑布局、工作流程、工作环节、环境清洁及整洁情况，包括：手卫生设施设备、洗手液、速干手消毒剂配备及正确使用、床单元及物品放置、隔离透析分区及物品固定使用管理等。评审员还检查导管相关感染防控措施落实情况，一次性材料使用及无菌技术操作规程，医院感染预防与控制、消毒隔离制度执行情况等。相关职能部门督导检查、反馈及整改情况等。抽查病历，查看血液性传播疾病透析前筛查、定期检查情况。以上检查是依据以下标准条款进行的：3.4.1.1、3.4.2.1、4.20.1.2、4.20.3.3、4.20.4.1、4.20.7.1、4.20.7.2、4.22.1.3、4.22.3.1、4.22.3.2、4.22.3.3、4.22.4.1、4.22.4.2、4.22.4.3、4.22.5.1、4.22.5.2、4.22.6.1、4.22.6.2。

病案管理案例：病案是记录患者主诉、现病史、既往史、婚姻生育史、患者入院时体格检查、医生对疾病的分析后的诊断、鉴别诊断及整个疾病的变化、处置、手术记录等的全过程，对于患者、对于医院都是至关重要的，是患者再次诊疗不可缺少的参考资料，是医生护士进行临床科学研究宝贵的原始资料。特别是在当今的大数据时代，病案首页的数据均记录在计算机系统，成为分析一所医院医疗质量的重要依据，成为医疗保险付费的重要依据，因此病案首页的填报质量尤为重要。多年来，各医院管理及各种检查均要查病案，但病案首页的填报始终存在很多问题，很多医院病案撰写及病案首页的填报管理不到位，病案撰写不能准确记录患者的病情变化，病案首页填报质量仍存在许多问题。

评审员依据标准检查医院的病案管理，发现有的医院没有病案管理委员会，大部分医院有病案委员会，但很少活动，形同虚设。不符合标准4.1.2.1、4.1.2.2条款要求。国家颁布的10部医院评审标准第四章第二十七节里有十六条48款106点，对病案管理提出明确要求，医院本应在日常工作中加以落实，但未落实，监管也不到位，因此病案首页数据质量存在很多问题：如出生日期大于入院时间；新生儿的治疗是需要体重的，但病案首页却缺失新生儿出生体重，缺失新生儿入院体重，以此，评审员还要检查病案内容，查医生需要以体重计算的用药医嘱是如何开具的，护士是怎样根据体重+出生时间来确定奶量的等；身份证号的缺失。身份证号位数不对，住宅电话、单位电话、联系人电话同时缺失，邮政编码缺失，邮政编码位数不对，医嘱转院拟接收医疗机构名称缺失，医嘱转社区卫生服务机构/乡镇卫生院名称缺失等最初级的错误比比皆是，评审员要追踪这所医院如何开展患者的随访工作，没有办法随访，以下条款的评价都会受到影响，1.3.6.1、2.4.4.1、4.3.3.2、4.5.6.1、4.5.6.2、4.10.3.1、4.13.2.1、4.13.2.1、4.16.2.5、4.18.3.2、4.21.3.3、4.25.3.2，评审员在整个检查过程中会查看以下条款的落实情况。又如病案首页填报常见门（急）诊诊断描述缺失，门（急）诊诊断编码缺失，主要诊断疾病编码缺失，主要诊断入院病情、描述缺失，其他诊断疾病编码、入院病情、描述缺失，主次要诊断为损伤、中毒类型时，损伤、中毒的外部原因疾病编码缺失，病理诊断编码、名称、病理号缺失等，这些将影响医院医疗质量的评价，影响DRG的评价，对医保付费也会有影响。又如病案质量评价的缺失，手术及操作编码、手术日期、手术级别、手术名称、术者、切口愈合等级缺失，麻醉医师麻醉方式缺失，有2～31天内再住院缺失，住院总费用缺失，评审员会以此追踪医院日常手术管理，日常医务处、质量管理科的质量分析是怎样做的，2～31天内再住院是如何管理的，医疗费用是怎样控制管理的等，会发现医院日常管理环节中许多问题。又如病案首页中缺少血型、缺少科主任、主（副主任）医师、主治医师、住院医师、责任护士的签字，没签字就是没看，这些都反映出一所医院日常病案管理的问题，医院的管理规定没有落实，没人执行，由于层层都不把关，都不负责所以病案及病案首页会存在很多问题。评审员还会追踪病案科、质控科、医务处、护理处对病案质量监管职责是什么，在日常工作中是如何监管的，监管为何成效较差，怎样加以改进，以提高医院病案管理水平，使这一医院管理中的重要工作落到实处。

这些案例举不胜举，评审员的智慧结晶，搭建起我国新一周期医院评审、评价的新方法，这种新的方法就像冬季的雪花飘向四方，得到所体验过这种新方法的医院的认可，这些智慧的结晶成为我国医院评审、评价浓墨重彩中的亮点。

（五）评审员头脑中的"地图"

评审员在检查的过程中虽然检查内容、时间、地点、步骤没有固定模式，但深入到一线员工，追踪到细枝末节的原则是一致的；寻找到缺陷所在、问题所在是一致的；按照人、机、料、法、环的记忆规划个人的检查路径是一致的，这样可以使所查的过程规范，而不遗漏，在规范记忆的过程中，评审员头脑中有着各种连接、关联的"地图"，如：流程图。

1. 急诊区域评价

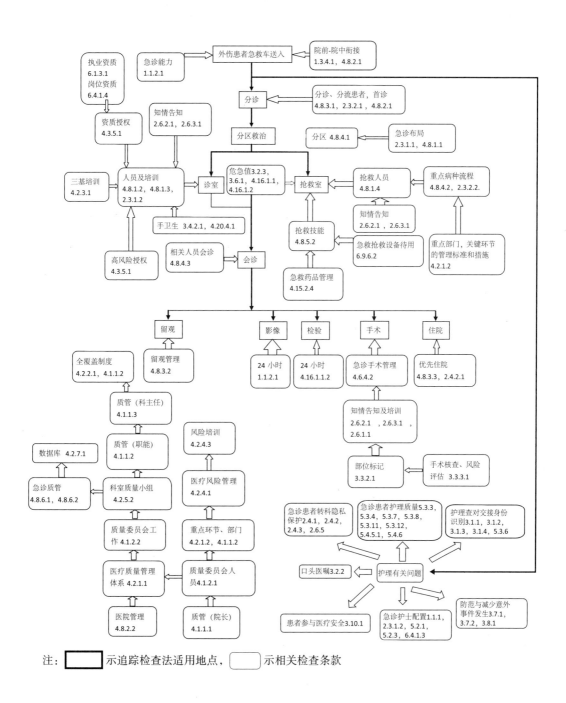

注：▭ 示追踪检查法适用地点，▱ 示相关检查条款

2. 影像科区域评价

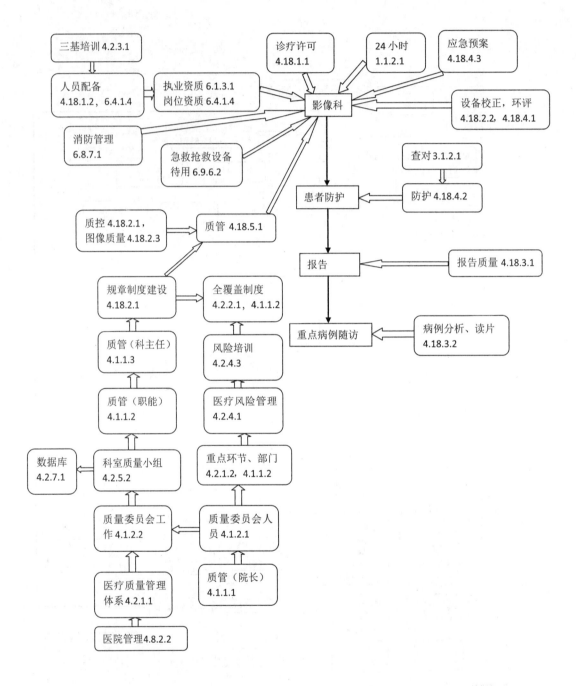

3. 检验科区域评价

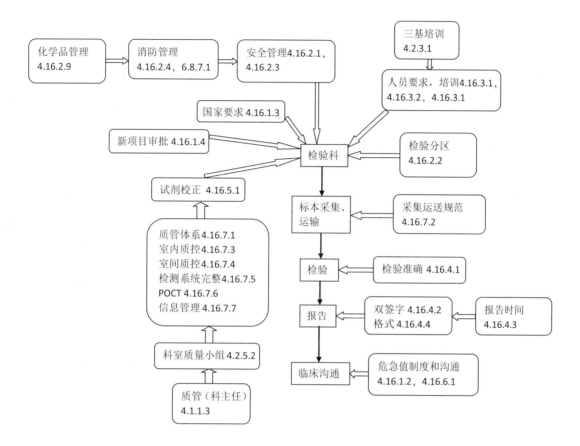

4. 内科病区标准落实的评价路径（以肿瘤内科为例）

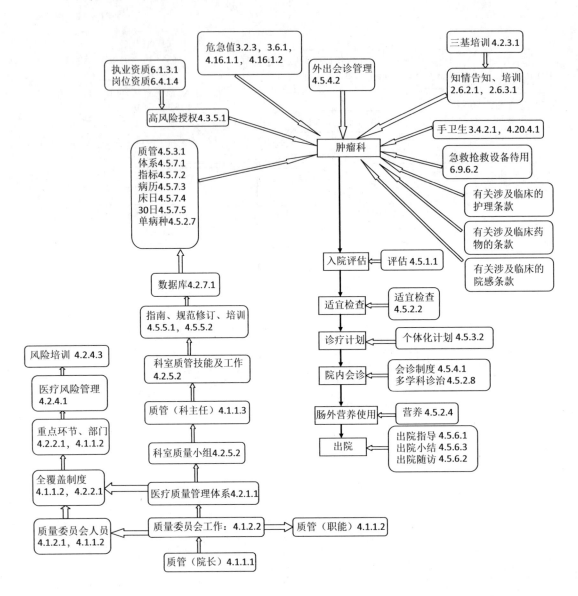

5. 外科片病区标准落实的评价路径

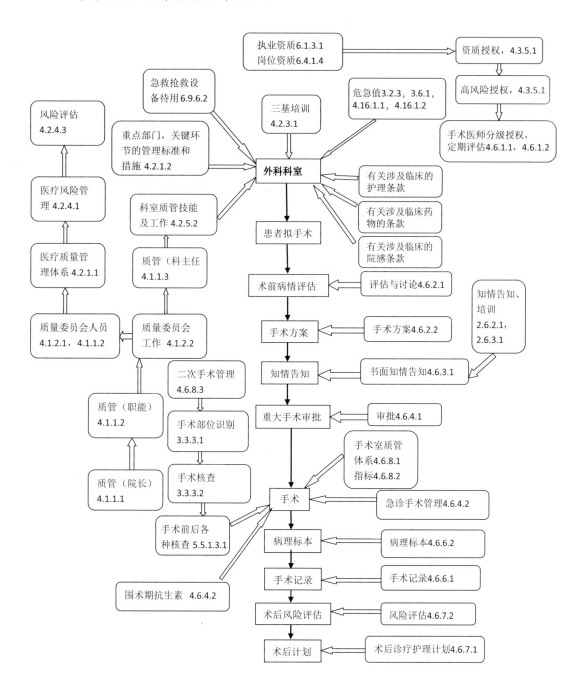

6. 麻醉科评价

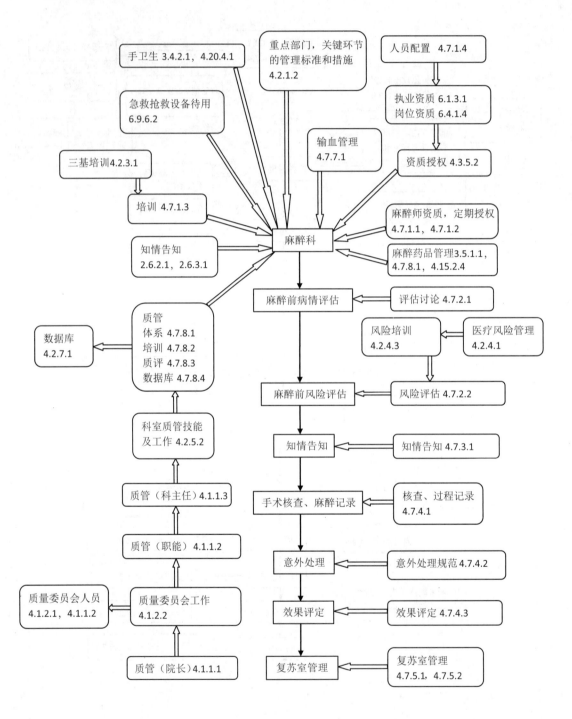

7.病理科区域评价

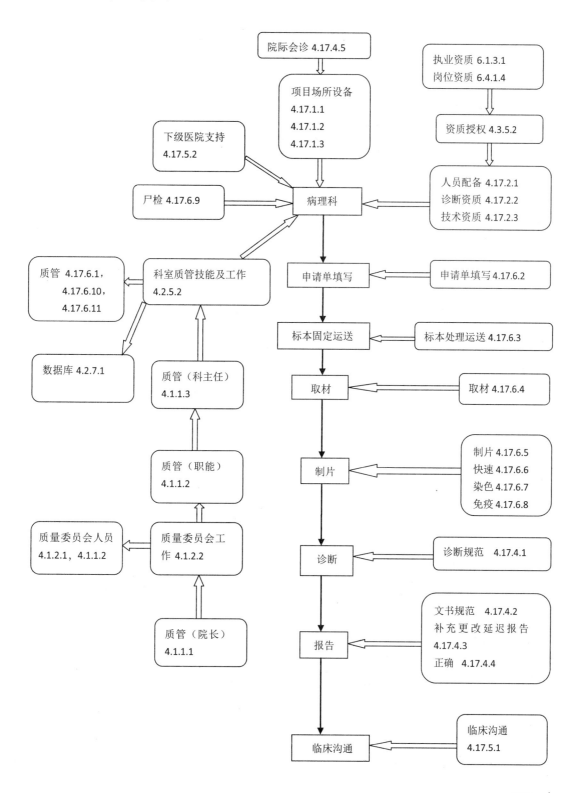

8. 输血科评价

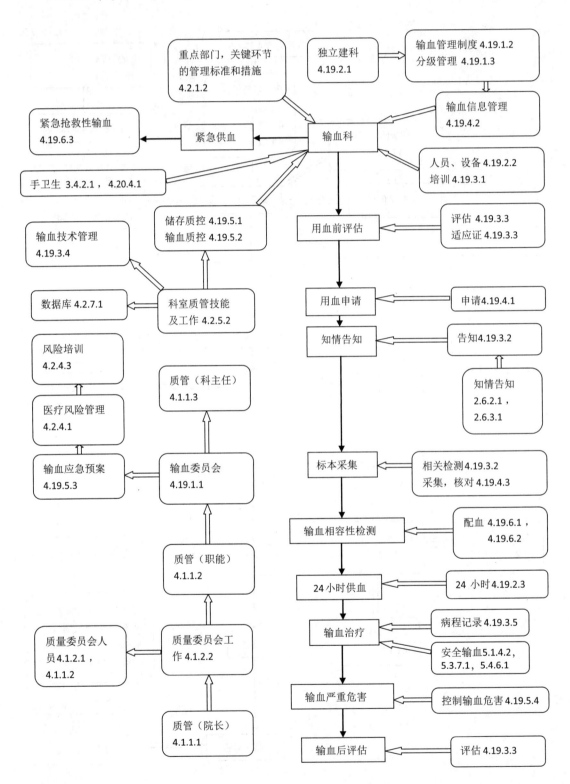

9. 重症医学科评价

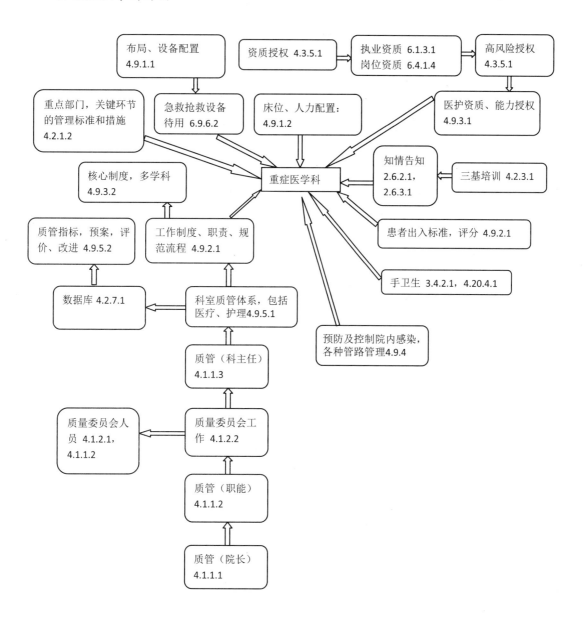

10. 全院性医疗质量评价

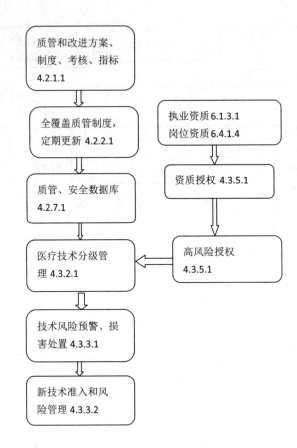

11. 全院临床路径管理

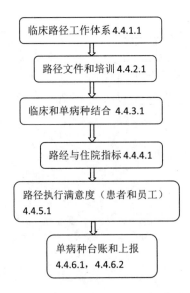

12. 医院各种应急管理

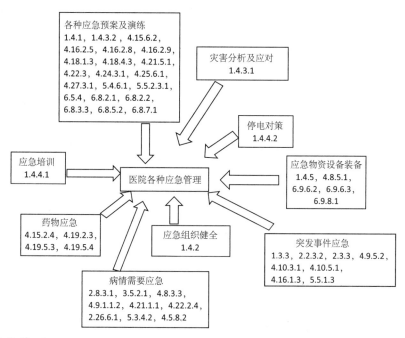

13. 医院管理

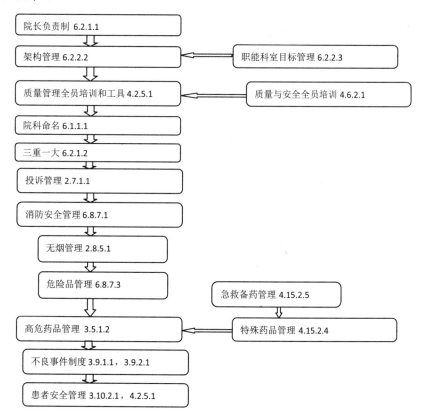

14. 药事管理

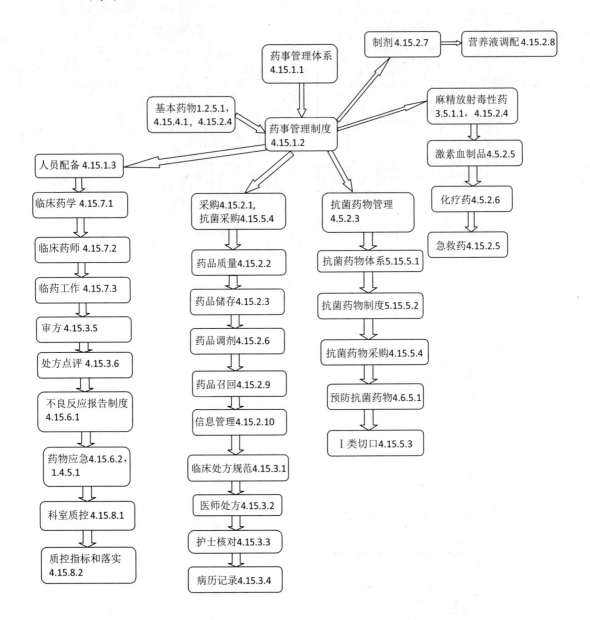

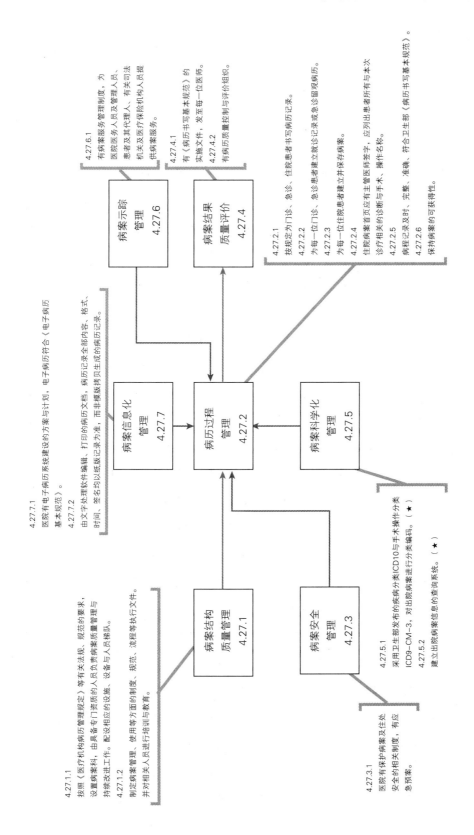

4.27.1.1
按照《医疗机构病历管理规定》等有关法规、规范的要求，设置病案科，由具备资质的人员负责病案质量管理与持续改进工作。配备相应的设施、设备与人员梯队。

4.27.1.2
制定病案管理、使用等方面的制度、规范、流程等执行文件。并对相关人员进行培训与教育。

4.27.3.1
医院有保护病案及住处安全的相关制度，有应急预案。

4.27.5.1
采用卫生部发布的疾病分类ICD10与手术操作分类ICD9-CM-3，对出院病案进行分类编码。（★）

4.27.5.2
建立出院病案信息的查询系统。（★）

4.27.7.1
医院有电子病历系统建设的方案与计划，电子病历符合《电子病历基本规范》。

4.27.7.2
由文字处理软件编辑、打印的病历文档，病历记录全部内容、格式、时间、签名均以纸版记录为准，而非模版拷贝生成的病历记录。

4.27.6.1
有病案服务管理制度，医院及其代理人、有关司法机关及医疗保险机构人员提供病案服务。为患者及其代理人、有关司法机关及医疗保险机构人员提供病案服务。

4.27.4.1
有《病历书写基本规范》的实施文件，发至每一位医师。

4.27.4.2
有病历质量控制与评价组织。

4.27.2.1
按规定为门诊、急诊、住院患者书写病历记录。

4.27.2.2
为每一位门诊、急诊患者建立就诊记录或急诊留观病历。

4.27.2.3
为每一位住院患者建立并保存病案。

4.27.2.4
住院病案首页有主管医师签字，应列出患者所有与本次诊疗相关的诊断与手术、操作名称。

4.27.2.5
病程记录及时、完整、准确，符合卫生部《病历书写基本规范》。

4.27.2.6
保持病案的可获得性。

病案示踪管理
4.27.6

病案结果质量评价
4.27.4

病案信息化管理
4.27.7

病历过程管理
4.27.2

病案科学化管理
4.27.5

病案结构质量管理
4.27.1

病案安全管理
4.27.3

（六）走上国际讲坛

走在北京的金融街、国贸商业圈，上海陆家嘴、地铁陕西南路的百盛商业圈，步入北京、上海、广州等大医院，感觉像走在发达国家一样，甚至有的地方比发达国家还新、还好，一切都似与国际接轨了。医院的建筑、设备、设施及硬件与国外没有什么差距，但在管理上却有着极大的差距。现代的建筑里卫生间臭气扑鼻；过期药品出现在特需病房里；多重耐药菌的患者没有管理；不良事件没有报告、没有分析总结，简单的扣罚奖金、点名批评贯穿问题处理的始终；临床护士数量达不到国家要求；手术授权没有依据、没有科学的管理等问题都涉及患者的安全，关乎患者的质量，影响着为患者服务。但这些问题如何发现？如何督促医院持续改进呢？自我国1998年停止医院的评审评价工作以来，一直没有找到有效的方法督促医院持续改进，逐步地、螺旋式地进步，国际早已有的成熟的医院管理方法——定期对医院进行评价认证，指出不足，限期整改，并对一些评价结果向社会公布，让社会给予监督。由于我国大陆医院硬件建设与软件建设不同步，使得医院管理硬件与国际接轨，软件管理与国际相差甚远。由于医院管理的关注点不同，所以，我国医院的管理论文在国际质量与安全大会上很少被录用，更没有会议报告。自2011年我国发布10部医院评审标准以来，2012年逐步拉开新一周期医院评审、评价的序幕。五年多来，由医院评审评价项目办公室进行了医院评审、评价的研究与实践，探寻了路径，摸索了经验，实践了方法。五年来在不同的医院管理刊物上发表文章，并组织由医院评审评价项目办公室辅导过的医院投稿，2016年被国际质量与安全大会录用6篇，是国际质量与安全大会召开33届以来，我国大陆被录用文章最多的一年，并有15分钟的大会报告。这是我国大陆代表第一次登上国际质量与安全大会的讲坛，向国际同道展示医院评价中国大陆不能缺席，中国大陆会跟上国际的步伐，并研究出适合中国国情的医院评价体系，使医院管理越来越规范，以确保患者的安全、质量、服务。

自2013年开始，医院评审评价项目办公室陈晓红院长、王吉善院长、赵娜曾先后出席ISQua举办的国际医疗质量与安全年会，第30届英国爱丁堡年会、第32届卡塔尔多哈年会、第33届日本东京年会，2017年英国伦敦召开第34届年会。

2016年10月15日，由中日友好医院王辰院长率队，医院评审评价项目办公室专家一同参加世界医疗安全与质量大会，这是ISQua主办的第34届国际医疗安全与质量大会。2016年10月18日，当王辰院士走上ISQua世界医疗安全与质量大会演讲台代表中华人民共和国第一次在这个大会上演讲时，向世人展示中国大陆为患者的安全、质量、服务做出的努力及成绩。中国医院质量安全管理正在与国际接轨，定会创造出更辉煌的业绩。那种难以言表的民族自尊心、民族自豪感油然而生，在世界医疗质量安全大会上终于听到了中国大陆代表的声音，看到中国大陆代表站在世界医疗安全与质量大会的演讲台上，向世人讲述着中国医院评审的历史、现在及未来，表示着在医院评审评价领域中，中国不会缺席！

日本东京比起英国爱丁堡显得人多了很多，没有田园风光，俨然一座现代化大城市，人多之处看管理，上滚梯居然所有的人都自觉靠左站立，右边除了急促行走的人，无一人站立，哇！这一幕给人留下深刻的印象。规定、制度管理要深入人心，成为医院所有员工的自觉行为是需要从教育、规定，一步步走向自觉、理性，形成医院的文化、社会的文化，在这样有序的公共场所，如不守规矩的人能从四周人的眼神中看到批评，外国人好像都懂得日本的规矩，上滚梯人人都自觉左侧站立，榜样的作用是无穷的，一切好的社会习惯从自我做起，为提升整个社会的文明做出贡献。我们医院管理者也从自己医院做起，运用现代医院国际通用的方法管理医院、评价医院，促进医院持续改进，共同为患者的安全、质量、服务做出贡献。

（七）落地生根

听说，当蒲公英划过嘴角的时候是自然给予的一个吻，代表生命的祝福，要像飘扬在空中的蒲公英那样，沉淀在最原始的土壤中。在新生后能够回忆起前世的落地生根……抚今追昔，我国医院评价史的"前世"已经铺就道路，"今生"的目标更是落地生根，茁壮成长。

从前辈们开启到如今的再崛起，我国医院评审评价走过了前世今生，博采众长，曾有过创新的喜悦，也经历了失败的痛苦；曾有过开拓者的睿智，也尝试了英雄无用武之地的无奈；从不懂得什么是医院评审评价，摸索地走过建立我国评审评价制度，颁布国务院令第 149 号《医疗机构管理条例》第五章监督管理，第四十一条明确国家实行医疗机构评审制度……；从没有标准到撰写、修改标准；从不会四个维度的评价，到能用一致性检验的统计指标、DRG 评价、现场评价、社会评价综合指标评价医院；从不会追踪方法，到逐步学会并收到成效；一切都是从无到有，从不会到掌握，从陌生到熟练，经过前辈们及后来者 38 年的不懈努力，终于使这颗幼苗从破土而出到生根开花。刚刚开启的花朵，仍需呵护，经不起风吹雨打，但这些花朵象征着评审评价的生命力，希望这些刚刚开启的鲜花永远绽放。

在茫茫的草原上绽放着几朵鲜艳的花朵，它们代表着我国 20 000 余所医院中仅有的 6 所持续改进示范医院。持续改进示范医院非常难能可贵，尤为重要的是他们不是造出来的，不是编出来的，不是选出来的，不是评出来的，而是干出来的，是实践出来的。这些医院有着共性特点，有着极为透明的标准，一是领导班子团结，有意愿查找问题；二是面对问题，学会运用 PDCA 方法解决问题；三是持续改进有真实成效与进步。医院实施现代医院管理的方式，真正体现以患者为中心，全院员工充分发动，积极参与，心往一处想，劲往一处使，持续改进医院的不足，使医院管理得更加规范，使患者更加安全，质量更加有保证，服务更加周到。

目前 6 所示范医院有：中日友好医院、北京大学口腔医院、宁夏医科大学总医院、广东省佛山市第一人民医院、浙江省宁波市第一医院、北京电力医院。持续改进示范医院现场观摩会已在这 6 家医院召开，向示范医院学习什么？与以往的参观不同的是，改变了理念，从过去注重参观硬件设施，到目前注重观摩医院内涵建设；改变了方式，从过去仅院领导介绍和接待，到目前每所医院至少有 30 多名员工向观摩者娓娓道来自己持续改进的"故事"；改变了方法，从过去参观看得多、听得多，到目前观摩者与院方交流多、讨论多，学习非常尽兴；改变了重点，从过去医院仅介绍取得的成绩，到目前医院介绍取得成绩的过程；改变了内容，从过去的经验说教，到目前的展示科学管理的依据；改变了关注点，从过去仅关注某一学科的成绩，到目前关注以患者为中心的每一个环节。

医院向观摩者讲述了怎样运用 PDCA 循环提高医院质量持续改进项目开展率、规范医院危险化学品管理、提高医院消防安全管理；运用 PDCA 循环提高门诊预约挂号率、规范高风险技术操作的授权管理、规范非计划再次手术管理、持续改进病案首页质量、改进临床路径内涵质量、提高风湿免疫科病例书写鉴别诊断水平、提高诊断医师钼靶阅片识别乳腺癌的敏感性、减少肿瘤患者放射治疗等待时间；运用 PDCA 循环提高 CCU 药品规范管理、改进外科围手术期抗菌药物预防用药管理、规范胃肠外科全肠外营养处方、提高药师制剂配制的精细化操作；运用 PDCA 循环降低颅脑疾病致吞咽障碍患者误吸发生率、降低住院患者压疮发生率、提高急诊抢救室患者院内转运安全率、改进科室不同层级护士的合理使用、提高住院患者肠镜检查肠道准备合格率；运用 PDCA 持续改进卫生应急管理工作、加强医院多重耐药菌的管理、提高全院手卫生依从性、提高烧伤监护室医务人员手卫生的依从性、提高医疗安全不良事件上报率；运用 PDCA 循环持续改进医院临床被服洗涤配送服务质量、降低急诊楼中央空调报修量、确保医用耗材冷链存储的安全性、提高病房地面清洁质量等。医院从不知、不懂、不会运用 PDCA，到全院知晓、骨干会用、自觉运用、习惯运用，经历了认真学习的过程，用数据说话，用科学的方法解决诸多问题，使常年难以解决的问题都顺利解决。

这 6 所医院的实践告诉医院管理者，医院是用标准管理的，不是随意管理的；医院对问题不只是批评和处罚，重要的是运用 PDCA 查找根因，以解决医院管理系统中的问题；告诉医院管理者怎样改变陈旧的管理方式；怎样从经验管理走向科学管理；现代化医院管理的必经之路是什么；医院管理应怎样适应医改的新形势等。很多人担心，让那么多人来医院观摩，会给医院增加很多负担吗？实践回答了这个问题，医院准备的过程，不是给医院增加负担，而是在准备的过程中促进医院方方面面工作的改进，是解决问题的过程，是学习型医院的体验过程，是医院从经验管理走向科学管理的尝试过程，都是医院的日常工作，不用刻意准备。在这个过程中，记录着持续改进的管理过程，同时还写出好的管理论文发表，提高了员工管理的兴趣，凝聚了人心，促进团队精神的形成。培育出院长少操心，员工主动管，可学可做的示范医院。过去参观完就完了，觉得这些医院难以学习，如今的示范医院观摩后，不会让观摩者停留在对兄弟医院的羡慕上，不会让观摩者感叹经验难以复制，不会让观摩者产生为难情绪，也不会出现学做分离的现象，而是让观摩者可以学习，可以复制，可以尝试，可以创造出各自医院的辉煌。所以每一次观摩会都开得非常热烈，气氛融洽，很多与会者都跃跃欲试，恨不得插翅飞回医院立即开始尝试。

一花独放不是春，百花齐放春满园。希望有更多的持续改进示范医院涌现出来，使医院管理越来越规范，患者就医越来越安全，医患关系越来越和谐。

（八）展望未来

医院评审（Accreditation）是指由卫生计生行政部门对区域医疗资源进行规划，对医疗机构的管理与质量进行评估的结果判定，以评定其是否达到政府区域卫生规划的要求。而医院评价（Evaluation）则是对医疗机构的执业活动、医疗服务质量等进行综合考核的过程。医院评价在医院管理中具有重要的地位和作用，是政府对医院管理良好的工具，已成为国际上医院规范化管理的重要抓手，是政府监管医疗质量、医院管理的有效办法，能够引导医院向政府期望的方向发展。建立与国际接轨的医院评价制度，强化政府医疗监管职责，这是几代医院管理者的愿望。

1. 医院评价对政府、医院、公众都具有积极的作用

（1）医院评价是体现政府意志的抓手。政府职能部门的行政管理意志能够体现在评价标准的制定与解释中，能够通过医院评价的过程及结果，了解政府对医院发展与管理的各项政策、要求是否落实到位，监管医院各方面运行状况，规范医院行为和设施，激励医院朝向政府既定目标发展，最终达到服务于人民，服务于健康的目的。

（2）医院评价是政府科学决策的基础。综合评价管理各级各类医院是科学决策的前提和依据。在政府确定医院运营的目的和性质，以及制订医院长期发展战略规划时，都需要通过综合评价体系收集医院运行的各种信息。在医院的运行过程中，也需要及时反馈各种问题和规律，从而调整相关政策措施。

（3）医院评价是政府职能转变过程中实施监管的有效方法。在全球化的视野下，管办分离成为医院管理与改革的主流趋势。政府办医职能更多的趋向资格准入与行业监管，更多的医疗行为监管通过评价认证予以实现，这与美国、德国、澳大利亚等国家的医院监管工作均由第三方组织进行评价及认证相一致。目前，在我国医改多元化办医的大背景下，对医院管理与医疗质量的有效监管越来越被政府重视，综合评价的地位越发重要。

（4）医院评价为医院提供了一套完整的、翔实的技术标准和管理标准。现代医院评价标准吸收了国际经验，结合了医疗机构发展现状，为医院运行提供了可供参照和遵循的原则和规范，能够促进医院设置、环境、管理、服务、医疗、护理等各方面的管理规范化和标准化。

2. 医院评审评价给医院带来显著的变化

常态化的医院评审评价工作有利于规范医院管理，规范医疗诊疗行为，提升服务水准。由于我国在 2011 年以前没有医院评价的标准，所以医院管理没有可遵循的、系统的、延续的标准，随意性很大，管理行为及医疗诊疗行为不规范，患者的诊疗质量、安全、服务难以得到全面保障，也是导致医疗纠纷频发的重要原因之一；建立医院评价制度，能使医院真正以患者为中心，有效提高医院管理水平和诊治规范程度。云南省通过对医院的评审评价使医院管理规范，2015 年 "3.01 事件" 伤员的有序抢救充分体现出医院评审评价的作用及成果。据该省卫生计生委医政处反映，由于以医院评价为抓手，该省医疗纠纷明显下降。广东省一所医院从 2013 年以省复评三级医院为抓手，规范医

院管理，2015 年已没有医闹发生，医疗纠纷的例数明显降低，反映问题的程度明显减弱。该院患者满意度全省第一，患者出院数、手术数明显增多，手术难度明显加大，平均住院日降低，药占比明显下降，反映出医院医疗质量在提升。还有一所医院以前是靠经验、靠悟性管理，自从开展医院评审评价，使医院管理从经验走向科学管理，医院员工欢迎第三方专家到医院寻找问题，然后运用 PDCA 的方法加以改进，改进前后均有数据为证，使整个医院的管理迈上了新的、更高的台阶。

3. 推动医院评审评价使我国医院管理尽早与国际接轨

目前，世界已经有 30 多个国家和地区建立了医院评价制度。如美国、加拿大、澳大利亚、德国、日本、印度、新加坡、马来西亚、卡塔尔等国家。美国从 1951 年就开始此项工作，逐步摸索完善，持续改进，如今在医院评价理念、标准、方法及效果上都走在世界前列。我国香港应用澳大利亚的标准评价医院，我国台湾从 1999 年才开始医院的评价工作，虽然起步晚，但他们已向美国学习了很多，开始来大陆传播评价的方法。现在大陆很多医院请台湾医院管理者到医院辅导。总之，要求医院实施定期评价，已被世界多个国家的实践所证实是监管医院的长效方法。现阶段不同国家或地区的医院评价体系虽然名称不一，形式不同，但基本的原则趋同一致，并针对本国具体情况进行修改和调整。国际上主要的医疗机构评价组织的共同特点如下：一是评价标准的核心理念和目标基本一致，虽然标准来自于文化背景、经济实力和社会水平存在较大差异的国家或地区，虽然所用的文字不同，表达的方式不同，标准条款数量不同，但万变不离其宗，其核心理念均围绕为患者提供优质服务，关注医疗服务过程的质量和安全，达到促进医院医疗质量持续改进，提高患者安全的目的。二是第三方评价组织完成医疗机构的评价工作。凡是开展医院评价认证工作的国家或地区，均成立有健全、完善、独立运行的医疗机构第三方评价组织，能够确保评价过程的科学性、专业性和公正性。其评价结果得到医院、患者、社会三方广泛认可，形成一种形式上自愿参加，事实上社会强制的评价机制。在法国、英国等国家是强制要求医院必须定期评价，不评价不得继续运营。在美国、德国等国家是半强制性的，政府要求医院要进行定期评价，不评价不可以接受医疗保险的患者，言外之意，不定期评价还可接受非医疗保险患者，但患者十分有限。三是标准定期修订更新以达到持续改进：KTQ 标准一般每两年修订一次，JCI 一般每四年修订一次，可见版本的更新体现了不同的评价机构重视与时俱进的先进理念，并能及时正确引导医院不断良性发展的有效方法。四是吸收社会力量参与，引入社会力量监督。德国透明质量管理委员会（KTQ）由德国联邦健康保险公司、医学协会、医院协会、护理协会和医师协会等组织参与。美国联合评审委员会（JC）由美国外科学会、内科学会、医院协会、医学会以及加拿大医学会等联合组成。中国台湾医策会由医师公会联合会、台湾地区医院协会、私立医疗院所协会等参与。这些评价机构能实时听取不同层面、不同方向的声音及行业学会、协会对医院的要求，以便于及时调整和持续改进评价工作。而不同的参与组织能够互相监督，以确保评价的公平开展，也能宣传和扩大评价工作的影响。评价工作也能保证各医疗机构有效落实政府、行业学会、协会的各项规范与要求。我国大陆当前还是政府主导医院质量的管理，国家卫生计生委医政医管局关于印发2016年医政医管工作要点的通知中明确写道：稳步推进医疗管理和评价，健全医疗安全保健机制，促进医疗活动规范、标准、同质。……以医院信息化为基础构建新的医院评价工作体系，修订评价标准，培育第三方评价评估机构。2017-07-26国务院办公厅印发的《关于建立现代医院管理制度的指导意见》中"三、（四）加强社会监督和行业自律"，明确要求要改革完善医疗质量、技术、安全和服务评估认证制度，探索建立第三方评价机制。期待政府培育第三方评价机构，使我国医院评审评价工作与国际接轨。

4. 我国建立医院评价认证工作的紧迫性越来越强烈

目前我国已有成熟的条件建立大陆的医院评价认证制度及体系。一方面国内需求迫切，我国一些较为先进的医院在硬件与国际接轨后，开始转向内涵建设，不惜花费昂贵的评审费请美国人、德国人、澳大利亚人、英国人、台湾同胞千里迢迢来到我国大陆进行医院评价，希望医院的管理水平与国际接轨；一些在华工作的外国人较多的城市更愿意做医院评价认证，因为这些外国人及他们的医疗保险在选择我国的医院时非常注重医院是否经过评价认证，我国的国际化也迫使我国医院管理的国际化，使医院管理更加规范，使医院管理与国际接轨，有的放矢地改进不足，达到国际医院管理水平。近年来，有一些境外有关认证机构进入我国开展医院评价认证工作的越来越多。如2000年开始，ISO9000系列认证进入我国，目前我国很多三级医院的检验科都是经过此项认证的；2003年起，美国医疗机构评审联合委员会国际部（JCI）已对50余所医院进行评价认证；2006年起，英国保柏集团（Bupa）对多所医院进行了"保柏质量认可"；2012年，德国透明质量管理认证委员会（KTQ）对华中科技大学附属同济医院进行认证；2012年，挪威船级社（DNV）"NIAHOSM国际医院评审"对郑州市骨科医院进行认证；2014年，澳大利亚医疗服务标准委员会（ACHS）对香港大学深圳医院进行认证。2014年，美国医疗卫生信息与管理系统协会（HIMSS）对北京大学人民医院、首都医科大学宣武医院进行认证，通过了 HIMSS7 级；2015 年，TUV 德国莱茵 SQS 国际服务品质认证对北京市平谷区医院进行评价认证。很多医院迫切评价认证，到目前我国大陆医院评价认证工作仍缺位，我国还没有开展对医院的评价认证工作。另一方面，我国新一轮评审评价工作开展五年多来，相关工作已打下良好基础，如我国已于 2011 年颁布了医院评审标准及实施细则，成为我国大陆管理医院、建设医院、评价医院的可靠依据。评审专家们已研究并实践了综合评价方法，切实为医院服务品质的提升起到了正能量作用，使评审评价真正受到医院管理者的欢迎；我们在实践中培训出我国第一支评审员队伍，这支队伍已成为国家及各省医院评审评价的骨干，为几百所医院进行了评价，为确保各省开展新一周期的医院评审评价工作传播了新的评价理念，奠定了人才基础、创新了评价方法，推动了我国医院评审评价工作在全国范围内顺利而持续地开展。在此基础上，建立我国医院评价认证工作，可以说是水到渠成，只欠东风。

书就要写完了，但医院评审评价的工作还在扎扎实实推进着，专家们反复斟酌着与国际接轨的新标准。它可试用于各级各类医院的评价，这是经过五年的实践得出的结论所产生的标准。将各级各类医院的共性问题凝练出来，即安全、质量、服务，紧紧围绕这六个字编写新标准，完善老标准，将其精华保留，添加卫生计生委五年来的新要求。新标准的试用，一所、两所、五所、十所、十五所、二十所，专家们不辞辛苦，走遍20 所医院的各个科室、班组及部门共计 1000 多个，访谈近 4000 余人，历经 80 多天的试用、修改、完善，期盼我国新标准的颁发。我们的评审员队伍在不断地锻炼着，数字天天都在变换着、积累着，今天已经评价了 360 余所医院了，评审员队伍越来越成熟，越来越有经验，他们当中有的已成长为老师，有的成长为评审专家，他们在全国传播着新的理念、新的方法，推动着我国医院评审评价工作的开展。持续改进示范医院一个一个的培育成功，一个一个的现场观摩会在召开。美国、德国、澳大利亚、挪威……的医院评审专家与我国专家同台演讲，专家们又撰写了论文，即将参加 ISQua 在英国召开的第 4 届国际医院安全与质量大会。专家们还在孜孜不倦地探索着真正意义上的第三方评价，在探索着我国医院评价认证工作如何迈出与国际接轨的第一步，光明的前途，漫漫的路程，我国医院管理在卫生计生委领导下一定会开启新的篇章！

参考文献

1. 卫生部. （卫医字〔89〕第 25 号）关于印发《有关实施医院分级管理的通知》. 1989.

2. 卫生部. 卫医发〔1995〕第 30 号，发布《医疗机构评审办法》. 1995.

3. 雷海潮. 浅谈三级甲等医院评审的几个问题. 中华医院管理杂志，1995，1（7）：437.

4. 庄胜民，郭辉. 医院分级管理评审中存在的虚假行为及其危害. 中华医院管理杂志，1997，13（3）：186-187.

5. 于宗河. 我国医院分级管理与评审工作的若干经验. 中国卫生质量管理，1998，20（1）：27-28.

6. 中华医院管理学会医院评审课题研究组.《我国医院评审工作评估》研究报告. 中国医院，2000，4（3）：149-151.

7. 卫生部. 卫医管发〔2011〕33 号，关于印发《三级综合医院评审标准（2011 年版）》. 2011.

8. 卫生部. 三级综合医院评审标准实施细则. 2011.

9. 卫生部. 卫医管发〔2011〕75 号. 关于印发《医院评审暂行办法》. 2011.

10. 国家卫生计生委办公厅. 关于加强医疗机构卫生间管理工作的通知. 中华人民共和国国家卫生和计划生育委员会，2013-07-17，国卫办医发〔2013〕7 号.

11. 陈虎，刘勇，王吉善，等. 2011 版三级综合医院评审标准设计思路与特点. 中国卫生质量管理，2014，21（1）：6-8.

12. 刘亚民，何有琴，刘岩，等. 关于我国医院等级评审的历史、问题及对策思考. 卫生软科学，2008，22（3）：215-217.

13. 陈晓红，王吉善. 医院评审评价准备指南（2015 年版）. 北京：科学技术文献出版社，2015.

14. 王吉善，陈晓红. 从经验管理走向科学管理：医院管理工具应用案例集. 北京：科学技术文献出版社，2014.

15. 2014 年全国部分医院 - 门诊患者满意度项目报告. 国家卫生计生委医院管理研究所，2015.

16. 2014 年全国部分医院 - 出院患者满意度项目报告. 国家卫生计生委医院管理研究所，2015.

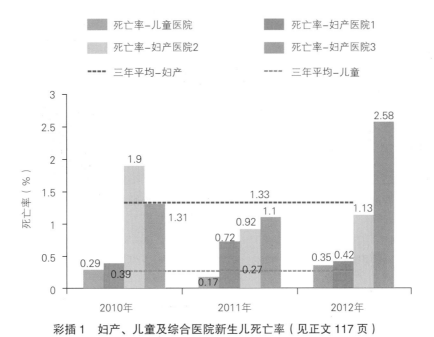

彩插 1　妇产、儿童及综合医院新生儿死亡率（见正文 117 页）

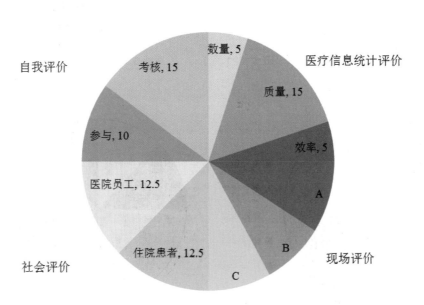

彩插 2　360 度全方位评价结构图（见正文 182 页）

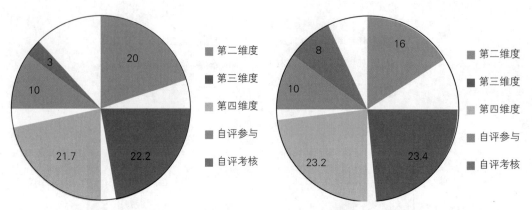

彩插 3　医院 A004　76.9 分（见正文 221 页）　　　彩插 4　医院 K012　80.5 分（见正文 221 页）

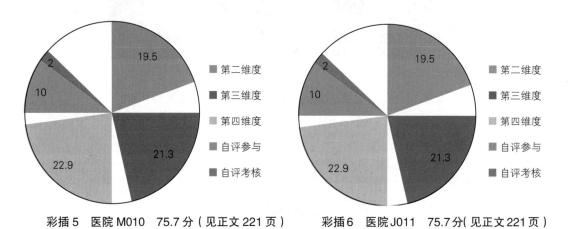

彩插 5　医院 M010　75.7 分（见正文 221 页）　　　彩插 6　医院 J011　75.7 分（见正文 221 页）

彩插 7　医院 J010　75.2 分（见正文 222 页）　　　彩插 8　医院 X023　74.4 分（见正文 222 页）

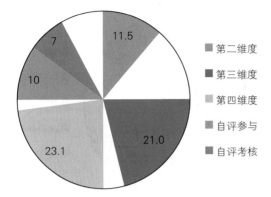

彩插 9　医院 N011　72.6 分（见正文 222 页）

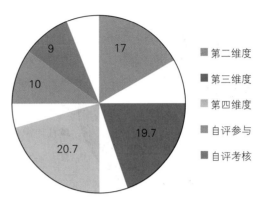

彩插 10　医院 E007　76.4 分（见正文 222 页）

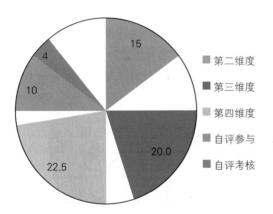

彩插 11　医院 H009　71.5 分（见正文 222 页）

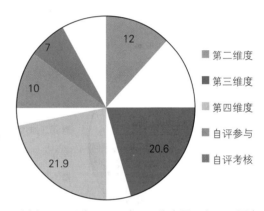

彩插 12　医院 V022　71.5 分（见正文 222 页）

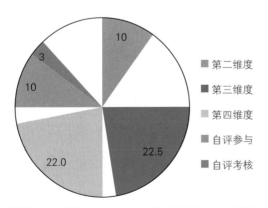

彩插 13　医院 S019　67.5 分（见正文 223 页）

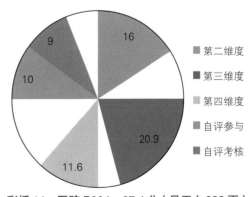

彩插 14　医院 B004　67.4 分（见正文 223 页）

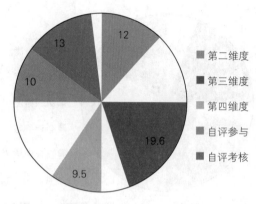

彩插 15　医院 H008　64.1 分（见正文 223 页）

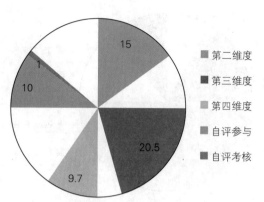

彩插 16　医院 U021　56.2 分（见正文 223 页）

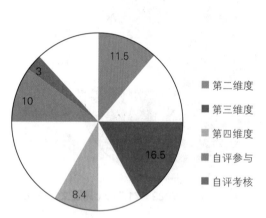

彩插 17　医院 B006　49.4 分（见正文 223 页）

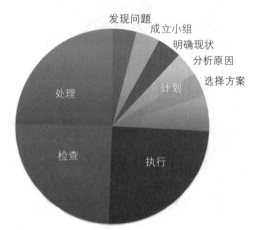

彩插 18　PDCA 实践程序（见正文 228 页）